AF827562

KNAUR
BALANCE

DR. MED. NINA ROY

TCM your life

Die Heilkraft der Chinesischen Medizin einfach & lebensnah

KNAUR BALANCE

INHALTSVERZEICHNIS

Einleitung 7

Naturphilosophie der TCM 19
Materielle Welt und immaterielle Welt 20
Yin und Yang – Was bedeutet das eigentlich? 24
Yin-und-Yang-Test 30
Häufig vorkommende Dysbalancen von Yin und Yang 32
Leben zwischen Yin und Yang 37
Das Qi 42
Das Blut 48
Überblick zur Naturphilosophie der TCM 52

Konstitutionstest 55

Die Wandlungsphasen 67

Die Wandlungsphase Holz: das kleine Yang 75
Zeiten, Lebensthemen und Aufgaben 75
Der kraftvolle Holztyp 80
Eigenschaften, Emotionen und Sinne 83
Dysbalance im Holz 90
Neue Balance für dein Holz 94
Der Überblick zum Holz 99

Die Wandlungsphase Feuer: das große Yang 101
Zeiten, Lebensthemen und Aufgaben 101
Der empathische Feuertyp 105
Eigenschaften, Emotionen und Sinne 111
Dysbalance im Feuer 118
Neue Balance für dein Feuer 121
Der Überblick zum Feuer 127

Die Wandlungsphase Erde: Yin und Yang in Balance 129
Zeiten, Lebensthemen und Aufgaben 129
Der versorgende Erdetyp 135
Eigenschaften, Emotionen und Sinne 139
Dysbalance in der Erde 144
Neue Balance für deine Erde 146
Der Überblick zur Erde 151

Die Wandlungsphase Metall: das kleine Yin 153
Zeiten, Lebensthemen und Aufgaben 153
Der klare Metalltyp 157
Eigenschaften, Emotionen und Sinne 161
Dysbalance im Metall 166
Neue Balance für dein Metall 169
Der Überblick zum Metall 173

Die Wandlungsphase Wasser: das große Yin 175
Zeiten, Lebensthemen und Aufgaben 175
Der in sich ruhende Wassertyp 179
Eigenschaften, Emotionen und Sinne 182
Dysbalance im Wasser 187
Neue Balance für dein Wasser 189
Der Überblick zum Wasser 196

Dojozeiten helfen dir, deine Balance zu halten oder (wieder)herzustellen 199

Behandlungsmethoden der TCM 221

Wie geht es weiter? Ein Ausblick 229

Stichwortverzeichnis 233

Literatur/Quellen 237

EINLEITUNG

Eine kurze Vorstellung – und ein paar Sätze dazu, warum ich dieses Buch geschrieben habe

Hallo, wie schön, dass du dieses Buch liest! Ich bin Nina, Frau und Mutter, und praktiziere als Ärztin für Allgemeinmedizin und Innere Medizin, Naturheilverfahren und Traditionelle Chinesische Medizin (TCM). Ich bin überzeugt von der Kraft der Selbstheilung. Deshalb begleite ich Menschen, die Lust auf Selbstverantwortung haben, mit den ganzheitlichen Methoden der TCM und Naturheilkunde. Für ein glückliches und gesünderes Leben.

Und weil ich mir sicher bin, dass auch du gesünder oder sogar endlich gesund werden kannst, habe ich dieses Buch geschrieben. Ich möchte dich in diesem Buch darin bestärken, den ganzheitlichen Weg für dich mithilfe der TCM zu finden. Auch und gerade dann, wenn es keine Lösung mehr für deine Probleme zu geben scheint, solltest du dir diese Chance geben. Denn dass es immer noch einen neuen Weg gibt, zeigen mir die vielen Menschen, die »austherapiert« in meine Praxis gekommen sind und denen es heute größtenteils wesentlich besser geht.

Mein Weg zu meiner Medizin

Nach einer glücklichen Kindheit zog ich nach dem Abitur aus, um zu studieren. Ich startete enthusiastisch mit meinem Medizinstudium. Das Studium war lernintensiv, spannend und manchmal auch enttäuschend. Viele meiner Fragen zur Gesundheit wurden nicht zufriedenstellend beantwortet. In einer Famulatur sagte mir ein Oberarzt: »Mädel, wenn du dir für jeden so viel Zeit nimmst, bist du in wenigen Jahren fix und fertig.« Ich fühlte mich aber ganz und gar nicht so und dachte lange über diesen nett gemeinten Hinweis nach.

Irgendwann verstand ich, dass da eine Kluft war zwischen meinen Vorstellungen und dem, was ich lernte. Die Universitätsmedizin hält jede Menge Wissen bereit und verlangte uns Studierenden viel ab. Gleichzeitig ist die heutige Wissenschaft durch Regularien begrenzt und entbehrt einer echten ganzheitlichen Perspektive.

Der Arzt bezog sich insbesondere auf die Zeit, die ich mir regelmäßig frühmorgens, am Vor- oder Nachmittag und auch abends nach den OPs für die operierten Patienten nahm. Ich wollte wissen, wer da im OP-Saal liegt, und wollte mit dem Menschen über die OP sprechen. Mir war es ein echtes Bedürfnis, jedem Menschen zu begegnen und seine Bedenken, Wünsche und Gedanken zu erfahren.

Schließlich führten wir in der Uniklinik damals neben Routineeingriffen auch echte Mammut-Operationen durch. Und für mich wurde damals dank dieses Hinweises des Oberarztes klar, dass ich eben genau diesen persönlichen Umgang mit den Menschen unbedingt brauchte. Das ist für mich bis heute einer der wichtigsten Aspekte, um zu echter Veränderung beizutragen.

Die beste Medizin für den Menschen ist der Mensch.
Chinesisches Sprichwort

Ich war und bin nach wie vor froh über die Inhalte meines Studiums und alles, was ich dabei gelernt habe. Und ich denke oft an diesen Satz meines Kollegen, der mich zum Nachdenken angeregt hatte. Noch heute bin ich dankbar für diesen erhellenden Moment, der mir neben vielem anderen geholfen hat, meinen eigenen Weg zu gehen. Das erfordert oft Mut, bringt aber auch eine große Zufriedenheit.

Im fortgeschrittenen Studium begleitete ich meine Mutter sehr skeptisch zu einer Akupunktur. Wider Erwarten war ich sehr begeistert von dem, was ich dort sah. Zwei Monate später hatte ich meine ersten Basisseminare in TCM absolviert und sechs Wochen in der Abteilung mitgearbeitet. Ich war sofort Feuer und Flamme für die TCM und hatte mein »Parallelstudium« gefunden. In einer Akupunkturpraxis durfte ich regelmäßig als neugierige Medizinstudentin mitlaufen und Fragen stellen. In vielen verschiedenen Schulen besuchte ich diverse Kurse und stellte bald fest, dass die TCM sehr unterschiedlich unterrichtet wird und viele besondere Schwerpunkte bereithält. Nach und nach wurde mir klar, dass ich in das Ursprungsland dieser Medizin reisen musste, um von denen zu lernen, die in

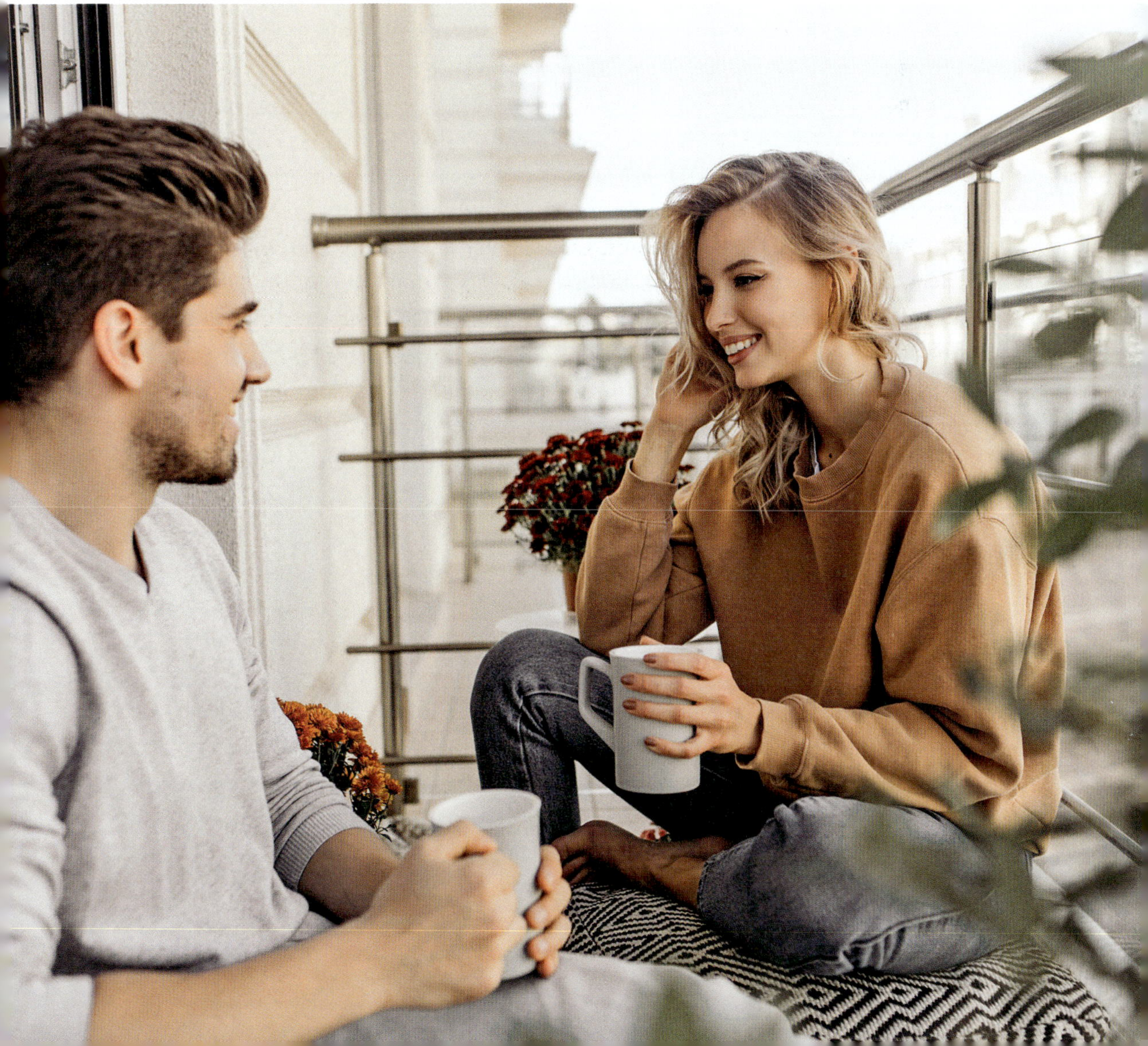

dieser Kultur aufgewachsen sind. Nur so konnte ich noch intensiver verstehen, was diese Medizin ausmacht.

Ich absolvierte mein schulmedizinisches Studium und fand in Essen eine Klinik, an der ich integrativ schulmedizinisch und naturheilkundlich und mit der TCM arbeiten konnte.

Es war ein großes Glück, mit einer Gruppe hochmotivierter Naturheilkundler mit unterschiedlichsten Schwerpunkten zusammenarbeiten zu dürfen. Dort gab es regen Kontakt nach China. Und indem ich eine Gruppe freiwilliger Studenten in den Grundlagen der Akupunktur unterrichtete, organisierte ich eine Studienreise nach Shanghai. Diese Kooperation ermöglichte mir das, was ich mir so sehr gewünscht hatte: Ich flog in drei aufeinander folgenden Jahren jeweils im Spätsommer und Herbst für insgesamt sechs Monate nach China. Dort lernte ich in verschiedenen Krankenhäusern der Universität Shanghai und erlebte natürlich auch das anstrengende, schillernde Leben in einer Riesenmetropole mit sehr reichen, aber auch sehr armen Menschen nebeneinander.

Was mich dort nachhaltig beeindruckt hat, war die Haltung, mit der die Menschen zur ärztlichen Behandlung kamen. Sie berichteten oft, welche Tees sie schon getrunken hatten, welche körperlichen Übungen oder Sportarten sie praktizierten und was sie aßen. Und dann wurden sie beraten und behandelt. Die Patienten zeigten sehr offensichtlich die Selbstverantwortung für ihre Lebensführung. Was für ein Unterschied zu dem, was ich aus der schulmedizinischen Praxis kannte!

Diese Art zu arbeiten fand ich wunderbar. Und genau so wollte ich irgendwann selbst arbeiten, um den Menschen wirklich zu helfen und effektive Möglichkeiten für mehr Gesundheit aufzuzeigen. So führten meine Wege durch diverse Praxen niedergelassener Ärzte, wo ich immer genauer definierte, was ich mir für mich vorstellte.

Und irgendwann war es dann so weit. Nach der Geburt meines Sohnes wollte ich nicht mehr in Anstellung arbeiten und machte mich selbstständig. Der Hauptgrund meiner Selbstständigkeit war neben den bereits gereiften Vorstellungen von meiner Arbeitsweise insbesondere mein Sohn, den ich unbedingt als Mutter begleiten und nicht in eine Dauerbetreuung geben wollte. So wuchs meine Praxis mit den Stunden, die mir als Mutter möglich waren. Und ich bin unendlich dankbar dafür, dass ich diesem inneren Kompass gefolgt bin, nach und nach aufzubauen, was mich bis heute antreibt. Es war auch eine wichtige Erfahrung, mich nicht komplett zu überfordern, obwohl oder gerade weil ich meine Arbeit und meine Familie so sehr liebe.

Seit ungefähr 2014 habe ich mich außerdem sehr viel mit Schamanismus beschäftigt und unfassbar viel Gleiches in der Betrachtung des menschlichen Seins und unserer Welt gefunden. Nun bin ich seit über zehn Jahren erfolgreich selbstständig und bin so glücklich wie am ersten Tag, wenn ich in meine Praxis gehe. Mit »erfolgreich« meine ich nicht den monetären Erfolg. Vielmehr ist es eine Gnade, meiner Berufung folgen zu dürfen - Menschen zu begleiten und ihnen zu helfen, immer wieder einen Schritt zu tun, um die nächste gesündere Version ihrer selbst zu erleben.

Im März 2021 bekam ich eine E-Mail vom Verlag Droemer Knaur mit der Anfrage, ob ich ein Buch über die TCM schreiben wollte. Wir machten kurzfristig einen Gesprächstermin aus und waren uns sehr schnell einig über den Inhalt dieses Buchs. Zu Hause waren sich auch alle einig: »Mama schreibt im nächsten Halbjahr in jeder freien Minute, und wir halten ihr den Rücken frei.« WOW!

Danke an die wichtigsten Menschen in meinem Leben

Danke, Lars, dass du mich liebevoll unterstützt, meine Träume zu verwirklichen, und mich immer wieder an mich selbst erinnerst. Danke, MaPa, für eure Liebe und alles. Ihr seid mein nährendes Fundament. Und natürlich danke ich meinem Sohn! Dich zu begleiten und zu sehen, wie du wächst, ist das größte Geschenk. Danke von Herzen!

Danke an dich, lieber Alex, für deine wertvollen Tipps in Sachen Ernährung und unsere sehr bereichernden Gespräche. Danke an alle Lehrer und Meister, denen ich begegnen durfte. Dazu gehören auch alle Menschen, die sich hilfesuchend an mich gewendet haben und noch wenden. Ihr seid meine größten Lehrer, und ohne euch könnte ich meiner Passion nicht folgen.

Und ich wünsche mir, dass ich dich, liebe Leserin oder lieber Leser, mit der Lektüre dieses Buchs auf deinem Weg ein Stück begleiten darf. Du bist einzigartig und wunderbar!

Für wen habe ich dieses Buch geschrieben?

Wenn du Lust hast, dich, deine Eigenschaften, besonderen Fähigkeiten und Stärken aus dem ganzheitlichen Blickwinkel der TCM zu beleuchten, ist dieses Buch für dich genau richtig. Ich möchte dir einen Zugang zu einem Konzept verschaffen, das auf ganz natürliche Weise in dir und jedem Menschen angelegt ist. Weil du ein Teil der Natur bist. Viele Erkrankungen, unglückliche Zustände und Misserfolge manifestieren sich durch das Vergessen oder Verdrängen dieses Bewusstseins und den daraus resultierenden Lebensstil.

Wenn du erfüllt bist von deinem Ziel, leidenschaftlich und im Mitgefühl für dich und andere lebst, wirst du gesund bleiben oder werden. Davon waren schon die alten Meister der TCM überzeugt.

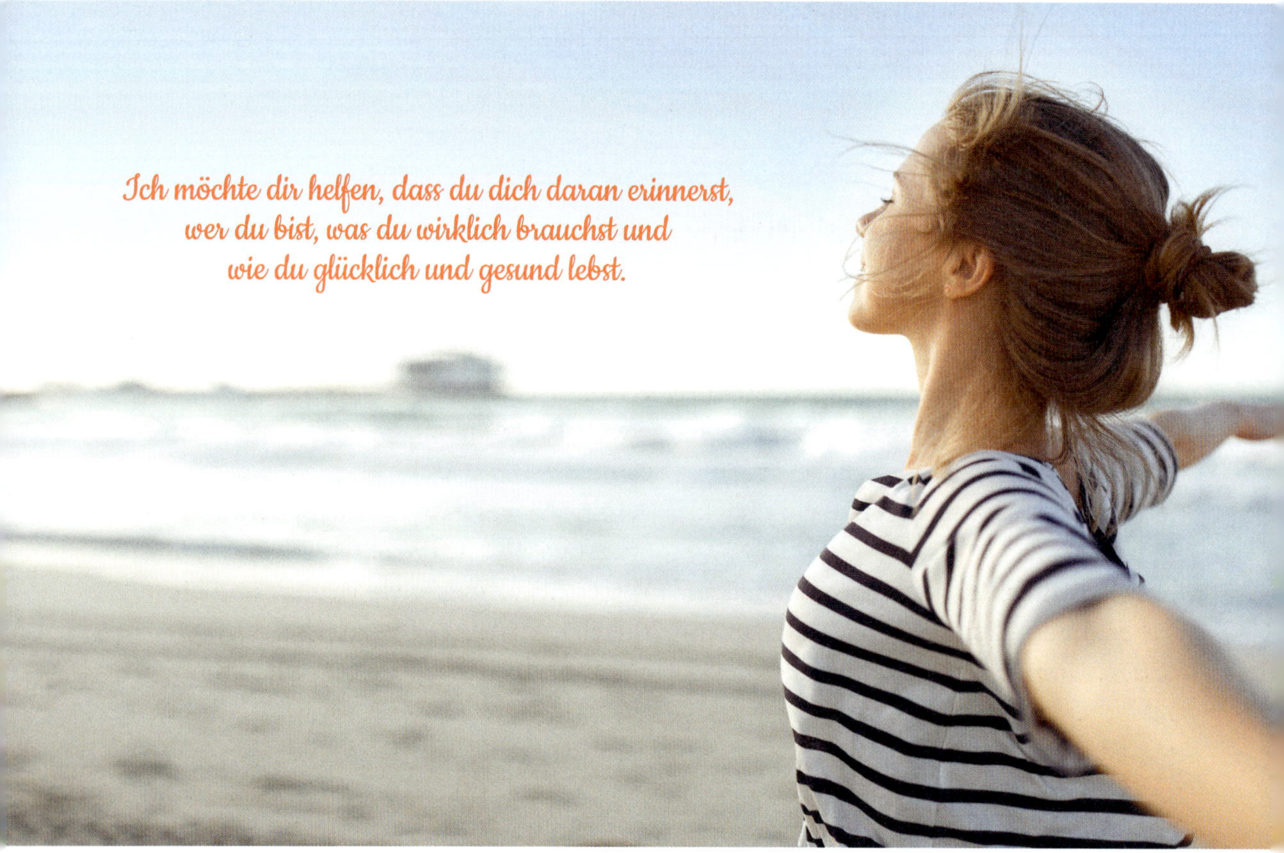

Was du mit diesem Buch erreichen kannst

- Die TCM-Philosophie in ihren Grundzügen verstehen.
- Dein aktuelles Yin-/Yang-Niveau testen.
- Deinen TCM-Konstitutionstyp herausfinden.
- Eine aktuelle Bestandsaufnahme deiner Gesundheit und Lebenssituation vornehmen.
- Erkennen, welche Eigenschaften und Wege gut oder nicht zu dir passen.
- Üben, dich immer wieder zu balancieren. Dafür erhältst du hilfreiche Tipps. Machen, das musst du selbst.
- Einen deiner Konstitution entsprechenden Lebensstil verstehen lernen. Dieser umfasst Ernährung, Bewegung, Entspannung.
- Selbstreflexion, Bewusstsein und Transformation hören niemals auf und sind eine Entscheidung auf deinem Lebensweg.

Was die TCM dir bietet

Die TCM ist viel mehr eine Medizin der Prävention als eine Methode zur Behandlung von Krankheiten. Deshalb beobachten TCM-Ärzte sehr genau kleinste Veränderungen des Körpers, aber auch der Emotionen und mentalen Situation eines Menschen.

Was ich mit der chinesischen Medizin lernen durfte, ist, dass die TCM ein absolut ganzheitliches Konzept bietet, unser Leben und seine Ausprägungen zu erfassen. Und sie findet mithilfe der vielen Bilder und Symbole, mit denen sie arbeitet, Beschreibungen für Phänomene, die vielschichtig im Kontext mit unserem Leben und unserer Umwelt in Relation gesetzt werden. Dabei betrachtet sie den Körper, die Seele und den Geist. Und allem liegt die Annahme zugrunde, dass es eine uns verbindende Kraft gibt, die die Menschen als Menschheitsfamilie, aber auch alles Leben zwischen Himmel und Erde sowie das Universum miteinander verbindet. Eine Kraft, einen Ursprung, etwas, was immer ganz und ewig da ist. Dieses Etwas trägt viele Namen, und die verschiedensten Religionen und Philosophien versuchen es zu beschreiben. Jedenfalls ist es etwas Mystisches, nicht wirklich Greifbares, aber es ist da. Und ich glaube, dass auch du tief in dir ahnst, dass da »etwas« ist.

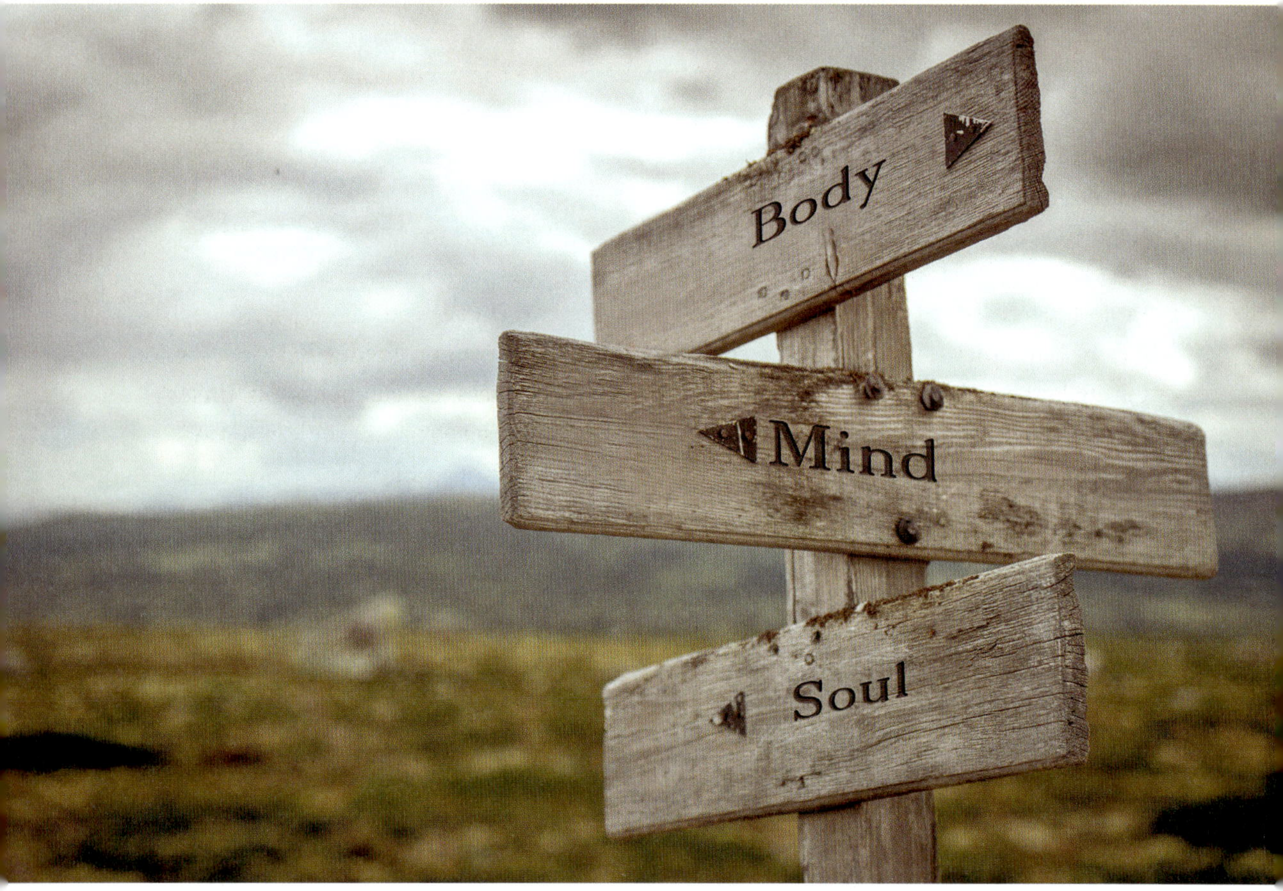

Für mich ist es zum Beispiel Liebe, die sich in jeder Form des Lebens auszudrücken versucht. Und damit meine ich nicht, dass alle Menschen dies zu jeder Zeit bewusst versuchen. Wahrlich nicht. Sondern eine höhere Kraft versucht, sich durch das Erleben im menschlichen Sein zu erfahren. Das Einzigartige, das uns Menschen ausmacht und von Tieren zu unterscheiden scheint, ist unser Geist und die Fähigkeit, unser beschränktes Bewusstsein weiterzuentwickeln. Zumindest geht man derzeit davon aus.

Aus Sicht der TCM hat dieses Bewusstsein einen festen Platz in unserem Körper und wird auch organisch zugeordnet. Gleiches gilt für seelische Aspekte und unsere Emotionen. Deshalb ist die TCM eine ganzheitliche Medizin, die dich immer als ein sehr komplexes Wesen betrachtet, das in Wechselwirkung mit einem komplexen Umfeld und Universum steht und lebt.

Die Chinesen nennen dieses große Ganze, dem auch du angehörst, das Tao. Das Tao ist der Ursprung allen Seins und in jedem von uns angelegt. Es verbindet uns und vereint uns in unserem gemeinsamen Ursprung, in unserer Substanz. Deshalb unterliegen wir gewissen Prinzipien und Naturgesetzen.

Diese Prinzipien suchen immer nach einer Balance, einem Ausgleich, nach Harmonie. Und genau damit arbeitet die TCM. Nicht nur kurativ, sondern vor allem präventiv. So kannst du mit nur wenigen Symptomen und ohne klare Definition einer schulmedizinischen Diagnose anhand der TCM wieder in dein Gleichgewicht finden.

Ist es wirklich illusionär, zu glauben, dass du balanciert durchs Leben gehen kannst? Könnte es nicht sein, dass das Leben selbst immer wieder Balance herstellt? Und dass es vielmehr um unser Erkennen dieser Prozesse im kleinen wie im größeren Kontext geht?

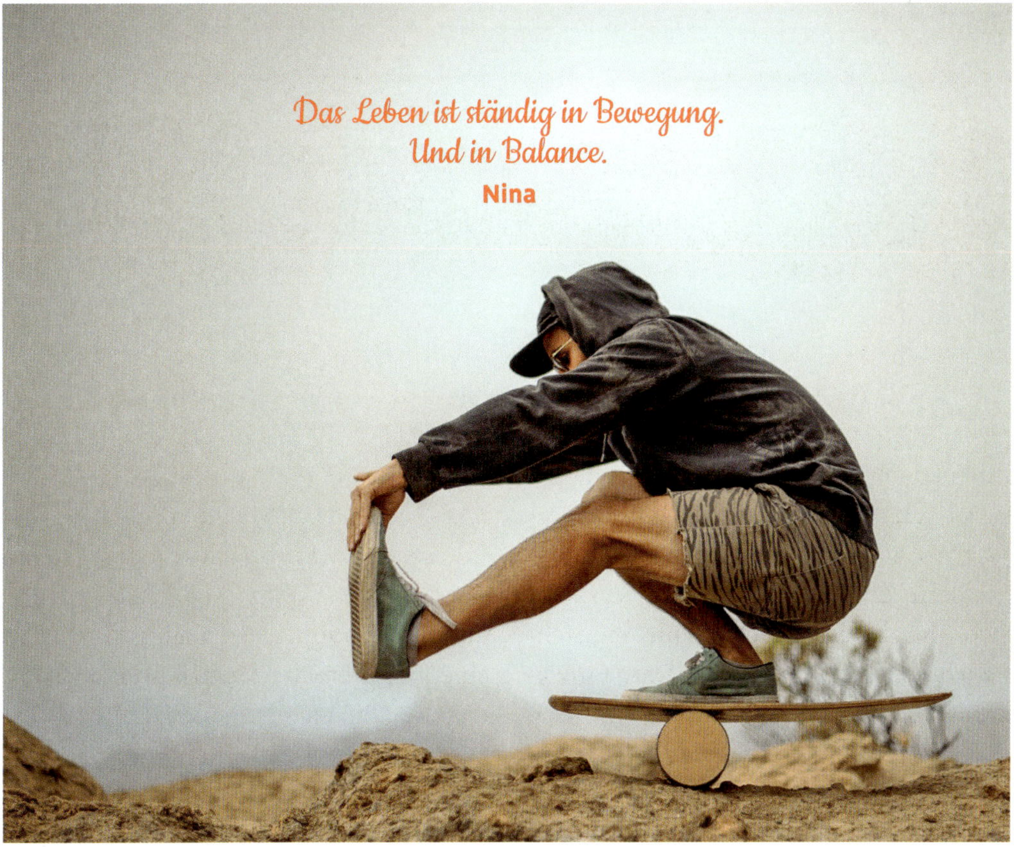

Das Leben ist bunt und wandelt sich ständig. Genau deshalb liegt die Balance, die wir suchen, zu einem Teil, wenn nicht ganz, in jedem von uns selbst. Wenn wir nur nicht dagegen arbeiteten … Die TCM ist ein wunderbares Konstrukt, das dir auf dem Weg des Verstehens und Umsetzens helfen kann. Und damit du nicht allzu hart mit dir umgehst, wenn du feststellen solltest, dass du dir die eine oder andere Dysbalance selbst erarbeitet hast, denke über den folgenden Satz nach.

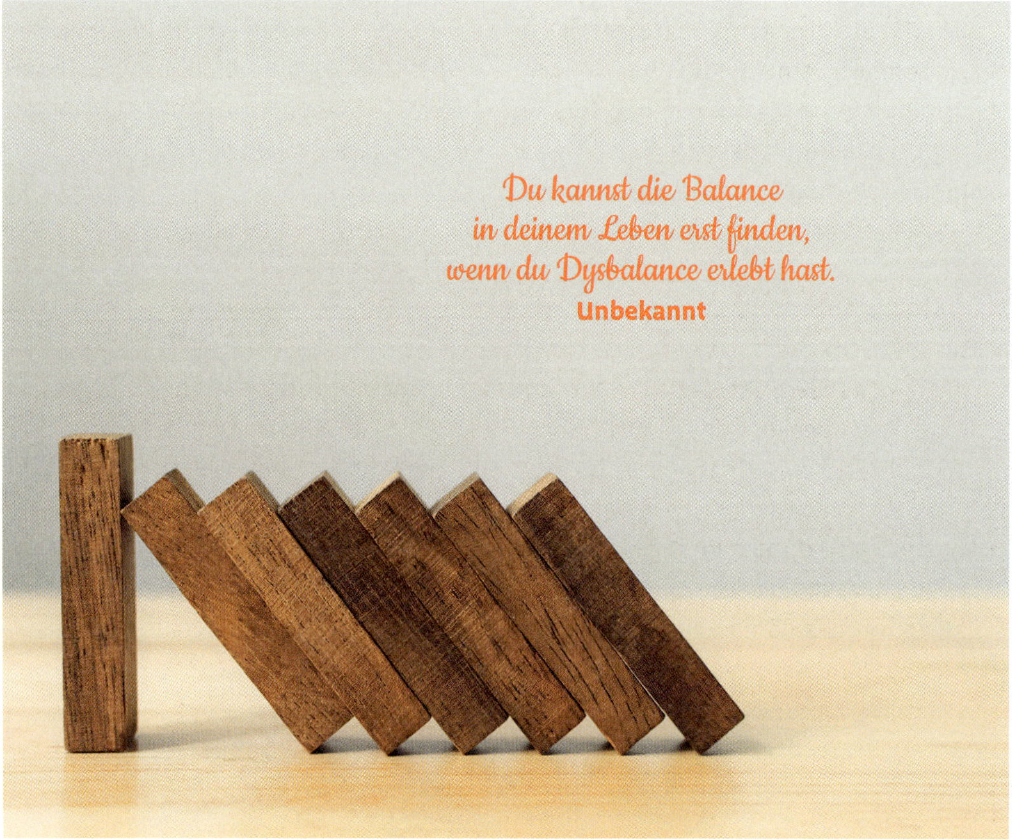

Es ist quasi eine Voraussetzung, dich in nicht harmonischen Zuständen wiederzufinden, um gezielt zu erleben, was Harmonie und Gleichgewicht für dich bedeuten. Und dabei wünsche ich dir Spaß und gutes Gelingen!

Ein paar Tipps zum Gebrauch des Buches

1. Die TCM ist komplex. Deshalb ist es zu Beginn der Lektüre sinnvoll, dein möglicherweise vorhandenes schulmedizinisches Wissen für eine Weile zu »vergessen«. Nicht weil es falsch ist. Sondern damit du dich frei machst von Prinzipien und Annahmen, die dein Verständnis der TCM blockieren könnten. Was zunächst widersprüchlich erscheinen mag, wird irgendwann wieder eine runde Sache. Doch dafür brauchst du ein bisschen Geduld und tieferes Wissen. Am Ende größerer Abschnitte habe ich dir die wichtigsten Fakten der TCM in Stichpunkten zusammengefasst.

2. Ich empfehle dir, das Buch beim ersten Mal wirklich von vorne bis hinten durchzulesen und die Tests dann durchzuführen, wenn du beim Lesen bei ihnen angekommen bist.

3. Wenn du beim Lesen den lauten Gedanken hast, »Ja, das trifft auf mich zu!« oder »Das stimmt nicht mit mir überein«, dann mach dir gerne Notizen. Oftmals sind in den Themenkomplexen, die dich ausmachen oder sehr beschäftigen, wichtige Informationen enthalten.

4. Verurteile dich und auch andere nicht für die Themen, die du bei dir oder deinen Mitmenschen erkennst.

5. Im Rahmen dieses Buches beschreibe ich dir Möglichkeiten, dein Yin und Yang zu harmonisieren, und gebe dir Tipps zur Stärkung deiner Wandlungsphasen und Organe. Für eine differenzierte Betrachtung und vollständige Kranken- und Gesundheitsgeschichte solltest du bitte unbedingt einen TCM-Experten aufsuchen. Das Buch kann dir ein Begleiter sein und den Start in die TCM erleichtern, ersetzt jedoch keine Therapie.

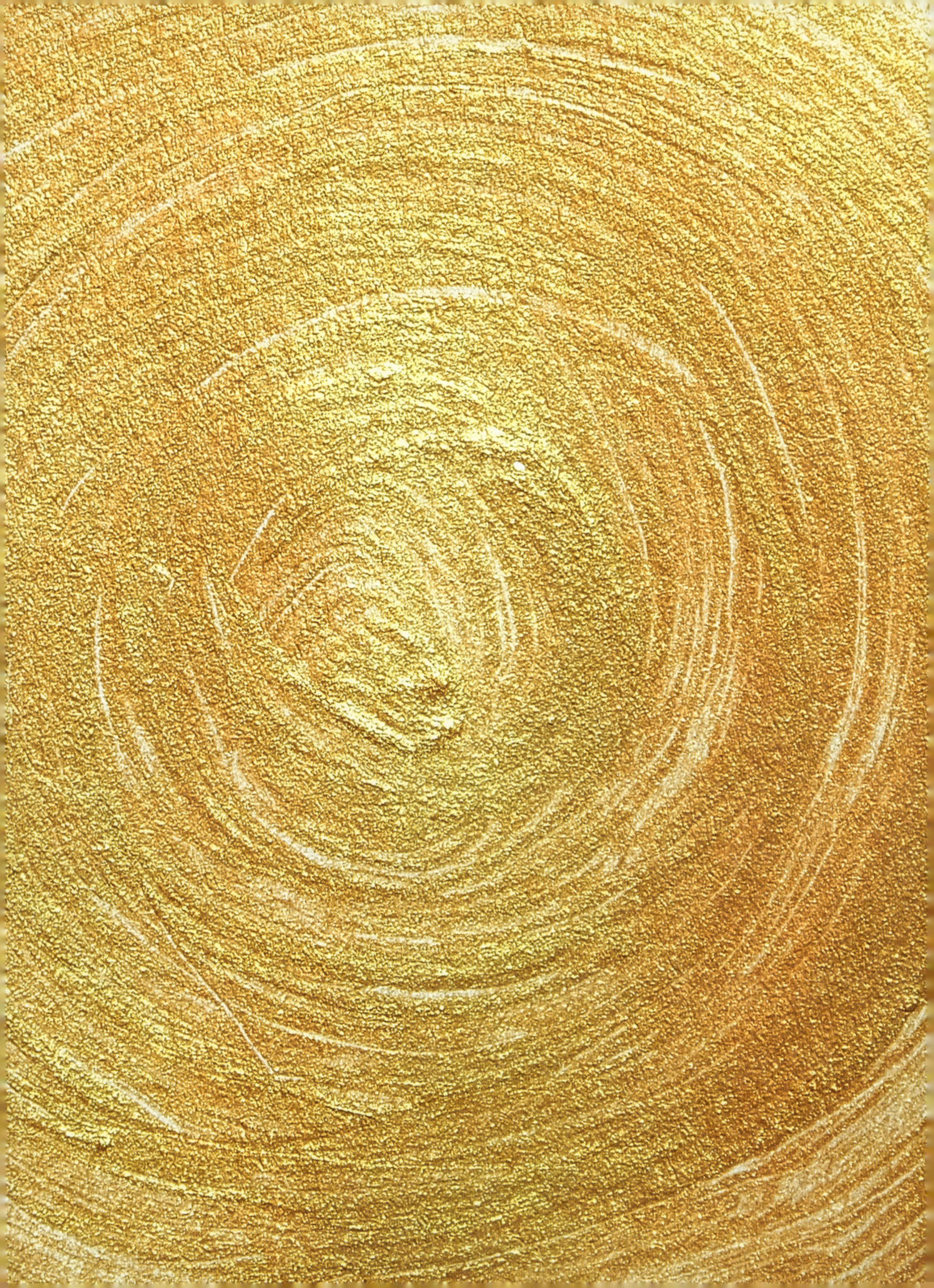

NATURPHILOSOPHIE DER TCM

In diesem Kapitel erhältst du Basisinfos zur ganzheitlichen Herangehensweise der TCM, zum Yin, Yang und Qi.

Naturgesetze gelten nicht nur in China, sondern überall auf der Welt.
Nina

Die Traditionelle Chinesische Medizin ist eine ganzheitliche Medizin. Anders gesagt: Sie ist energetisch und bedient sich universeller Prinzipien. Energetisch bedeutet, dass die TCM konkret mit Energien arbeitet, die bekanntlich positiv oder negativ geladen sein können. Meister wie Konfuzius und Laotse versuchten, diese Prinzipien für den Verstand besser erfassbar zu machen. Konfuzius orientierte sich beim Strukturieren am Staatsgefüge und der Philosophie einer Regierung mit bestimmten Tugenden für alle Beteiligten. Laotse orientierte sich an der Natur und ihren Vorgängen und schrieb über das individuelle Lernen und die Achtsamkeit jedes Einzelnen.

Mein Herzensanliegen ist es, dir vor allem die energetischen und geistigen Aspekte der TCM zu vermitteln. Denn diese kannst du tagtäglich in deinem Leben finden. Sie sind untrennbar mit dem Leben verbunden und nichts, was nur einzelnen Menschen vorbehalten ist.

Materielle Welt und immaterielle Welt

Wenn du die Wurzeln deiner körperlichen, geistigen und seelischen Probleme (Symptome) verstehen und wirklich beheben willst, darfst du dich auf eine spannende Reise einstellen. Du darfst deinen Lebensstil betrachten und höchstwahrscheinlich verbessern. Ernährung, Bewegung, Entspannung - alles geht sicherlich für dich »noch besser«. Und dann ist da noch der Blick nach innen.

Aber wie blickst du denn wirklich nach innen? Das ist gar nicht so leicht, oder? Um dir dabei zu helfen, gebe ich dir nach jedem Kapitel einer Wandlungsphase eine Übersicht und Fragen an die Hand, damit dein Verstand abgeholt wird. Außerdem empfehle ich dir Übungen für deinen Körper, damit du dich detaillierter spürst und wahrnimmst. Und ich gebe dir einige Ernährungstipps. Und damit du übst, dich regelmäßig zu harmonisieren, darfst du dich an den Dojozeiten orientieren. Die Dojozeiten erkläre ich dir in einem Extrakapitel, in dem es hauptsächlich darum geht, gezielt zu balancieren, was außer Balance geraten ist.

Suchst du nach den Ursachen deiner Befindlichkeiten oder Erkrankungen?

Die Medizin kann heutzutage Großartiges bewirken. Sie kann Leben retten. Die Notfallversorgung der westlichen Medizin hat sich in den letzten Jahrzehnten grandios entwickelt. Sind die schlimmsten Gefahren gebannt, hören jedoch viele Ärzte und auch Patienten auf, nach den wahren Ursachen zu suchen. Wie, wenn nicht traumatisch, wurde eine Erkrankung überhaupt erst möglich, wenn der Mensch gesund geboren wurde? Diese Frage stellen sich meiner Meinung nach viel zu wenige Menschen. Insbesondere die, die schon regelmäßig zu Tabletten greifen und nicht hinterfragen, ob sie ihr Wohlbefinden auch auf anderem Wege erreichen könnten. Und wer ganz ehrlich zu sich ist, weiß darum.

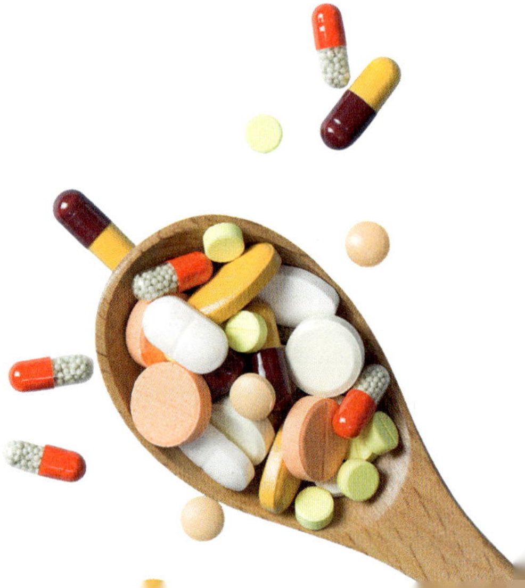

Die Wurzeln der Probleme

In einer integrativ-naturheilkundlichen Uni-Sprechstunde fragte ich viele Menschen, welche Ursachen sie für ihre - teilweise sehr schweren - Erkrankungen vermuteten. Die Antwort lautete unisono: »Das kommt durch meinen Stress.« Danach brachen viele von ihnen in Tränen aus, weil sie längst wussten, dass sie seit viel zu langer Zeit in irgendeiner Form gegen sich selbst arbeiteten und nicht auf sich aufgepasst hatten. Das, was sie als Stress bezeichneten, ist für mich die Diskrepanz zwischen dem Gefühl, mit dem sie gerne leben würden, und dem, mit dem sie in Wahrheit lebten. Warum tut ein Mensch so was? Weil er nachmacht, was ihm vorgelebt wurde, oder weil er nach Anerkennung sucht? Nach einem in der Kindheit nicht gestillten Bedürfnis oder vielleicht aus einem anderen Schmerz heraus?

Die meisten dieser Menschen suchten eine naturheilkundliche Begleitung neben dem konventionellen Behandlungsweg. Es gab auch einige, die komplett auf alternativmedizinische Methoden vertrauten. Das waren oftmals die Menschen, die schon bewusst in Kontakt mit ihrer Intuition und ihrem Vertrauen waren und dieses nur noch verstärken wollten. Die Ergebnisse all dieser Wege sind nicht einheitlich richtig oder falsch, und vor allem sind sie individuell. Aber je intensiver ein Mensch beginnt, sich als mehr zu begreifen als sein körperliches Sein, desto sinnvoller erscheint ein ganzheitlicher Lösungsweg. Denn die Ursachen für jede Form der Dysbalance finden sich auch in der Aura des Menschen, nicht nur im greif- und messbaren physischen Körper.

Wir können messen, wiegen, abbilden. Wir haben unendlich viele medizinische Geräte entwickelt, die uns »unsere Parameter« zeigen und im besten Fall sehr gute Laborwerte liefern. Häufig erlebe ich, dass Menschen aufatmen, wenn zum Beispiel ihre Blutergebnisse aus dem Labor gut sind. Das ist nachvollziehbar und verständlich. Sogar ich ertappe mich ab und zu dabei, wenn ich alle paar Jahre mal meine Werte kontrolliere. Aber diese Werte sind eben nur ein Teil von uns. Ein wichtiger, anhand dessen wir manchmal erst auf Probleme hingewiesen werden, die wir vielleicht noch nicht wahrgenommen haben. Aber eben nur ein Teil.

Wenn du jedoch beispielsweise das Gefühl hast, dass es dir nicht gut geht, und es laut Schulmedizin keinen Grund zur Sorge gibt, kannst du mit der TCM die entsprechende Dysbalance häufig finden. Weil in der TCM auch Gefühle und geistige Befindlichkeiten einer systematischen Ordnung unterliegen. Das ist für deinen Verstand hilfreich, denn du kannst dich eines Zuordnungsschemas bedienen, das dir zugleich ein Wegweiser für hilfreiche Schritte sein kann. Und neben dem Potenzial, echte Ursachen und Behandlungswege für deine Krankheitssymptome zu finden, birgt die TCM die große Chance, schon präventiv für deine Balance zu sorgen: Indem du erfährst, was für ein Konstitutionstyp du bist, welche Stärken und Schwächen du hast und worauf du achten darfst, um immer wieder neu zu verstehen, was du gerade brauchst.

Du bist mehr als dein Körper

Hast du schon einmal eine Geburt erlebt? Vielleicht die Geburt eines Tieres? Auch dann wird gemessen, gewogen, der Herzschlag überwacht. Und dennoch schwingt da so unbeschreiblich viel »andere Energie« mit! Es ist ein Segen, dass Hebammen und Ärzte im Ernstfall gut beobachten, was da abläuft. Denn trotz aller Sterilität in Kreißsälen lebt eine Kraft in der Mutter und im Kind, die nicht gemessen werden kann. Es gibt eine Energie, die in und um das Neugeborene schwebt, die unbeschreiblich und nicht mit Zahlen auszudrücken ist. Weißt oder ahnst du, was ich meine?

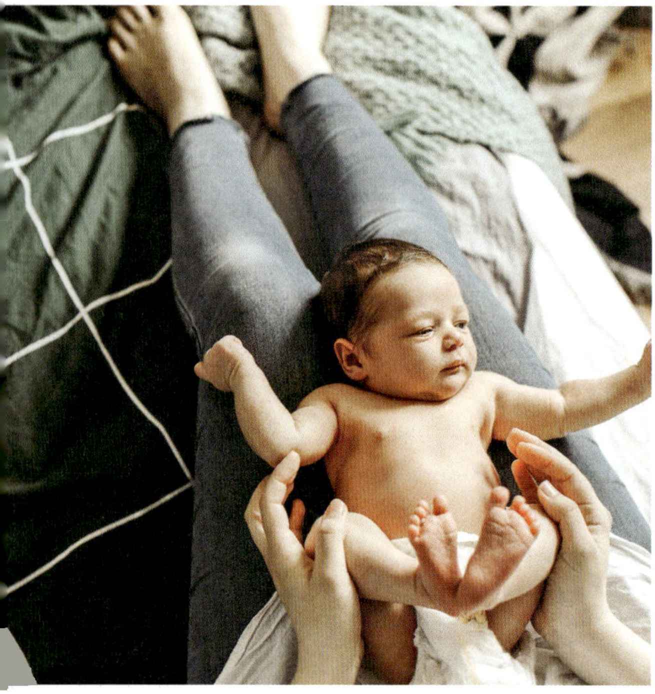

Gleiches gilt für das gesamte Leben. Besonders gerne denke ich auch an die Strahlkraft alter und hochbetagter Menschen. Wenn dir ein richtig alter Mensch mit klaren, wachen Augen seine Wahrheiten erzählt, dann spürst du vielleicht eine gewisse Faszination. Anhand von Laborwerten und Tabellen sind diese individuellen Ausdrücke des Lebens nicht zu erfassen.

Du bist eben viel mehr als dein Körper. Viele Menschen nehmen das wahr. Doch nicht alle sprechen darüber. Weil sie sich nicht trauen oder weil sie es nach und nach aus ihrem Bewusstsein verdrängt haben.

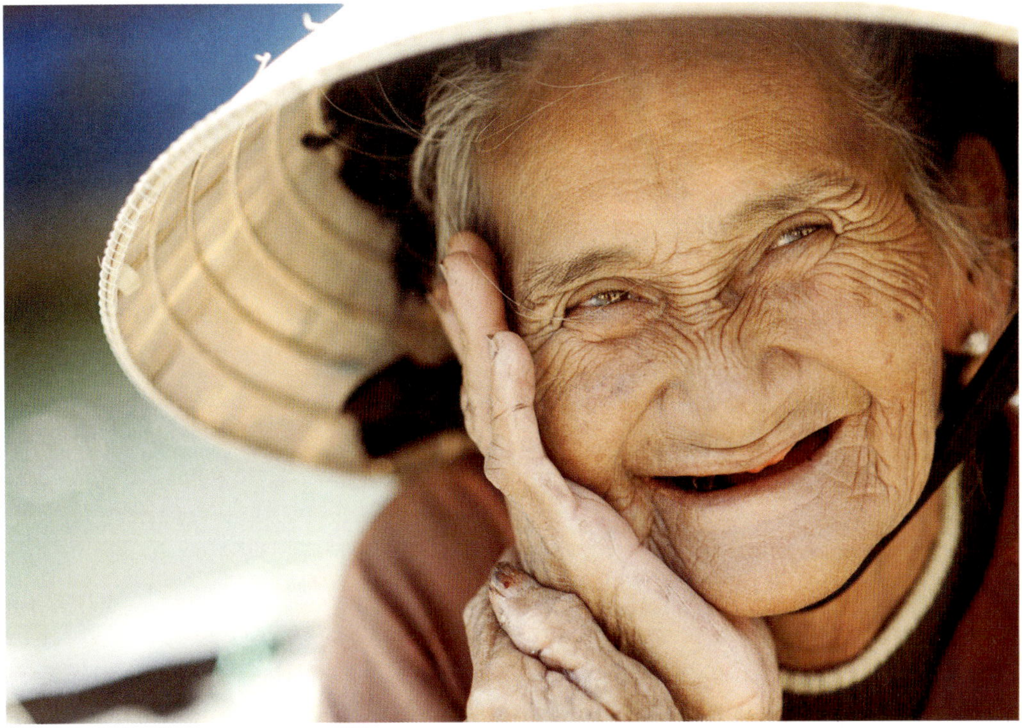

Du bist mit deinem Umfeld verbunden

Hast du schon einmal den Impuls gehabt, dich bei einem dir verbundenen Menschen zu melden? Und dann sagte dieser Mensch zu dir: »Gerade habe ich an dich gedacht. Wie schön, dass du anrufst.« Oder du folgst deinem Impuls, spontan bei jemandem vorbeizuschauen. »Dich hat der Himmel geschickt«, könnte ein entsprechender Begrüßungssatz lauten. In solchen Ausdrücken und Redewendungen liegt oft sehr viel Wahrheit. Und wie du merkst, ist diese Wahrheit nicht »chinesisch«. Sie gilt global, sogar universell. Aber wie weit dein Empfinden diesbezüglich geht, das überlasse ich ganz und gar dir. Weil du deine persönliche Wahrnehmung und Intuition aus gutem Grunde hast und erlebst.

Du bist mehr als dein Körper.
Du bist mit deinem Umfeld verbunden.

Yin und Yang – Was bedeutet das eigentlich?

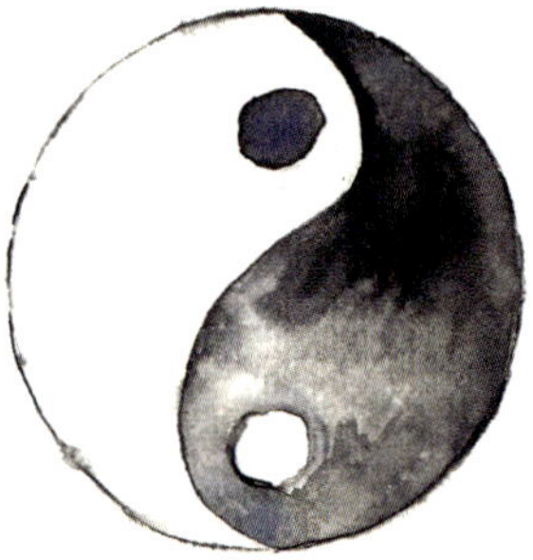

Wenn du an die TCM denkst, kommt dir vielleicht das Yin/Yang-Symbol in den Sinn. Und vielleicht kennst du die Erklärungen: Das Gute und das Böse, das Gute im Bösen und das Böse im Guten. Verstehst du, was damit gemeint ist? Ich finde es bis heute spannend, mir in sämtlichen Situationen und Kontexten diese ineinander übergehenden Gegensätze und verschiedensten Graustufen zwischen Schwarz und Weiß bewusst zu machen. Denn sie sind in jedem von uns und in unserem gesamten Umfeld zu finden. Natürlich nicht schwarz, weiß oder grau, sondern viel konkreter. Yin und Yang sind das Symbol für Zustände, die einander bedingen. Die chinesischen Zeichen für Yin und Yang bedeuten »Sonnen- und Schattenseite eines Berges«. 陰, vereinfacht 阴 = Yin. 陽, vereinfacht 阳 = Yang. Ohne Licht kein Schatten, ohne Dunkelheit kein Licht. Um zu erkennen, was Licht ist, musst du wissen, was Dunkelheit ist, und umgekehrt. Klingt einfach und logisch, oder?

Aus TCM-Sicht kannst du alles, was dir im Alltag begegnet, dem Yin und Yang zuordnen. Deinen Körper, die Nahrung,

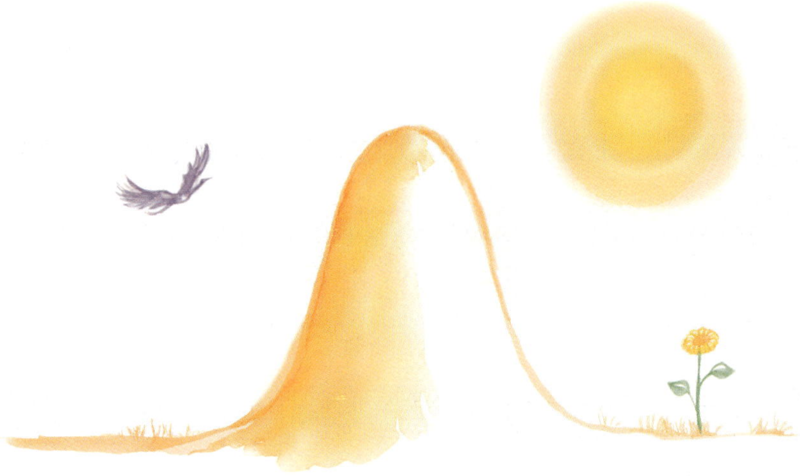

Bewegungsarten, deine Mitmenschen, Naturphänomene und Krankheiten. Für viele Kategorien kannst du tabellarische Übersichten anfertigen. Damit du ein Gefühl für das Yin und Yang in deinem täglichen Leben bekommst, habe ich hier ein paar stark vereinfachte Beispiele zusammengefasst.

Yin-Yang-Tabelle

YIN	YANG
Schatten	**Sonne**
Licht, gefiltert durch Wolken	Direktes Licht
Nacht	Tag
Abend	Morgen
Norden	Süden
Westen	Osten
Wasser, Flüssigkeit	Feuer, Dampf
Kälte	Wärme
unten, absteigend	oben, aufsteigend
Innen	außen
Erde	Himmel
Körper, Materie, Struktur	Lebensenergie, Luft
Blut	Qi
leise	laut
Frieren	Schwitzen
langsam	schnell
Gefühle	Emotionen
Ruhe	Bewegung
passiv	aktiv
Introversion	Extroversion
Zerstreuung	Fokussierung

Diese tabellarische Aufstellung ist stark vereinfacht, weil Yin und Yang keine reinen Gegensätze sind.

Yin und Yang stehen vielmehr für verschiedene Formen des Qi, der Lebensenergie. Diese Formen verändern sich ständig, und es wird immer irgendein Grad der Bewegung stattfinden. Es wird immer eine kühlere oder wärmere Temperatur messbar sein und zum Beispiel verschiedenste Stadien von Helligkeit. Yin und Yang stehen für die Relativität dieser Wahrnehmungen. Yin und Yang sind niemals absolut.

Auch du lebst zwischen Yin und Yang

Um zu verstehen, wie der Mensch in der Natur und im Yin und Yang betrachtet wird, kann dir diese Skizze helfen:

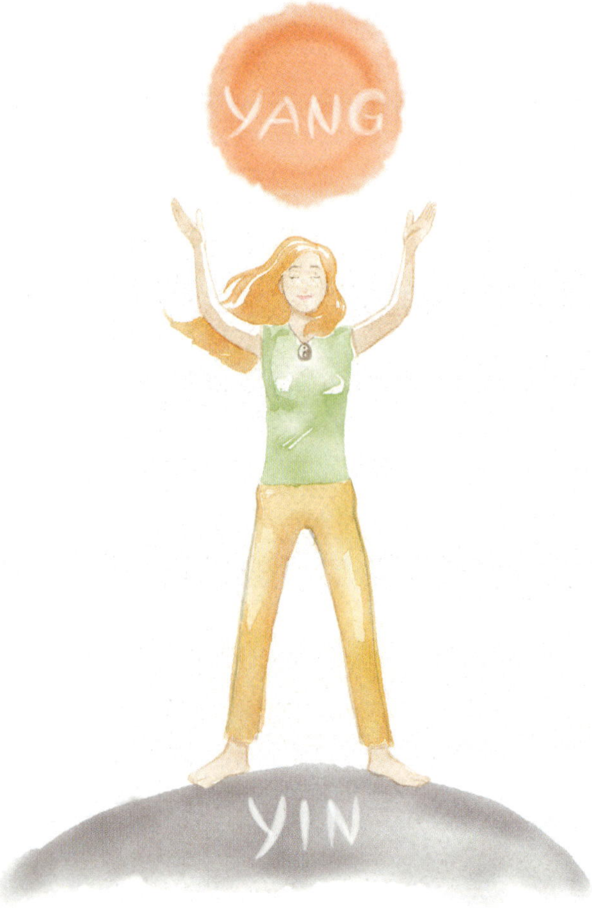

Jeder Mensch, auch du, ist aufgespannt zwischen Himmel und Erde. Du stehst mit den Füßen auf dem Boden, auf Mutter Erde.

Dein Körper ist Materie, Yin, und ist aus verschiedenen Stoffen aufgebaut. Auch die Erde, die Natur, die Pflanzen, Tiere und anderen Wesen sind unter anderem aus diesen Stoffen aufgebaut. Und diese Stoffe haben unterschiedliche Energie, Qi, eine Form des Yang. Energie ist das, was die Materie lebendig macht, sie formt und einzigartig werden lässt. Energie kommt von oben, vom Himmel, von der Sonne. Sie wärmt dich und lässt die Natur blühen und reifen, Bäume und Sträucher Früchte tragen. Die Energie, das Qi, das du durch die Atmung und Nahrung aufnimmst, hält dich aufrecht und gibt dir Kraft. Sonst wärst du leblose Masse.

Um das Prinzip von Yin und Yang besser zu verstehen, stell dir einmal vor, dass du ein Glas Traubensaft betrachtest. Darin sind Yin und Yang enthalten. Das Yin ist die Materie, die Flüssigkeit ist ihre Konsistenz. Während das Yang des Saftes durch die Summe der folgenden Vorgänge ausgemacht wird: das Wachstum und die Reifung der Früchte auf der Erde und in der Sonne, die Färbung und den entstandenen Geschmack, ihre Verarbeitung beim Keltern und Abfüllen.

Oder du betrachtest einen Holztisch. Das Holz ist das Yin, die Materie. Und die Art des Holzes (die Baumart, natürlich gewachsen, gezüchtet, Vollholz oder Spanplatte) macht das Yang des Tisches aus. Auch der Entstehungsweg beeinflusst das Yang. Wurde der Tisch von einem Schreiner gebaut oder in einer Fabrik gefertigt?

Ein etwas komplexeres Bild könnte sein: Du betrachtest eine Stadt. Sie hat Plätze und Gebäude, Straßen und Gehwege, bietet eine materielle Struktur und Substanz, vergleichbar mit dem Yin. Was bringt Leben in die Stadt, macht ihr Pulsieren aus? Die Menschen, die Geräusche, Tiere und Pflanzen wären in diesem größeren Kontext das Yang.

Jeder Mensch, auch du, hat ein natürliches Gespür dafür, ob viel oder wenig Yang in einem Gegenstand ist. Beziehungsweise du nimmst unterschiedliche Qualitäten des Yang wahr. Es kann für dich einen Unterschied ausmachen, ob du einen selbst geernteten und gepressten Traubensaft trinkst, einen Saft von einem Biobauern oder ein Supermarkt-Produkt. Und es kann sein, dass du mal mehr den

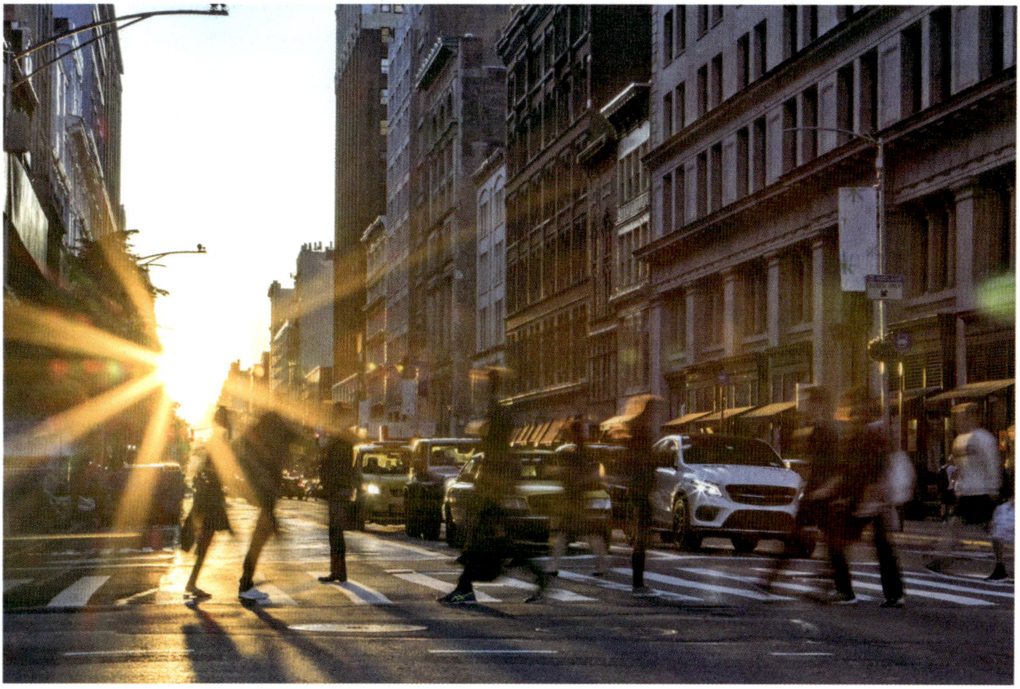

lackierten Tisch mit glatter Oberfläche magst und ein anderes Mal den Holztisch mit Wurmlöchern, Flecken und ganz eigener Patina. Gleiches gilt für den Aufenthalt in einer Stadt oder auf dem Land.

Normalerweise hast du ein Gespür dafür, was du gerade magst und brauchst. Manchmal brauchst du aber Hilfe, um wieder zu spüren, was dir wirklich guttut. Durch die vielen unnatürlichen Einflüsse in deinem Leben kann es durchaus sein, dass du den Wald vor lauter Bäumen gerade nicht siehst. Beziehungsweise das Wesentliche nicht spürst. Zu den unnatürlichen Einflüssen gehören zum Beispiel technische Geräte, das Leben und Arbeiten in Großstädten, langes Sitzen, anstatt dich zu bewegen, oder Bewegung an extra dafür vorgesehenen Geräten im Fitnessstudio statt in der Natur. Nicht zuletzt ist deine Nahrung aus dem Supermarkt schätzungsweise zu 80 Prozent denaturiert. Denaturiert bedeutet, dass du Nahrungsmittel zu dir nimmst, die in irgendeiner Form bearbeitet worden sind. Zum Beispiel wird vielen Lebensmitteln Zucker hinzugefügt, meistens zu viel. Es geht weiter mit Obst und Gemüse, das teilweise mit Lampen vierundzwanzig Stunden am Tag anstatt mit natürlichem Sonnenlicht gezüchtet und mit Zucker oder Geschmacksverstärkern bearbeitet wurde. Außerdem gibt es viele tierische Produkte, die durch Erhitzung (Milch), Mast und unnatürlichen Lebensraum für die Tiere sowie Verarbeitung in Fertigprodukten einfach nicht gesund sind. Düngemittel, Pestizide und Co. haben auch ihre Energie, und ebenso sind Geschmacksverstärker oder Konservierungsstoffe meistens nicht natürlicher Art. Das ist in einem gewissen Maße sicher nicht dramatisch. Doch wenn du häufiger unnatürlich gewachsene Nahrung, Fertiggerichte oder Fertigmischungen verwendest, wirst du das Gefühl und den Geschmack für natürlich Gewachsenes und Verarbeitetes verlieren.

Vielleicht tust du viele Dinge, weil du irgendwo gehört oder gelesen hast, dass dieses oder jenes gesund sei. Aber es geht dir damit gar nicht anders oder besser. Darum ist es wichtig, dass du Antworten auch in dir selbst suchst. Und weil du auf dem Weg zu deinem Innersten deiner Natur immer näher kommst, ist es wichtig, dass du dich selbst-bewusst wahrnimmst.

Um dich bewusst wahrzunehmen, brauchst du ein Umfeld. Denn nur durch das Vergleichen - Vorsicht, ich schreibe nicht »Bewerten«, sondern »Vergleichen« - kannst du dir deiner selbst bewusst werden. Und die Idee der TCM ist, dass deine Einzigartigkeit immer in Relation gesetzt werden kann. Du bist groß im Vergleich zu anderen Menschen. Oder du bist sensibler im Vergleich zu anderen. Es gibt keine Zahlenwerte, die markieren oder umfassen, was richtig ist und was falsch. Sondern vielmehr ein komplexes System, dass es jedem Unikat möglich macht, immer wieder in seine variable persönliche Balance zu kommen. Dazu ist es hilfreich, wenn du spürst, was du gerade wirklich brauchst, was du gerade kannst und was dir gerade nicht guttut.

Bitte nimm dir einen Moment Zeit und beantworte folgende Frage für dich:

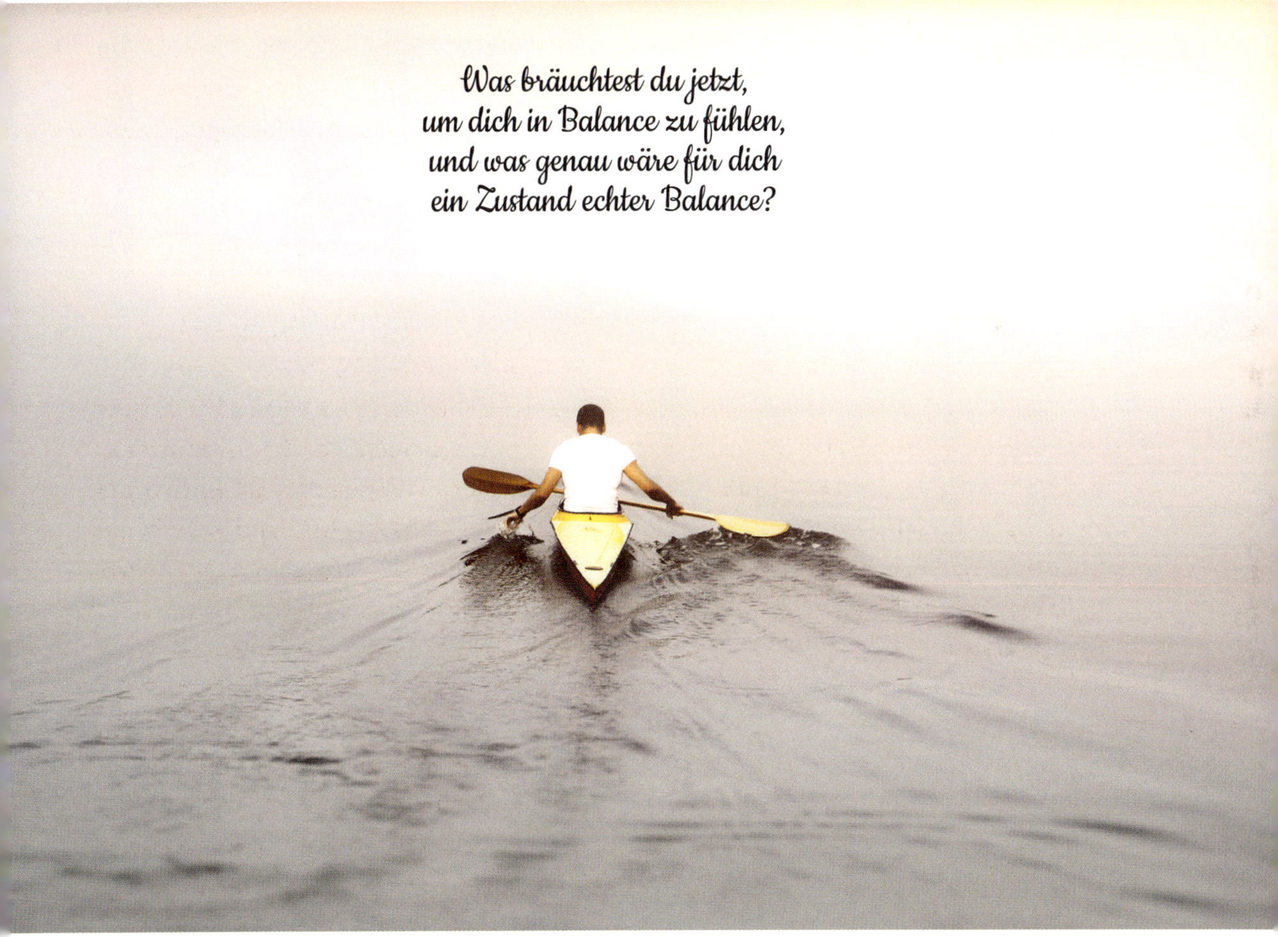

Wenn du magst, dann schreib dir die wesentlichen Aspekte deiner Antworten auf, um für dich nach der Lektüre dieses Buchs damit arbeiten zu können. Und im Anschluss an diese kleine Aufgabe nutze gerne den folgenden Test, um herauszufinden, ob du gerade mehr im Yin- oder eher im Yang-Zustand bist.

Teste dein Yin und Yang

Eine erste Einschätzung für dein Yin und Yang kannst du hier vornehmen. Zähl einfach nach, wie oft du im jeweiligen Abschnitt mit Ja antwortest. Schon weißt du, ob du gerade mehr im Yin oder mehr im Yang unterwegs bist.

Yin

1. Ich schlafe gerne und viele Stunden.
2. Meine Stimme ist eher leise.
3. Ich habe ein ruhiges Gemüt.
4. Meine Haut ist eher blass.
5. Ich sitze Dinge aus oder warte oftmals ab.
6. Ich fröstele oder friere schnell.
7. Ich habe wenig Lust auf Sport oder anstrengende Bewegung.
8. Ich fühle mich oft schwach und antriebslos.
9. Es fällt mir schwer, morgens früh aufzustehen.
10. Meine Füße sind oft kalt.
11. Ich bin oft erkältet.
12. Ich fühle mich oft verletzt oder ziehe mich gerne zurück.
13. Ich neige zu breiigem Stuhl oder habe öfter Durchfall.
14. Ich muss nachts oft auf die Toilette.
15. Ich habe öfter geschwollene Beine.
16. Ich nehme schnell zu.
17. Meine Nägel sind stark und wachsen gut.
18. Meine Libido ist eher schwach.
19. Ich habe Rückenprobleme, die sich durch Bewegung verbessern.

Yang

1. Mein Schlaf ist unterbrochen, eher kurz von Dauer oder ich schlafe schlecht ein.
2. Ich spreche eher laut.
3. Ich bin schnell nervös oder werde innerlich unruhig.
4. Meine Haut ist rosig oder schnell gebräunt.
5. Ich bin tatkräftig und packe Dinge an.
6. Mir ist meistens warm oder sogar heiß.
7. Ich bewege mich gerne oder mache gerne Sport.
8. Ich bin stark oder ambitioniert.
9. Ich komme abends nur schwer zur Ruhe.
10. Nachtschweiß ist ein Thema bei mir.
11. Ich bin selten erkältet.
12. Ich bin oft oder schnell gereizt.
13. Ich leide an Verstopfung oder mein Stuhlgang kann hart sein.
14. Meine Haut ist sehr trocken.
15. Meine Augen sind oft trocken oder lichtempfindlich.
16. Ich bin eher zu dünn.
17. Meine Nägel sind oft rissig oder brüchig.
18. Erektionsstörungen oder wenig Ausdauer beim Sex sind ein Thema bei mir.
19. Ich habe Rückenprobleme, die sich durch Bewegung nicht bessern.

Ergebnis des Tests

Wie viel Mal hast du im jeweiligen Abschnitt mit »Ja« geantwortet?

Wenn du ein sehr ausgewogenes Verhältnis hast, dann gleichen sich vermutlich dein Yin und Yang gegenseitig gut aus. Es ist aber wahrscheinlicher, dass du durch verschiedene Ungleichgewichte erst im Detail deine wahren Probleme entdeckst. Dann helfen dir der Konstitutionstest und die einzelnen Informationen zu den Wandlungsphasen in den weiteren Kapiteln. Gleiches gilt natürlich auch dann, wenn du für Yin oder Yang besonders viele oder wenige »Jas« abgegeben hast.

Häufig vorkommende Dysbalancen von Yin und Yang

Yin-Mangel

Das Yin ist das Wasser (siehe Tabelle), und es steht für die Flüssigkeiten, die Materie deines Körpers. Wenn in der TCM von einem Yin-Mangel gesprochen wird, handelt es sich in der Regel um einen Nieren-Yin-Mangel. Das bedeutet, dass dein konstitutionelles Yin, deine Substanz, im Mangel ist. Das geschieht nicht von heute auf morgen. Ein Yin-Mangel tritt in der Regel dann auf, wenn du schon längere Zeit einen zu Yang-lastigen Lebensstil pflegst. Deshalb ist der Yin-Mangel meistens ein Zeichen von Erschöpfung. Sprich, du bist zu lange schon sehr aktiv und möglicherweise sogar überarbeitet. Diese Form der Erschöpfung und des Mangels muss sich jedoch nicht unbedingt physisch zeigen. Es kann auch eine seelisch-emotionale Überlastung sein. Dieses Problem sehe ich oft in meiner Praxis.

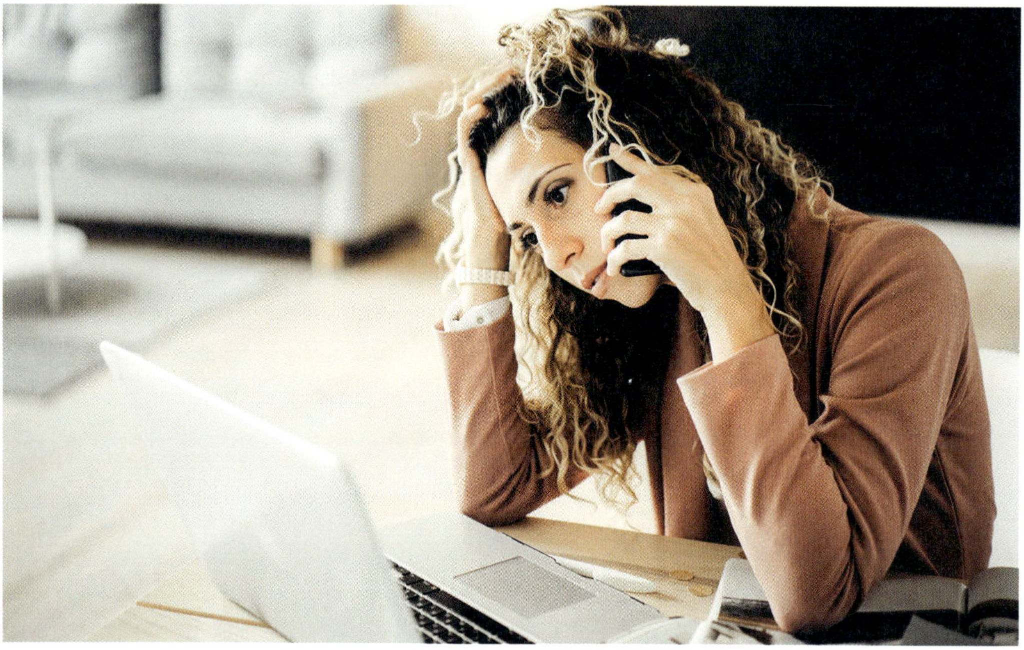

Ursachen und Symptome eines Yin-Mangels

Ursachen für einen Yin-Mangel können beispielsweise Schlafmangel, eine lange zehrende Erkrankung oder eine angeborene schwache Konstitution sein. Oder du hast mehrere Kinder recht schnell hintereinander bekommen. Und wenn du auf Kosten deiner Substanz lebst, kann es sein, dass du dich austrocknest. Vielleicht treibst du häufig schweißtreibenden Sport, isst und trinkst Yang- und damit Energiestärkendes, um zu funktionieren. Doch damit greifst du auf Dauer dein Yin, deine Materie, deinen Körper noch mehr an. Gleiches tun auch Klimaanlagen, die die Luft austrocknen, Bildschirme und anderer Elektrosmog.

Ein klassischer Tagesablauf könnte mit Kaffee und Handy beginnen, ersten Telefonaten auf dem Weg ins Büro, weiterem Kaffee oder Schwarztee, vielleicht sogar der einen oder anderen Zigarette. Weiter geht es mit einer Mittagspause mit Kollegen und Gesprächen über die Arbeit, Meetings, Bildschirmarbeit und noch mehr Telefonaten. Wenn du dir Gutes tun willst, gehst du joggen, Rad fahren oder treibst anderen Ausdauersport. Und am Abend trinkst du gerne mal ein Bier oder einen Wein und schaust gemütlich Serien oder Filme. Solche Tagesabläufe zehren an deiner Substanz.

Oftmals ist dir warm, dein Bewegungsstil ist schnell oder du bewegst dich einfach zu viel. Du sprichst eher laut oder schnell, kannst dich manchmal gar nicht stoppen. Es kann sein, dass du trockene, rote Haut oder Hitzewallungen bekommst. Vielleicht bevorzugst du kalte Getränke und hast viel Durst. Wenn der Yin-Mangel gerade extremer ist, könnte es auch sein, dass du dich nachts abdeckst, um weiterschlafen zu können. Oder du schwitzt nachts auffallend viel, neigst zu leichtem Fieber oder Herzrasen. Phasen der Rastlosigkeit mit der unbewussten Suche nach Reizen können ebenso deinen Yin-Mangel prägen.

Ursachen und Symptome eines Yin-Mangels

Ursache	Symptom
Zu viel Aktivität	Warm, heiß, Hitzewallungen
Zu viel Anstrengung	Schnelle Bewegung
Schlafmangel	Rote Haut
Schwache Yin-Konstitution	Viel Durst, gerne Kaltes
Zehrende Erkrankung	Herzrasen
Viele Geburten	Unruhe
Häufiges Schwitzen	Ständige Suche nach Reizen
Yang-Tonika wie Kaffee	Nachtschweiß
Klimaanlagen, Bildschirmarbeit ...	Psycho-emotionale Erschöpfung

Was dir hilft, dein Yin zu stärken

Du darfst dir angewöhnen, regelmäßig vom Aktivitäts- in den Ruhemodus umzuschalten, bevor du dich komplett erschöpfst. Das ist wichtig für den Erhalt deines Yin, deiner körperlichen Substanz. Erholung und Entspannung mit dem klaren Fokus nach innen, wirklich ohne äußere Reize, sind neben einer angepassten Ernährung und Bewegung die Schlüssel für ein gesundes Yin.

Einen Yin-Mangel kannst du in den Organkonzepten Niere, Leber, Magen, Lunge und Herz erleiden. Detaillierte Erklärungen und Tipps findest du in den Kapiteln zu den fünf Wandlungsphasen und den Dojozeiten.

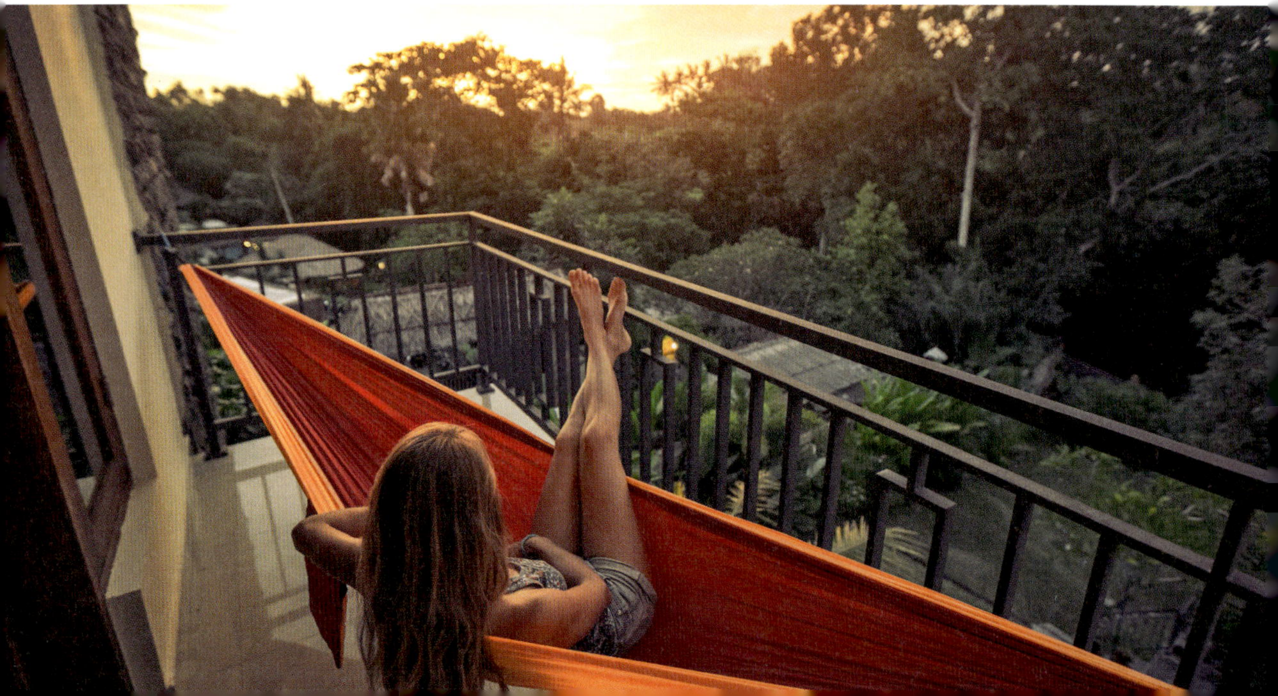

Yang-Mangel

Das Yang ist dein Lebensfeuer, das für die Wärme, den Dampf und die bewegende Energie deines Körpers steht. Ohne Energie und Wärme zieht sich Materie in sich zusammen. Mit Wärme expandiert Energie und beginnt immer schneller und leichter zu fließen. Leidest du unter einem Yang-Mangel, wird dein Stoffwechsel immer langsamer, und du wirst im wahrsten Sinne des Wortes kälter. Wenn wir in der TCM von einem generalisierten Yang-Mangel sprechen, hast du insgesamt weniger Tatendrang und Willenskraft. Und wenn dein Lebenswille reduziert ist, kann dein Nieren-Yang in Gefahrensituationen nur bedingt Energie zur Verfügung stellen. Das geschieht insbesondere dann, wenn das Gefühl der Bedrohung ständig vorhanden ist. Angst braucht den Gegenpol des Vertrauens und deiner Willenskraft, damit du schöpferisch frei und kraftvoll leben kannst.

Ursachen und Symptome eines Yang-Mangels

Kälte, Bewegungsmangel, Rohkost, Zucker, proteinarme und unregelmäßige Ernährung sowie eine schwache Konstitution können zu einem Yang-Mangel führen. Bewusste oder unbewusste Ängste und die Unsicherheit, den eigenen Willen wirklich durchzusetzen, prägen einen Yang-Mangel.

Du frierst, hast nur wenig Durst, bist eher blass, hast weichen Stuhl und hellen Urin. In gesteigerter Form kann es zur Inkontinenz, Bindegewebsschwäche, zu schwachen Muskeln und Organsenkungen kommen.

Ursachen und Symptome eines Yang-Mangels

Ursache	Symptom
Zu wenig Aktivität	Kälte, Frieren
Zu viel Trägheit	Langsame Bewegung
Bewegungsmangel	Blasse Haut
Schwache Yang-Konstitution	wenig Durst, gerne Warmes
Gefahren	Müdigkeit
Chronische Ängste, Bedrohung	Mangelnde Durchsetzungskraft
Kälte	Durch nichts zu reizen
Yin-Verstärker Zucker, Weißmehl, Rohkost	Bindegewebsschwäche bis zur Organsenkung

Was dir hilft, dein Yang zu stärken

Um dein inneres Feuer wieder zu entfachen, brauchst du Bewegung - körperlich und geistig. Du solltest unbedingt deine Ziele finden und verfolgen, um auch emotional immer wieder dein Yang zu nähren. Außerdem darfst du lernen, einen Rhythmus für dein Leben zu finden, durch den du deine Energie-Akkus immer wieder auflädst - in einem Wechselspiel zwischen Ruhe und Aktion, zwischen Yin und Yang.

Wofür brennst du? Was macht dir Freude? Meistens zeigen sich die Yang-Mangel-Symptome in den Organsystemen Niere, Milz und Herz. Du findest zahlreiche Details in der Beschreibung der entsprechenden Wandlungsphasen und im Kapitel zu den Dojozeiten.

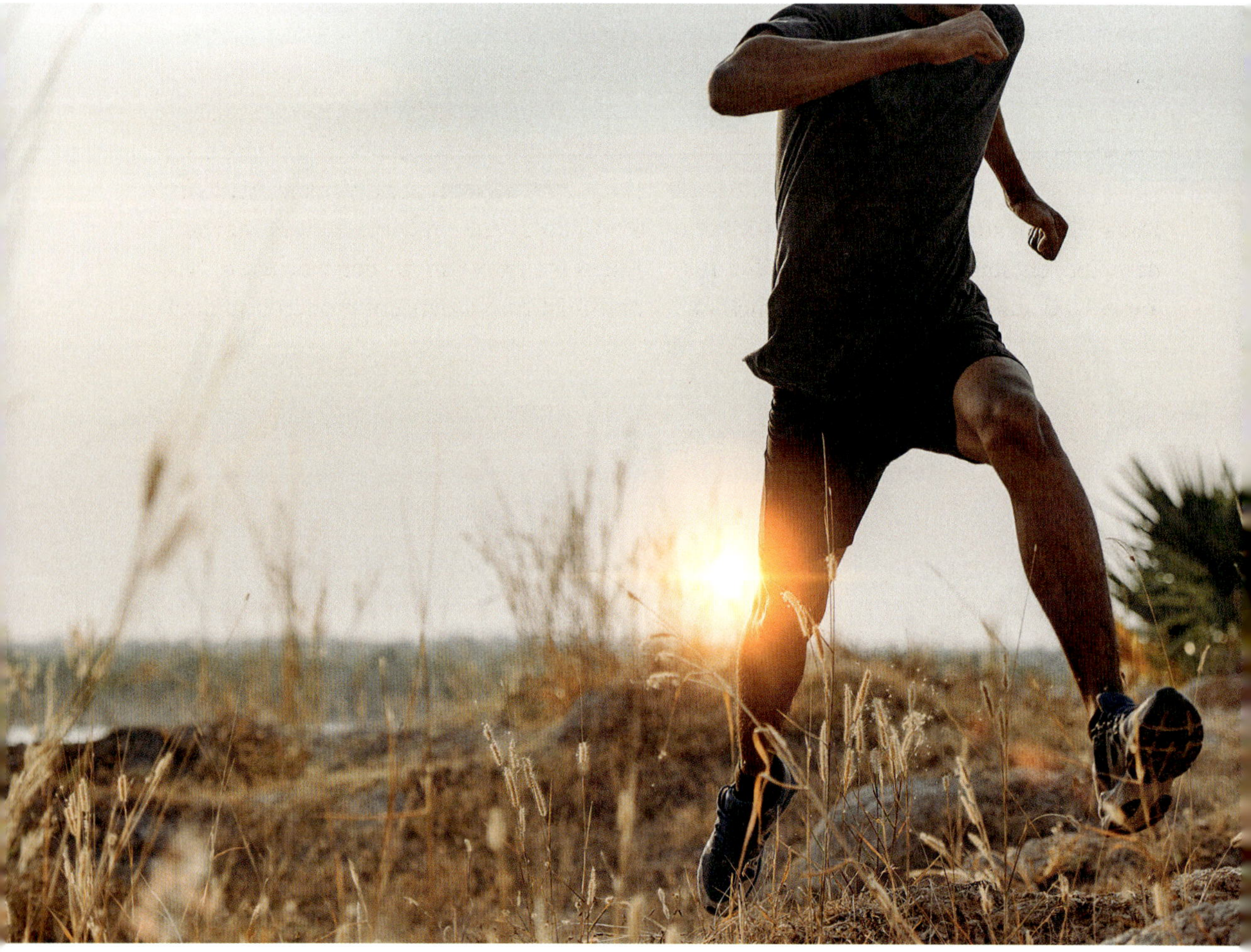

Leben zwischen Yin und Yang

Du bist aufgespannt zwischen Himmel und Erde. Und du vereinst in dir Yin und Yang, bist GANZ. Nichts fehlt, du bist eine vollständige Einheit. So beschreibt es der Taoismus.

Schon im Tao De Jing steht (Kapitel 42, 6. Jh. v. Chr.):

> Die Eins erzeugt die Zwei.
> Die Zwei erzeugt die Drei,
> und die Drei erzeugt die zehntau-
> send Dinge.

Das bedeutet so viel wie: Aus dem Einen, dem Tao, entstehen die Zwei, das Yin und Yang. Und aus den gegenläufigen, sich bedingenden Prinzipien von Yin und Yang entsteht das Qi. Die Drei wird gebildet aus Yin, Yang und Qi. Und daraus entstehen sämtliche Erscheinungsformen des Lebens. Sie werden im *Gelben Kaiser,* dem Klassiker der TCM, oft als »die zehntausend Dinge« bezeichnet.

Um Yin und Yang und ihr Wechselspiel sowie das Qi und die Erscheinungsformen des Lebens wirklich zu verstehen, braucht es Erfahrungen. Du weißt nur, wie sich eine heiße Herdplatte anfühlt, wenn du sie anfasst. Und du verstehst erst, wie sich eisiges Wasser anfühlt, wenn du es spürst. Und was heiß für den Einen ist, ist warm für den Nächsten. Genauso ist es mit den Emotionen und dem

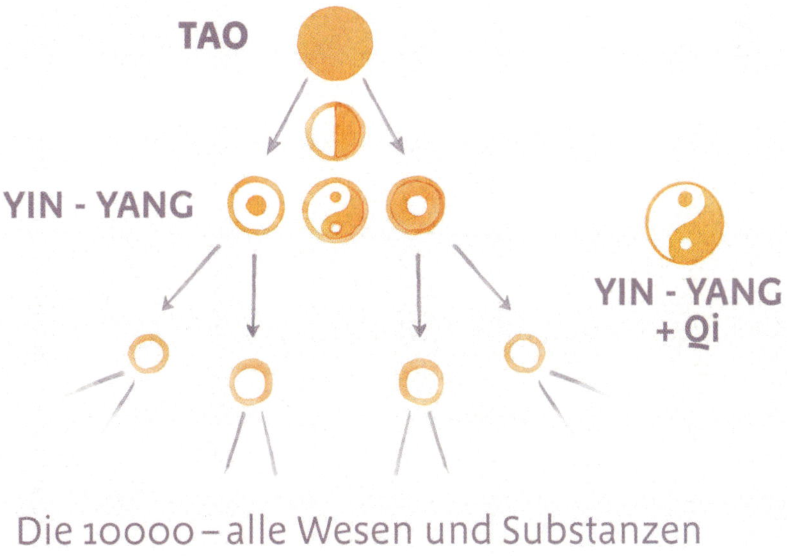

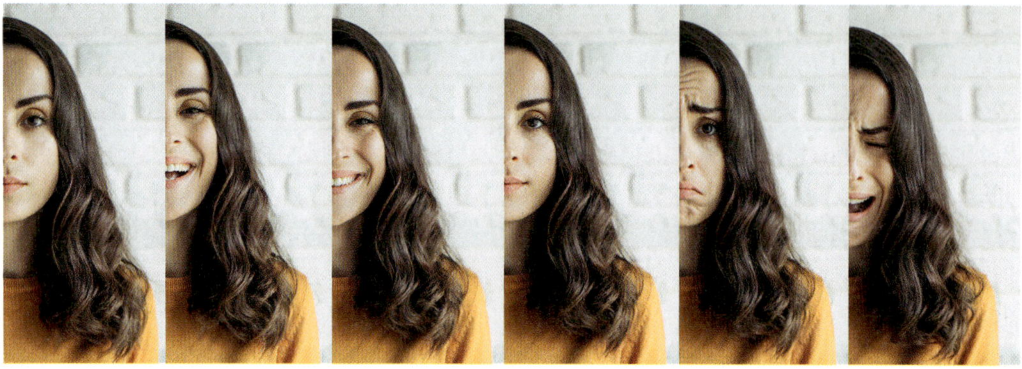

Bewusstsein. Nur durch das Spüren der Wut oder Trauer weißt du, wie sie sich für dich anfühlen. Du kannst all das wahrnehmen und noch viel mehr. Und du darfst erkennen, dass du selbst den Fokus deiner Wahrnehmung bestimmen kannst. In solchen Momenten wächst dein Bewusstsein.

Aus Sicht der TCM ist es das Ziel deiner Seele, dich selbst immer tiefer zu verstehen und zu erkennen, wer du bist. Das geschieht durch Erfahrungen, die du machst. In der Essenz entspringen wir alle dem Tao, dem großen Ganzen, dem Einen, der Eins. Und du kannst dies durch die vielen verschiedenen Erscheinungsformen des Lebens erfahren. Denn durch die vielen Perspektiven, Situationen und manchmal wundersamen Momente deines Lebens kannst du immer wieder bemerken, dass da etwas in dir ist, das von all den Geschehnissen um dich herum und in deinem Geiste völlig unbeeindruckt bleibt. Das ist der Kern, der verbunden ist mit allen und allem: dem Tao. Du kannst dieses Tao erfahren, indem du still wirst und dich nach innen wendest. So lässt du geschehen, was nach dem universellen Prinzip der Expansion und Kontraktion geschehen muss.

Möchtest du diesen, deinen sich stetig bewegenden Balancebereich zwischen Yin und Yang in deinem Alltag bewusst aufsuchen? Dann ist es vielleicht ein erster Schritt, dir bewusst zu machen, dass er immer da ist. Nur der Weg dorthin ist jeweils abhängig von deiner Gesamtsituation. Damit du das immer intensiver zu verstehen lernst und immer wieder übst, bewusst dorthin zu gelangen, kannst du dieses Buch nutzen.

Deshalb ist es essenziell, dass du verstehst, mit welcher Energie, mit welchem Organ-Qi du gerade besonders in Balance oder Dysbalance bist. Die genauere Erklärung dafür findest du in der Beschreibung der Wandlungsphasen. Allerdings auch hier noch einmal der Hinweis - dieses Buch kann das langjährige Studium der alten Klassiker nicht kurzfassen und ersetzen. Suche dir, wenn du ernsthaft krank bist, eine Behandlerin oder einen Behandler, der/dem du vertraust.

Dein Körper ist Ausdruck deines Qi, deiner Konstitution. Dieses Qi ist ein Mysterium, aber es ist auch die entscheidende Kraft, durch die du lebst. Wie du dir wahrscheinlich noch besser vorstellen kannst, bist du niemals dieselbe oder derselbe wie gestern oder gar vor einem Jahr. Und du bist es doch, weil dein Kern, deine Ursprungsenergie immer mit der Quelle der Energie, dem Tao, verbunden ist. Ungefähr so »exakt« kannst du dich im Kontext des Yin, Yang und Tao beschreiben.

Wo findest du Yin und Yang in der Schulmedizin?

Wenn du das Yin-und-Yang-Prinzip grob auf das System der Schulmedizin überträgst, dann ist zu erkennen, dass mit der Erhebung vieler Zahlen und Daten insbesondere Yin-Aspekte gesammelt werden: Aspekte von Yang, das sich in Yin geformt ausdrückt. Wie schwer bist du? Wie viel Muskelmasse hat dein Körper, wie ist dein Blut zusammengesetzt? Wie dicht ist dein Knochen, welche Strukturen erkennen wir im MRT oder CT und welche gehören dahin und welche nicht? Diese Liste ließe sich lange fortsetzen bis in kleinste Details. Die Angaben, die jedoch immer fehlen würden, wären die, die du aus deiner Perspektive erzählst. Natürlich wirst du in der Schulmedizin auch zu deinem Befinden befragt. Und auch deine emotionale Lage findet je nach Behandler mehr oder weniger Berücksichtigung. Sie wird sicher zur Kenntnis genommen, aber leider selten im Gesamt-Lösungskonzept berücksichtigt. Denn die Lösung vieler Probleme liegt nicht in der isolierten Korrektur der gemessenen Werte. Es kommt maßgeblich auf deine individuelle Geschichte hinter den Messungen an. Auf dein persönliches Yang also. Wenn du zum Beispiel Tagebuch schreibst und Gedanken notierst, erzählst du dir darin deine persönliche Geschichte.

In der Schulmedizin orientieren sich Ärzte meistens an Leitlinien und Durchschnittswerten. Diese können jedoch nichts akut Individuelles erfassen. Man könnte argumentieren, dass diese Werte durch zahlreiche Studien und gesammelte Messungen verschiedenster Menschen entstanden sind. Das stimmt aber nur teilweise. Denn Studien, die neben den Variablen wie Alter, Gewicht, Wohnort, Ernährung, Bewegung und so weiter auch noch größere Kontexte wie Jahreszeiten, Konstitution u. v. a. m. vereinen und auswerten, sind quasi nicht vorhanden.

Ein Beispiel: Nehmen wir an, du bist ein groß gewachsener Mann, der sich eher langsam und selten bewegt und seit einiger Zeit öfter Bluthochdruck hat. Neben dir steht eine Frau, die klein und sportlich durchtrainiert ist. Sie hat ähnliche Blutdruckschwankungen wie du. Nach schulmedizinischen Kriterien kommen hier ein, zwei Handvoll Medikamente und Ratschläge als Therapie infrage. Viele Mediziner weisen auch ausdrücklich auf die Notwendigkeit von Bewegung, Gewichtsoptimierung und Entspannung hin.

Aber was genau brauchst du jetzt wirklich? Dein Blutdruck unterliegt natürlichen Schwankungen, weil es deine ureigenste Natur ist, im Fluss des Lebens ständig in Bewegung zu sein. Nichts ist starr und schon gar nicht dein Blutdruck. Ich sage ausdrücklich, dass gewisse Messwerte bedenklich sind und dein Herz-Kreislauf-System definitiv nicht ständig belasten sollten. Aber das künstliche Herabsetzen dieser durch deine Energie entstandenen Werte ist, wenn überhaupt, nur eine Notlösung in besonders brenzligen Situationen. Danach solltest du unbedingt das gesamte Bild anschauen und herausfinden, was du tun kannst, um mit deinen natürlichen Schwankungen medikamentenfrei oder -arm zu leben. Was ohne das Gesamtbild passiert: Du arbeitest nicht *mit* der natürlichen Intelligenz deiner persönlichen Konstitution und erfasst das Problem nicht an der Wurzel. Dadurch wirst du die Medikamente nicht mehr los, im Gegenteil, allzu oft werden es mehrere mit unterschiedlichen Wirkungen und Nebenwirkungen. So kannst du deine Energie nur teilweise nutzen. Das ist schade, denn du könntest sie besser verwenden, als indem du sie gegen dich richtest. Ich weiß, dass du das nicht bewusst tust. Und ich weiß auch, dass es anstrengend sein kann, lieb gewordene Gewohnheiten zu verändern. Es liegt an dir, dieses Ziel konsequent zu verfolgen oder nicht.

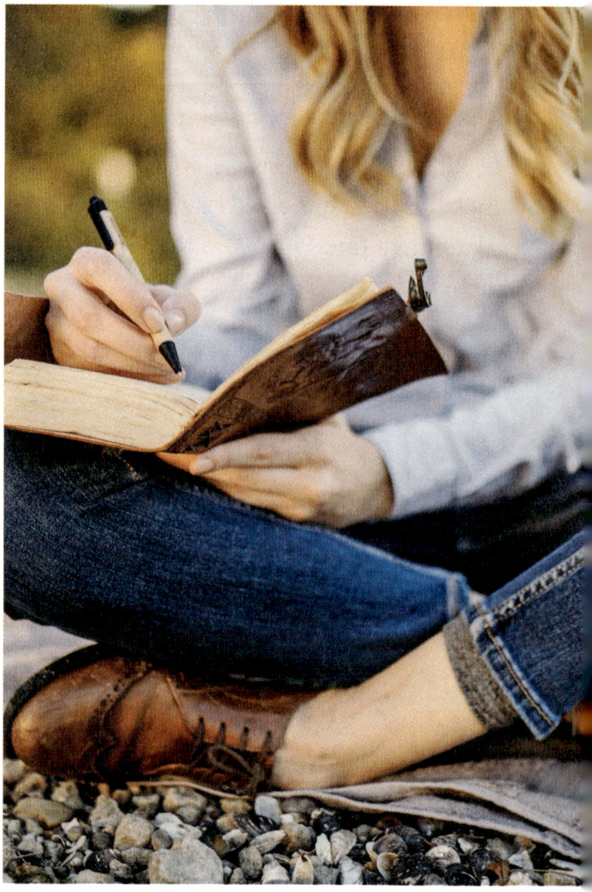

Ein zweites Beispiel: Du hast einen starken Infekt. Du hast Fieber, fühlst dich abgeschlagen, und dein Körper gibt alles, um den Erreger zu eliminieren. Das ist anstrengend. Wenn du nun ein Antibiotikum nimmst, tötet dieses viele Bakterien in deinem Körper. Außerdem hat das Antibiotikum die Eigenschaft, deinen Körper zu kühlen. Wenn du das mehrfach tust, entsteht viel Kälte in deinem Körper - neben anderen Problemen wie ein paar Bakterien-Leichen. Und das Qi, dein Yang, deine Energie wird verschwendet. Falls du also in deinem Leben schon viele Antibiotika bekommen hast, kannst du davon ausgehen, dass dein ursprüngliches Yang nur reduziert arbeiten kann. Eine ähnlich kühlende Wirkung haben beispielsweise Schmerzmittel, Antikontrazeptiva (die Pille) und auch antiallergische Substanzen.

Ein weiteres Bild, das dir helfen kann, Yin und Yang zu verstehen: Aus Sicht der TCM setzt sich die Betrachtung deiner körperlichen, emotionalen und mentalen Symptome wie folgt zusammen. Die physische Basis ist das Yin. Du stehst mit den Beinen auf Mutter Erde. Und die energetischen Aspekte, das Yang, werden bestimmt durch das Bewusstsein und die Seelenaspekte eines Menschen.

In dieser Darstellung findest du wieder die Zahl 3, durch die jedes Leben geprägt wird: Yin, Yang und Qi. Die Basis des Dreiecks bildet eine Seite, das Yin, den Boden. Das Yang ist von oben kommend die dich aufrichtende Kraft. Und aus beiden gemeinsam bildet sich das Qi, die einzigartige Mischung deiner sich durch dich zeigenden Lebensenergie.

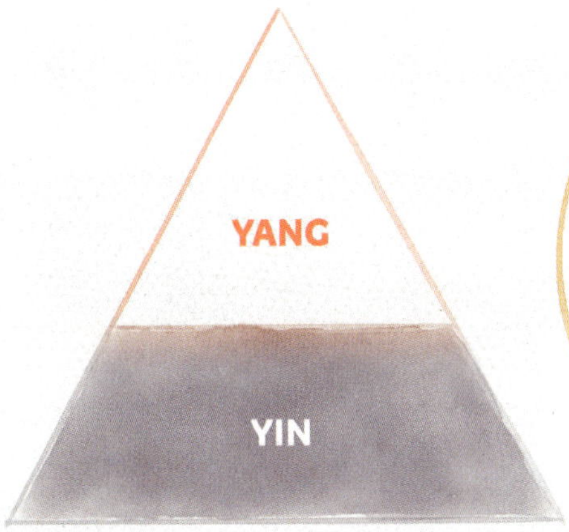

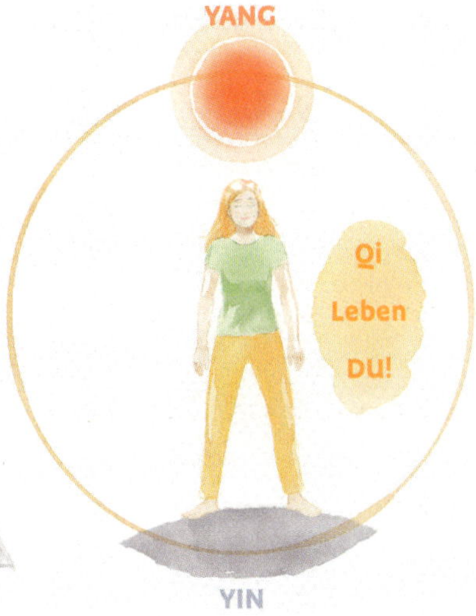

Das Qi

Alles Leben ist Qi!
... und Leben ist immer in Bewegung.

In früheren Zeiten war es üblich, dass Heiler, Meister und Schamanen die Beziehung zwischen Materie und Antimaterie verstanden. Dazu betrachteten sie insbesondere den Fluss des Qi. Denn Qi ist das, was alles Lebendige verbindet, belebt und durchströmt.

Letztlich ist unser Universum erfüllt von Qi in seinen unterschiedlichsten Varianten. Der Begriff des Qi hat sich seit Tausenden von Jahren durchgesetzt und ist fester Bestandteil ganzheitlicher Methoden wie Qigong, Tai-Qi und Akupunktur, Massagen und Schröpfbehandlungen sowie der Ernährung nach TCM und der Verabreichung von Kräutern und noch vielem mehr. Bei der medizinischen Begleitung von Menschen achten TCM-Ärzte auf den Qi-Fluss und seine Manifestation in der Materie. Die Symptome, die ein Mensch zeigt, sind ein Ausdruck seines aktuellen Zustands und seiner Lebensenergie. Auch Symptome sind Qi, das sich in einer bestimmten Form ausdrückt und damit seine energetische Natur offenbart.

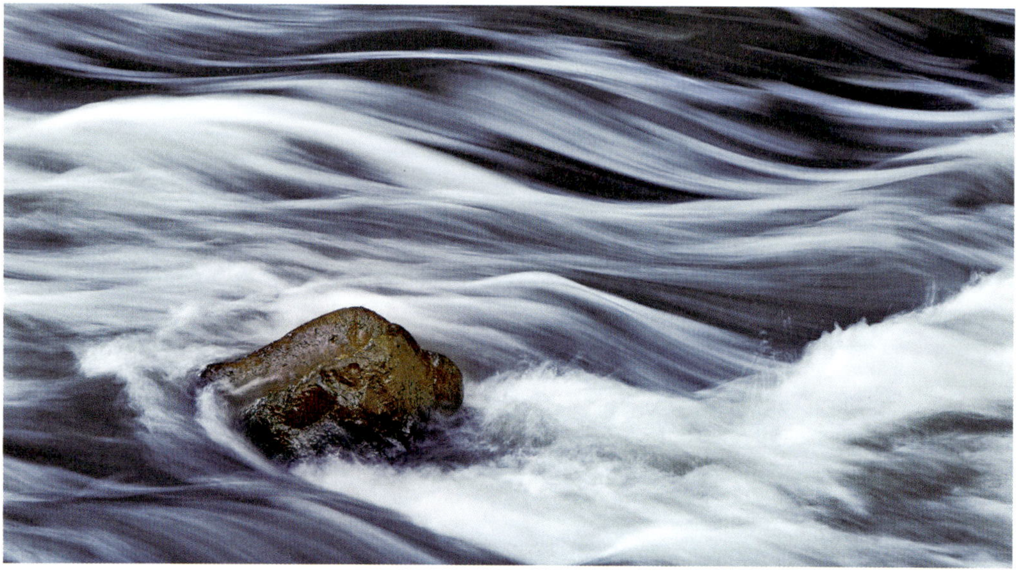

Was genau bedeutet Qi?

Die TCM nutzt viele Metaphern und Symbole aus der chinesischen Schrift, zum Beispiel das für »Qi«. Qi bedeutet so viel wie Lebensenergie. Qi besteht aus verschiedenen Anteilen von Yin und Yang. Allerdings wird es generell mehr dem Yang zugeordnet, weil es ein Ausdruck von Energie ist. Das passende Yin dazu wird durch das Blut verkörpert. Das chinesische Schriftzeichen für Qi besteht aus zwei Teilen. Der untere Teil steht für Reis oder Weizen und der obere für Luft oder Dampf.

Der untere Teil symbolisiert also eine sehr dichte Form von Energie mit viel Yin. Und der obere Teil zeigt eine sich verflüchtigende Form des Qi mit viel Yang.

Qi ist Energie, die sich im materiell Greifbaren (Reis, Körper, Steine, Lebewesen …) zeigt, als sich verflüchtigender Dampf oder durchsichtige Luft. So unterschiedlich sind die Erscheinungsbilder und Qualitäten unserer Lebenskraft. Mal zeigt sich Energie in dichter Materie wie ungekochtem Reis, einem Baum oder einem Menschen. Mal zeigt sie sich in Dampf, feinster Materie, einem wundervollen Schmetterling oder einem Lichtspiel am Himmel.

Wenn Qi kondensiert,
wird es sichtbar und
die physische Form erscheint.
Jede Form ist eine Kondensation,
jeder Tod eine Auflösung.
Zhang Zai

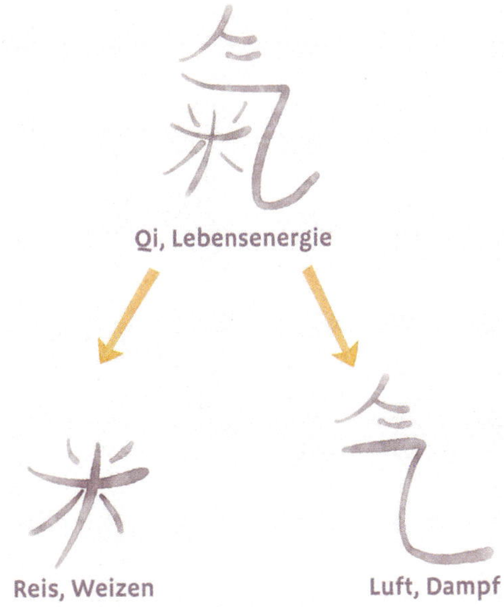

In meinem Qi-Logo für die Praxis habe ich den Kreis gezeichnet und die Lautschrift »Qi« eingefügt. Der Kreis steht auch für das Eine, das Ganze, das uns verbindet, und das Eine und Ursprüngliche, das Tao in uns. Außerdem bedeutet es für mich auch eine Verbindung traditioneller Heilmethoden und moderner Schulmedizin in der Verbindung dieser Kalligrafie mit der Lautschrift.

Das Qi in deinem Leben

Qi entspricht dem Yang. Genauer bezeichnet es die Energie, die deine Organe brauchen, um ihre Funktion ausführen zu können. Du hast dein eigenes Qi. Das ist der Teil des Qi, der angeboren ist, deine geerbte Ursprungsenergie. Du hast das Ursprungs-Qi von deinen Eltern mitbekommen. Das nennen wir oft auch die »Konstitution« eines Menschen. Dieses Ursprungs-Qi kannst du sorgsam pflegen oder schnell verbrauchen; das kommt ganz auf deine Art zu leben und manche Zufälle an. Und nirgends steht geschrieben, was die einzig richtige Art des Lebens ist. Allerdings gibt es in diesem Buch jede Menge Erklärungen und Empfehlungen, die dir helfen können, dein wahres Qi (deine Konstitution) zu verstehen, zu nähren und optimal zu nutzen.

Außerdem gibt es Qi, dass dein Immunsystem, deine Abwehrenergie, ausmacht. Es setzt sich zusammen aus deinem geerbten Ursprungs-Qi und deinem Sammel-Qi. Das Sammel-Qi setzt sich wiederum zusammen aus dem Nahrungs- und Atmungs-Qi.

Qi fließt in den Meridianen, den Energieleitbahnen, und mit dem Blut durch deine Blutgefäße. Es kann durch Akupunktur, Akupressur, Massagen und ähnliche Behandlungen reguliert werden.

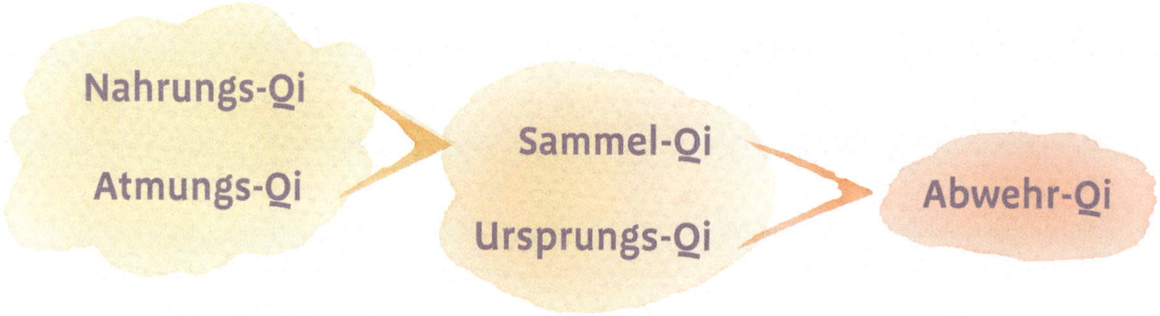

Die Aufgaben des Qi

Du siehst, es gibt sehr unterschiedliche Formen des Qi, und genauso vielfältig sind seine Funktionen. Das Qi hilft bei Stoffwechselprozessen wie der Verdauung, der Blutbildung, der Umverteilung von Flüssigkeiten und bei der Ausscheidung. Es hilft beim Transport des Nahrungs-Qis in die richtige Richtung, hält Gefäße und Organe an ihrem Platz und ermöglicht die Aufrichtung deines Körpers. Ein Teil des Qis wehrt Unerwünschtes ab. Außerdem kann dich das Qi wärmen oder kühlen. Eine weitere wichtige Funktion des Qis ist die Erzeugung der fünf Emotionen Wut, Freude, Sorge, Trauer und Angst.

Was dir Qi rauben kann

Mangel und Trauma

Wenn das Qi seine Aufgaben nicht erfüllt, dann kann das an verschiedenen krank machenden Faktoren liegen. Es kann zum Beispiel ein Qi-Mangel in bestimmten Organen vorliegen.

Traumatische Erlebnisse können schon im Mutterleib erhebliche Beeinträchtigungen des Qis verursachen. In diesen Fällen ist es sinnvoll, nicht nur durch Lebensführung und Ernährung für Besserung zu sorgen, sondern auch über Körpertherapien wie Tuina-Massagen, Akupunktur oder Craniosakraltherapie, Osteopathie u. v. a. m.

Sinkendes Qi

Qi kann sinken, anstatt zu stabilisieren und zu halten. Das passiert zum Beispiel, wenn ein Organprolaps vorliegt (Bandscheibenvorfall, Leistenbruch, Krampfadern, Leisten- oder Nabelbruch). Ursächlich hierfür sind beispielsweise Haltungsfehler, falsche Ernährung, mangelndes Muskeltraining. Und das sind wiederum Faktoren, denen sich viele Menschen der Industrienationen regelmäßig aussetzen.

Qi-Stagnation und -Rebellion

Qi, das nicht fließt, staut sich. Dadurch kommt es nicht selten zu Schmerzen wie Spannungskopfschmerzen oder Verspannung der Muskeln. Schmerzen sind ein Alarmsignal des Körpers, dessen Ursache du nachgehen solltest. Nicht selten hilft neben ausreichender Flüssigkeitszufuhr auch die Entspannung der Nacken- und Rückenmuskeln gegen Kopfschmerzen.

Weiterhin kann das Qi rebellieren und in die falsche Richtung fließen, beispielsweise dann, wenn du dich übergeben musst. Nicht angenehm, aber intelligent, denn so befreit sich dein Körper von Unverdaulichem, anstatt sich damit zu belasten.

Qi ist die Wurzel des menschlichen Lebens.
Nan Jing Jiao Shi

Was dein Qi im Alltag schwächt

Bewegungsmangel, Sitzen

Im modernen Arbeitsalltag haben viele Menschen zu wenig Bewegung. Sitzt auch du zu viel am Schreibtisch? Oder stehst du sehr lange? Auch dauerhaftes Stehen ist ungesund. Vor allem sind es eine schlechte Haltung, Verspannungen und zu wenig Dehnung sowie eine falsche Atmung, die zu Qi-Fluss-Problemen führen.

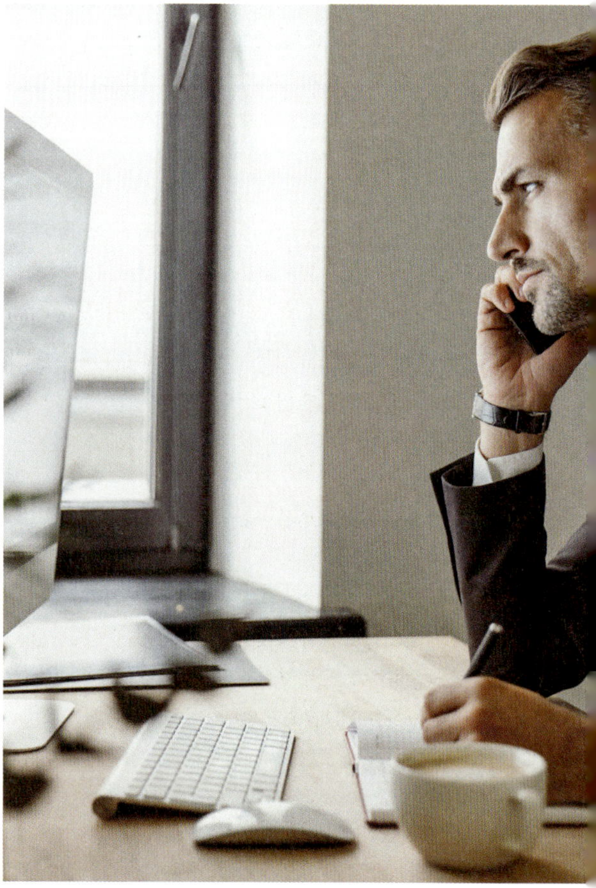

Bildschirmarbeit, Elektronische Geräte

Ständige Bildschirmarbeit ist ungesund. Visuelle Reizüberflutung macht die Augen und den Geist müde. Aus Sicht der TCM setzt du dich dann pathogenen Faktoren wie zu viel Wind oder zu viel Hitze aus. Detaillierte Informationen dazu werden in den Kapiteln »Die Wandlungsphase Holz« und »Die Wandlungsphase Feuer« beschrieben.

Überarbeitung/Überanstrengung

Dauerstress, starke Belastung, zu viele Geburten innerhalb kurzer Zeit, Schlafmangel - all das können Ursachen für eine Schwächung des Qis, deines Yins und Yangs sein. Die Tipps in den Kapiteln »Die Wandlungsphase Wasser« und »Dojozeiten« können dir helfen, deine individuelle Balance wiederherzustellen.

Emotionen

Aus Sicht der TCM sind die inneren Krankheitsverursacher die Emotionen. Es gibt die Grundemotionen Wut, Freude, Sorge, Trauer und Angst. Wenn bei dir eine davon im Übermaß oder gar nicht vorhanden ist, spricht das dafür, dass das Qi deines Körpers nicht richtig fließt. Dann solltest du etwas für deine Balance tun.

Qi-Schwäche einzelner Organe

Nach einer genauen Analyse deines Ist-Zustands kann dir ein TCM-Therapeut sagen, welche Organe gerade nicht in Balance sind. Einen Eindruck, in welche Richtung das bei dir persönlich gehen könnte, gewinnst du durch den Yin- und Yang- sowie den Konstitutions-Test hier im Buch.

Das Qi für dich im Überblick

Qi zeigt sich in unterschiedlichen Aggregatzuständen und steht für deine sich permanent verändernde Lebensenergie.

Dein gesundes **Qi** verdaut, verteilt, hebt, senkt, schützt, wärmt, kühlt und erzeugt deine Emotionen.

Qi kann gestört werden durch: Traumata, schwache Muskeln, Verspannungen, Bewegungsmangel, Elektrosmog, Überarbeitung, gestaute Emotionen und eine schon länger vorhandene Schwäche.

Das Blut

Dem Blut wird in der TCM eine wichtige Bedeutung zugeordnet. Und die Beziehung zwischen Blut und Qi ist eine sehr enge. Ich finde, folgendes Bild veranschaulicht diese Beziehung sehr gut: Das Qi ist wie eine Lokomotive, und das Blut ist wie die Waggons. Deshalb ordnen wir das Qi eher dem Yang, der treibenden, aktivierenden Kraft zu und das Blut eher dem Yin, der Materie. Denn das Blut ist eine dichte Substanz. Es nährt deinen Körper und auch das Qi. Ohne diese Substanz würde die Energie des Qi verpuffen. Es muss also genügend Blut vorhanden sein, damit du gut versorgt bist und sich die Kraft deiner Gewebe und Organe nicht erschöpft.

Die Qualität der durch das Blut bereitgestellten Nahrung hängt von deiner körperlichen, geistigen und seelischen Ernährung ab und von der Stärke deines Körpers, die ihm zur Verfügung gestellten Nährstoffe aufzunehmen. Dabei sind deine Milz, deine Leber, dein Herz und deine Nieren wichtig. Die Milz wandelt die Nahrung in Blut um. Das Herz mischt das

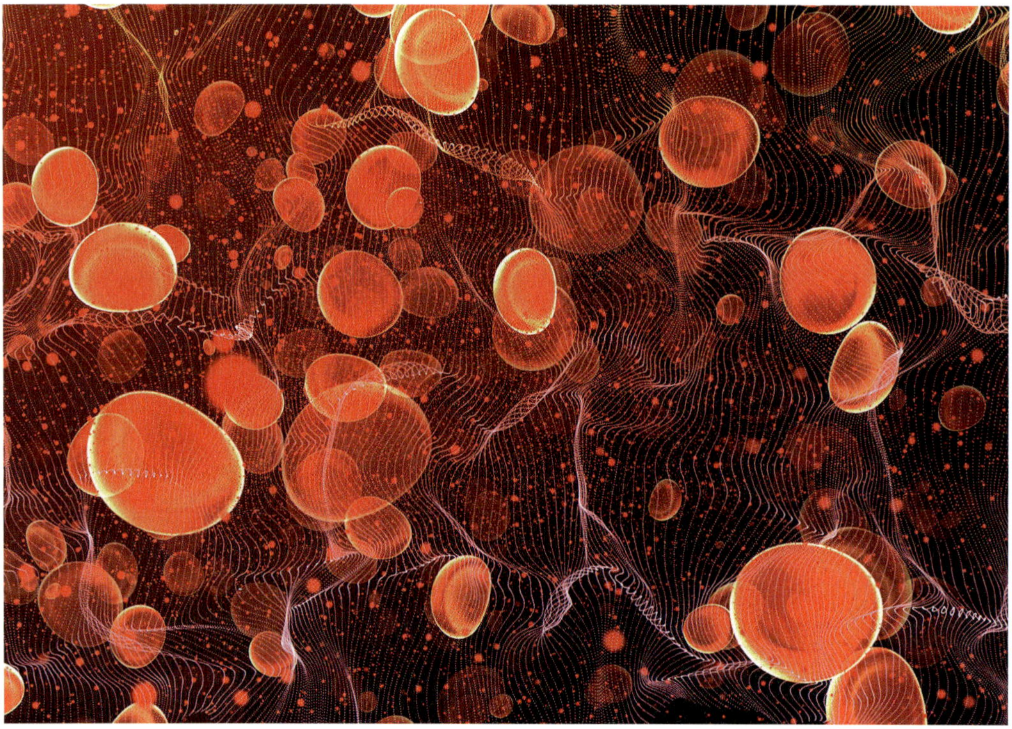

genährte Blut mit dem von der Lunge kommenden Sauerstoff, dem Atmungs-Qi, und pumpt das Blut durch den Körper bis in die kleinsten Blutgefäße. Deine Leber reinigt und erneuert das Blut im Liegen, und die Nieren geben der Milz die nötige Kraft, um die Nahrung umzuwandeln.

Hast du genügend Blut in deinem Körper, fühlst du dich gesund und vital.

Wenn du jedoch nicht genügend Blut in deinem Körper hast, wirkst du blutarm, bist schwach, blass und die Gewebe werden trockener. Dieses Problem sehe ich recht häufig, und meistens betrifft es Frauen, die durch Mangelernährung (einseitige Diäten), große Blutverluste durch OPs, starke Menstruationsblutungen oder schwere Geburten an einem Blutmangel leiden. Die Folgen sind weiterhin Unfruchtbarkeit, Wochenbettdepressionen und psycho-emotional beeinträchtigende Menstruationsstörungen sowie eine geistige Unruhe mit Einschlafstörungen trotz Müdigkeit.

Kommt es zu einem Blutstau, fließt vermutlich dein Qi nicht gleichmäßig. Das kann durch die klimatischen Faktoren Wind, Kälte und Feuchtigkeit verursacht werden. Außerdem können nicht gelebte Gefühle, die zurückgehalten worden sind, für solch eine Blockade sorgen. Letzteres wird aus Sicht der TCM als eine Hauptursache für innere Erkrankungen betrachtet. Warum? Weil Lebensenergie nicht frei fließen durfte und sich dein Verstand an Regeln hält, die nicht lebensförderlich und gesundheitsstärkend wirken. Das beeinflusst auch dein Blut. Denn wenn die Lokomotive nicht fährt, werden die Waggons nicht gezogen. Wenn psycho-emotionale Probleme das Blut sozusagen stoppen, sind sie ursächlich für dadurch auftretende physische Beschwerden.

Erste körperliche Anzeichen suboptimaler Versorgung mit Blut, Blutstauungen oder Qi-Stau können sich außerdem in Schmerzen zeigen, die stressbedingt kommen und in entspannten Phasen wieder verschwinden. Außerdem kannst du beobachten, ob du wirklich eine frei fließende tiefe Bauchatmung zulässt. Wenn nicht, dann kontrollierst du den freien Fluss deiner Energie vermutlich unbewusst.

Das Blut für dich im Überblick

Blut nährt, befeuchtet, stabilisiert und beruhigt.

Bei Blutmangel bist du schwach, blass, trocken, depressiv, müde, kannst nicht einschlafen, bist geistig unruhig.

Beim Blutstau fließt auch das Qi nicht harmonisch, du neigst zu Schmerzen und atmest nicht frei durch.

Spirit – Glaube – Sinnsuche

Neben deiner Nahrung, deiner Atmung und deiner geerbten Energie gibt es noch »Etwas«, dessen du dich auch bedienen darfst. Nach diesem Etwas suchen viele Menschen dann, wenn sie sich fragen, was der Sinn des Lebens ist.

Meiner Erfahrung nach sind es oft die einschneidenden Lebensereignisse, die uns innehalten lassen oder richtig durchrütteln. Dazu zählen Erfahrungen wie Geburt, Scheidung, Tod, plötzlicher Jobverlust, schwere Erkrankung, Bedrohung und Ähnliches. Und die Reaktionen darauf sind natürlich auch emotional geprägt. Bei vielen beginnt dann eine neue Sinnsuche und das Hinterfragen des eigenen Handelns. Manchmal schleichen sich diese Themen auch in einer Midlife-Crisis ins Leben.

Egal, was der Auslöser gewesen ist: Einmal mit der Frage nach dem Lebenssinn konfrontiert worden zu sein, bedeutet für die meisten Menschen auch, einen Abgleich ihrer Werte mit ihrem Lebensstil und Lebensmodell vorzunehmen.

Wenn du dir die Frage nach dem Sinn deines Lebens nur stellst und nicht (immer wieder) beantwortest, hörst du langsam, aber sicher auf, wirklich zu leben. Denn dann erstarrst du, und dein Leben gestaltet sich als alles andere als lebendig. Es ist nämlich nicht das Wichtigste, die eine richtige Antwort bis in alle Ewigkeit zu finden. Sondern lebendig und voller Neugier, Zuversicht und im Selbstvertrauen im Hier und Jetzt Erfahrungen zu sammeln.

Was ist der Sinn deines Lebens?
Welche Werte gelten für dich?
Stimmt dein Lebensstil damit überein?

Mithilfe der TCM kannst du lernen, deine Balance immer wiederherzustellen. Damit du glücklich deinen ganz persönlichen Lebensweg in Verbundenheit mit dem großen Ganzen, dem Tao, gehen kannst.

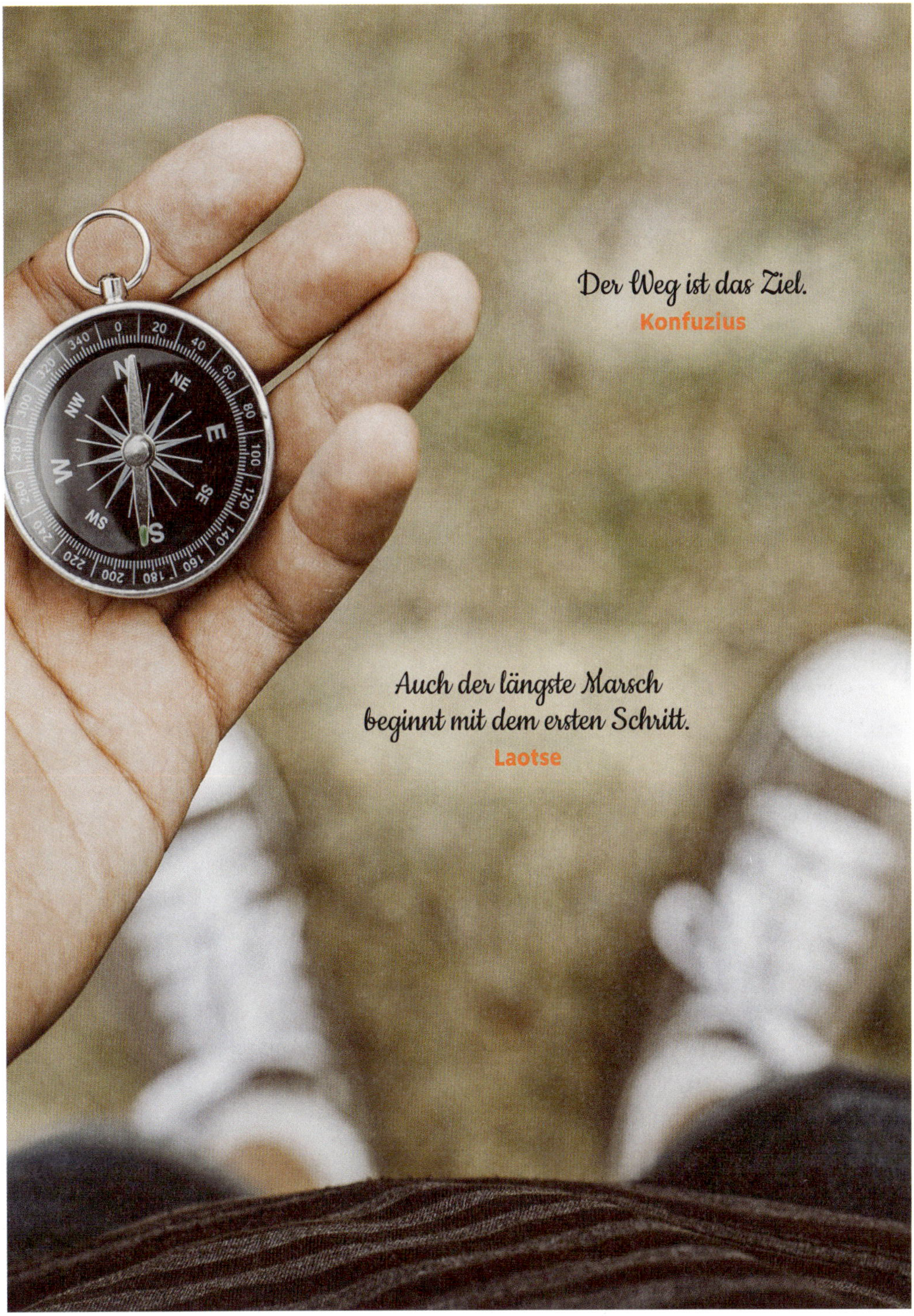
Der Weg ist das Ziel.
Konfuzius
Auch der längste Marsch
beginnt mit dem ersten Schritt.
Laotse

Überblick zur Naturphilosophie der TCM

Dein Körper ist greifbare und messbare Materie, aber deine Strahlkraft und Energie reichen weit über deinen Körper hinaus.

Yin und Yang bedeuten: Sonnen- und Schattenseite eines Berges. Sie bedingen einander, sind nicht absolut und sind in verschiedenen Anteilen in dir und deinem Umfeld vorhanden.

Qi ist angeboren, wird aufgebaut und verbraucht.
Qi ist Yang und braucht das Blut.
Qi verdichtet sich oder löst sich auf.
Qi wärmt oder kühlt.
Qi verteilt, zieht zusammen, hebt, senkt, schützt, bewegt.

Blut ist Yin und braucht das Qi.
Blut nährt deinen Körper.
Blut fließt durch die Kraft des Qi.
Blut kann sich aufstauen.

Um herauszufinden, wie es um dein Yin und Yang, aber auch bestimmte Emotionen, Organe, körperliche Strukturen, deine Spiritualität und deinen seelischen Zustand aktuell bestellt ist, kannst du beliebig oft den folgenden Konstitutionstest durchführen.

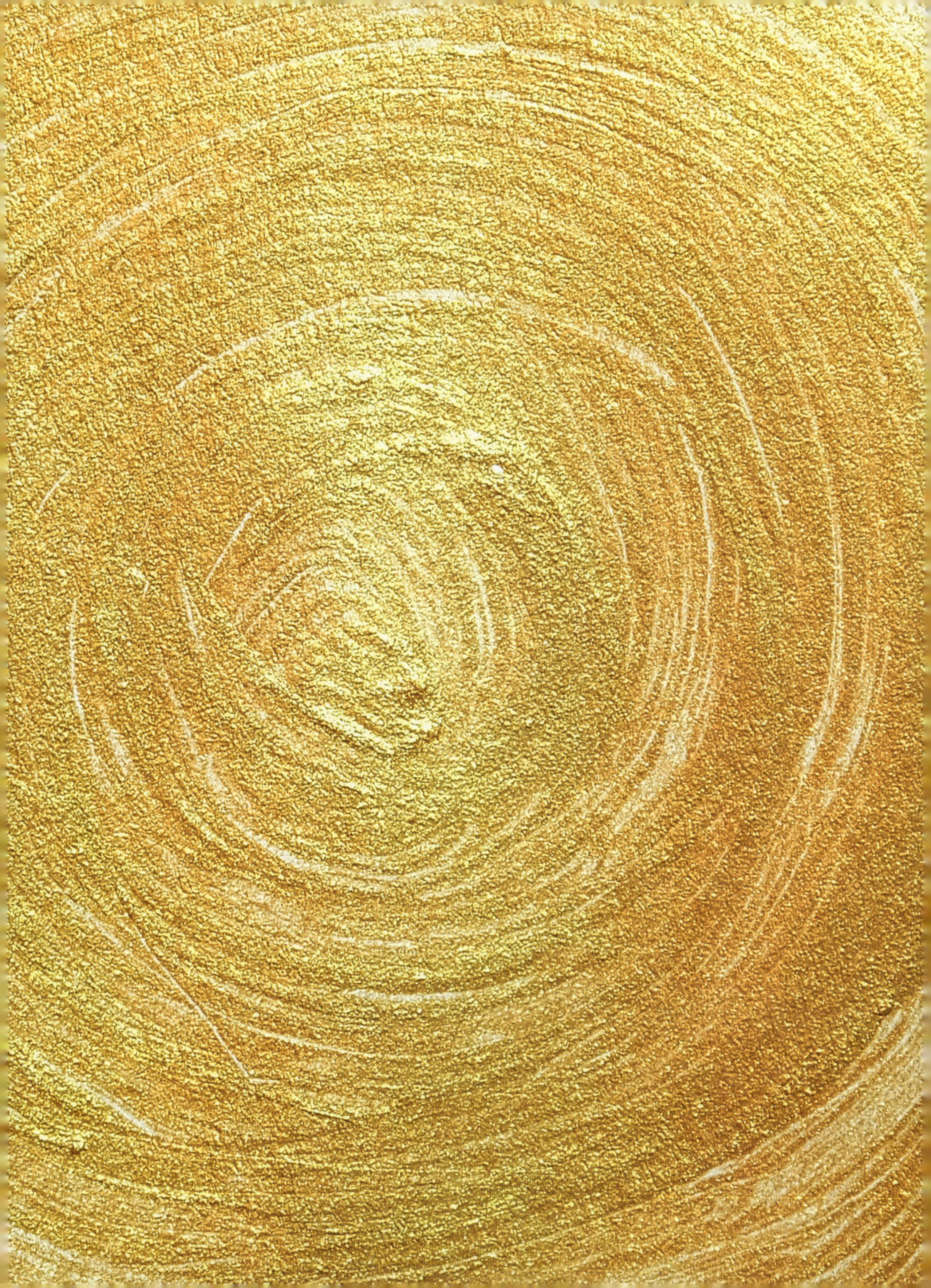

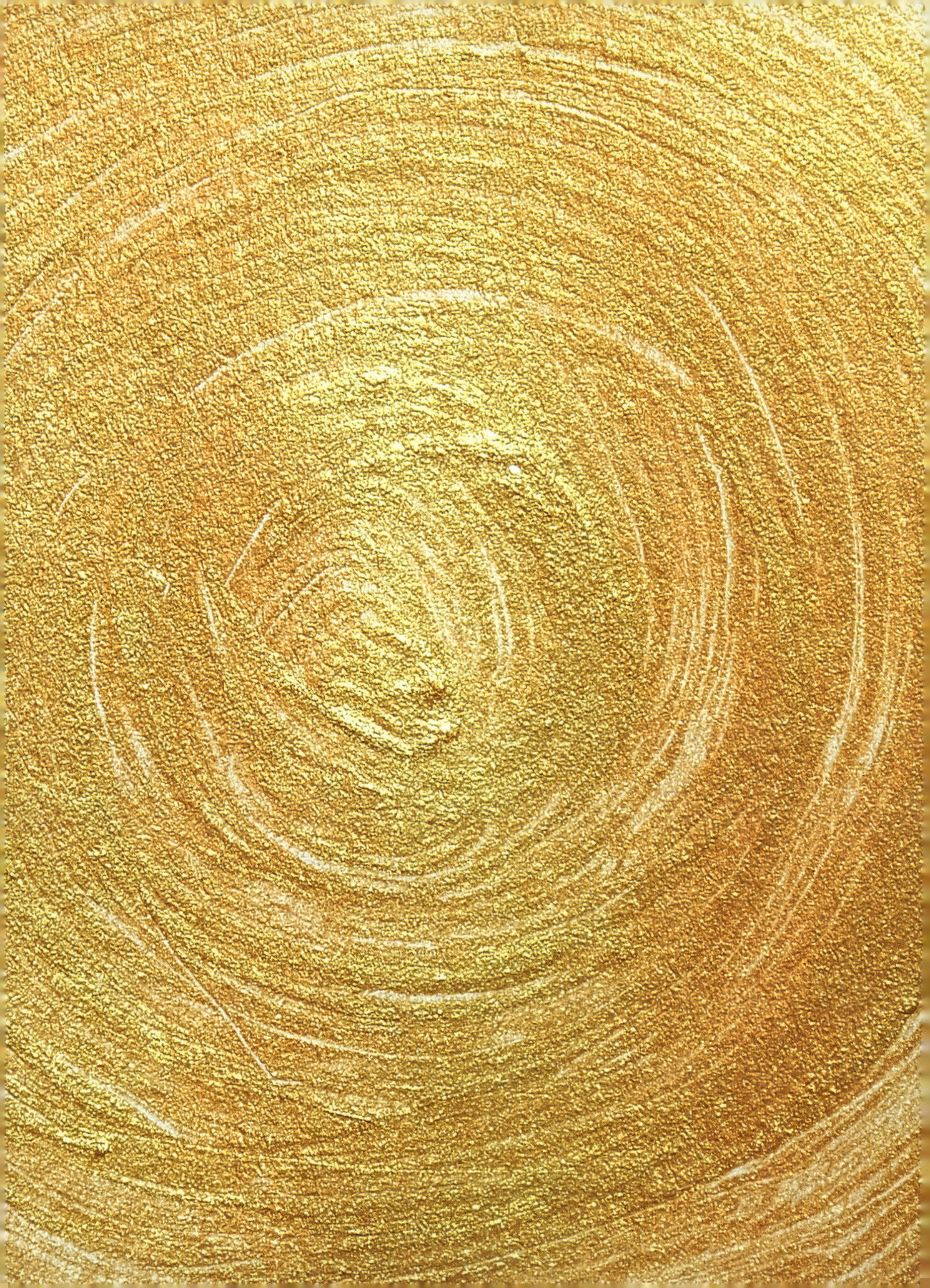

KONSTITUTIONSTEST

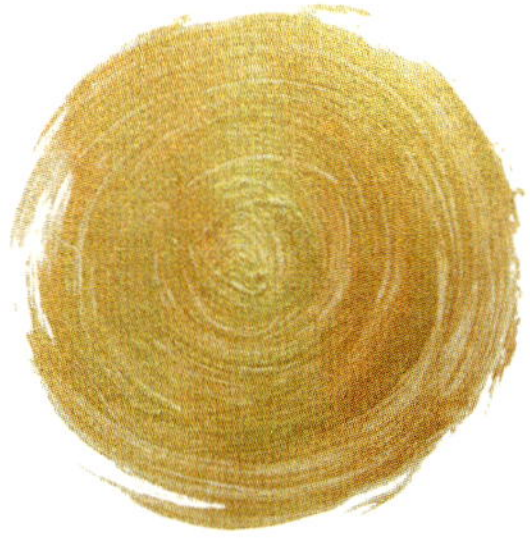

Mit dem Konstitutionstest kannst du herausfinden, wie deine Energie aktuell auf die Wandlungsphasen verteilt ist. Die fünf Wandlungsphasen werden in der Literatur oft auch als fünf Elemente bezeichnet, die bessere Übersetzung ist nach meinem Geschmack jedoch »die fünf Wandlungsphasen«. Die Begriffe Holz, Feuer, Erde, Metall und Wasser sind sehr konkret, aber auch symbolisch zu verstehen. Wie genau, das erfährst du in den Kapiteln nach dem Test.

Ich empfehle dir, die Testfragen zum Beispiel einmal im Quartal zu beantworten, um dich und dein Energieniveau besser zu verstehen und eventuell zu verbessern. Nicht im Sinne eines ohnehin fragwürdigen Selbstoptimierungswahns, sondern um dich und deinen Körper sowie deine Psyche immer besser zu verstehen und dem Kern deiner Konstitution und wechselnden Bedürfnissen immer näher zu kommen.

TEST-FRAGEN zur Wandlungsphase HOLZ

1. **Meine** Jahreszeit ist der Frühling. Dann fühle ich mich am stärksten.
2. **Ich** nehme die Dinge in die Hand und packe sie an.
3. **Wenn** ich eine Vision habe, dann verfolge ich sie beharrlich.
4. **Werde** ich beim Umsetzen meiner Pläne gehindert, werde ich ärgerlich oder wütend.
5. **Ich** reagiere gereizt, wenn etwas nicht so klappt, wie ich es will.
6. **In** Bewegung und nach dem Sport fühle ich mich sehr wohl.
7. **Wenn** mir jemand die Vorfahrt nimmt, werde ich sauer.
8. **Ich** kann nach der Arbeit nicht gut runterkommen.
9. **Wenn** andere tun, was ich sage, finde ich das gut.
10. **Ich** mag Herausforderungen.
11. **Gelassenheit** im Alltag ist nicht meine Stärke.
12. **Ich** bin zufrieden, wenn ich etwas geleistet habe.
13. **Mir** läuft öfter mal »eine Laus über die Leber«.
14. **Wenn** ich mich ärgere, reagiere ich häufiger mit Kopfschmerzen.
15. **Kurz** vor einer Prüfung lerne ich am besten.
16. **Ich** nasche gerne, wenn ich nervös bin.
17. **Ich** esse gerne Lakritze.
18. **Wenn** ich einen großen Berg Arbeit vor mir habe, dann bin ich wie gelähmt.
19. **Ich** leide unter Migräne.
20. **Wenn** ich Essen bestelle, kann ich mich nicht entscheiden, welches Gericht ich nehmen möchte.
21. **Ich** nehme mir viel vor, schaffe aber nicht immer alles.
22. **Ich** mache gerne Individual-Urlaube und fühle mich danach voller Kraft.
23. **Ich** bin von eher muskulös drahtigem Körperbau.
24. **Ich** habe (ab und zu) ein Pfeifen im Ohr.
25. **Meine** Augen sind trocken und tränen schnell.
26. **Meine** Schultern und der Nacken verspannen schnell.
27. **Meine** Nägel sind brüchig und dünn.
28. **Wenn** ich aufgeregt bin, kann ich nichts essen.
29. **Ich** mag gerne säuerlichen Geschmack wie Essig, Sauerampfer oder Sauerkraut.
30. **Wenn** mir alles zu viel wird, bekomme ich Kopfschmerzen.
31. **Ich** mag es, im Wind zu stehen oder viel Wind um die Ohren zu haben.
32. **Am** Abend trinke ich gern mal ein Glas Wein oder Bier, um zur Ruhe zu kommen.

33. **Bei** windigem Wetter bleibe ich lieber zu Hause.
34. **Ich** habe erhöhten Blutdruck.
35. **Vor** vielen Leuten eine Ansprache zu halten ist mir unangenehm.
36. **Ich** vertrage keine Zugluft.
37. **Ich** habe einen schlanken Körperbau und bin eher muskulös.
38. **Ich** habe ein Kloßgefühl im Hals.
39. **Ich** bin oft angespannt.
40. **Wenn** ich aufgeregt bin, bekomme ich ganz kalte Hände.
41. **Wenn** ich geärgert werde, bin ich beleidigt.
42. **Ich** bin flexibel und anpassungsfähig.
43. **Ich** äußere klar meine Meinung und werde dafür geschätzt.
44. **Ich** nehme viele Dinge gerne selbst in die Hand, weil mir die anderen zu langsam sind.
45. **Ich** habe Beschwerden mit der Leber oder Gallenblase.
46. **Ich** kann mich gut durchsetzen.
47. **Es** fällt mir meistens schwer, Kompromisse einzugehen.
48. **Ich** kann gut improvisieren.
49. **Es** fällt mir schwer, andere als Gleichgestellte zu akzeptieren.
50. **Freunde** beschreiben mich als launisch und reizbar.
51. **Ich** neige dazu, vieles auf mich zu beziehen.
52. **Geduld** ist nicht meine Stärke.
53. **Ich** habe Muskelverspannungen oder Probleme mit den Sehnen.
54. **Ich** habe Sehstörungen, bin nachtblind oder sehr blendeempfindlich.
55. **Ich** habe Schmerzen bei der Regelblutung oder Schmerzen in den Geschlechtsorganen oder in der Leiste.

TEST-FRAGEN zur Wandlungsphase FEUER

1. **Ich** habe viel Fantasie.
2. **Ich** schlafe schlecht ein.
3. **Ich** stehe gerne im Mittelpunkt.
4. **Ich** träume viel und intensiv.
5. **Ich** liebe Musik und tanze gern.
6. **Ich** bin schnell hektisch oder nervös.
7. **Langeweile** habe ich selten, eher immer was zu tun.
8. **Emotionen** anderer reißen mich schnell mit.
9. **Gute** Stimmung anderer wirkt auf mich ansteckend.
10. **Ich** neige zu Herzklopfen.
11. **Ich** fühle mich glücklich und bin erfüllt.
12. **Ich** bin oftmals lethargisch und lustlos.
13. **Ich** habe eine schnelle Auffassungsgabe.
14. **Ich** habe viel Mitgefühl für meine Mitmenschen.
15. **Ich** spreche eher schnell als langsam.
16. **Manchmal** stottere ich oder habe als Kind gestottert.
17. **Ich** kann mich über Kleinigkeiten freuen, ja sogar begeistern.
18. **Ich** bin tolerant.
19. **Ich** hatte schon mal einen Nervenzusammenbruch.
20. **Ich** erlebe schon länger eine große emotionale Belastung.
21. **Ich** habe oft einen unregelmäßigen Herzschlag/Puls.
22. **Ich** neige dazu, nachts zu schwitzen.
23. **Mir** ist schnell heiß.
24. **Ich** bekomme leicht einen roten Kopf.
25. **Ich** leide unter wunden Stellen (Aphten) im Mund.
26. **Im** Sommer leide ich unter Hitze und bin lieber im Schatten.
27. **Ich** trinke beim Weggehen gerne etwas Alkohol, das hebt meine Stimmung.
28. **Ich** liebe es, Kaffee zu trinken.
29. **Ich** lache viel und gern.
30. **Ich** neige zu innerer Unruhe.
31. **Ich** werde leicht hektisch.
32. **Bei** mir wurde eine Herzerkrankung diagnostiziert.
33. **Ich** schlafe tief und fest.
34. **Ich** bin begeisterungsfähig.

35. **Ich** lerne schnell neue Menschen kennen.
36. **Meine** Stimme ist leise und manchmal traue ich mich nicht, etwas zu sagen.
37. **Ich** bin oft zerstreut und durcheinander.
38. **Ich** kann Freude gut mit anderen teilen.
39. **Andere** sagen von mir, ich hätte eine gute Ausstrahlung.
40. **Ich** kann meine Stimmung nicht verbergen, man sieht sie mir an.
41. **Andere** erleben mich als quirlig.
42. **Ich** neige zur Müdigkeit.
43. **Ich** neige zu einem roten Gesicht oder ich erröte leicht.
44. **Ich** liebe bittere Schokolade und bittere Salate.
45. **Ich** mag es, Neues zu lernen und mein Bewusstsein zu erweitern.
46. **Im** Stress schwitze ich unter den Armen.
47. **Ich** habe meistens warme Hände.
48. **Ich** mag es, meine Empfindungen und Eindrücke mit Worten zu beschreiben.
49. **Der** ehrliche Austausch mit anderen ist mir wichtig.
50. **Ich** habe Schlafstörungen.
51. **Ich** bin manchmal sprunghaft oder rastlos.
52. **Ich** habe oft kalte Hände.
53. **Wenn** ich verletzt wurde, ziehe ich mich zurück.
54. **Ich** neige dazu, mich zu überfordern.
55. **Mein** Kreislauf ist eher schwach.

TEST-FRAGEN zur Wandlungsphase ERDE

1. **Wenn** ich ein Problem habe, denke ich lange darüber nach.
2. **Es** fällt mir schwer, schnell Entscheidungen zu treffen.
3. **In** unangenehmen Situationen finde ich nach kurzer Zeit auch das Gute darin.
4. **Ich** gehe die meisten Dinge bedächtig an.
5. **Ich** mache mir schnell Sorgen und grüble oft.
6. **Meine** Gedanken kreisen oft um dasselbe Thema.
7. **Wenn** ich Probleme habe, verderben sie mir den Appetit oder ich bekomme Heißhunger.
8. **Lakritze** mag ich nicht.
9. **Herausforderungen** nehme ich oft selbstverständlich an.
10. **Ich** habe eher festes Bindegewebe.
11. **Ich** kann mich gut und lange konzentrieren.
12. **Ich** liebe Süßigkeiten.
13. **Einige** Rituale sind mir sehr wichtig.
14. **Im** Garten, auf dem Land und in der Natur ist mein Platz.
15. **Gekochtes** vertrage ich viel besser als Rohkost.
16. **Ich** nehme schnell zu und langsam ab.
17. **Ich** brauche viel Schlaf und bin morgens dennoch müde.
18. **Ich** neige zu weichem Stuhlgang.
19. **Ich** kann sehr gut im Hier und Jetzt sein und genießen.
20. **Ich** kümmere mich gerne um andere.
21. **Ich** habe oft keinen Appetit.
22. **Ich** bekomme leicht blaue Flecken.
23. **Ein** Besuch im Dampfbad ist nichts für mich.
24. **Geduld** ist eine meiner Stärken.
25. **Meine** Freunde sagen, dass ich in mir ruhe.
26. **Ich** habe einen rundlichen Körperbau.
27. **Meine** Familie und Freunde beschreiben mich als geselligen Menschen.
28. **Ich** habe manchmal Wassereinlagerungen und meine Finger schwellen an.
29. **Wenn** ich keinen Appetit habe, bin ich wirklich krank.
30. **Zum** Sport kann ich mich nur schwer motivieren.
31. **Ich** bin selten müde.
32. **Ich** vertrage viele Nahrungsmittel schlecht oder gar nicht.
33. **Essen** hilft mir über viele Probleme des Alltags hinweg.

34. **Ich** genieße gemütliches Zusammensein mit Freunden.
35. **Ich** bin diplomatisch und taktvoll.
36. **Ich** bin bodenständig und verlässlich.
37. **Nach** dem Essen bin ich meistens müde.
38. **Ich** fühle mich körperlich erschöpft und ausgelaugt.
39. **Ich** neige zu Bauchschmerzen.
40. **Ich** neige zu Durchfall oder anderen Verdauungsproblemen.
41. **Ich** kann mich nicht gut oder nicht lange konzentrieren.
42. **Ich** kann morgens früh nichts essen.
43. **Ich** habe oft schwere Beine.
44. **Ich** bin lange belastbar und ermüde nicht so schnell wie andere.
45. **Mein** Umfeld bezeichnet mich als vernünftig.
46. **Mein** Magen ist sehr stark und mir wird nur selten übel.
47. **Wenn** ich mich überfordert fühle, kann ich mich nicht mehr konzentrieren.
48. **Ich** mag es, regelmäßige Schlafenszeiten zu haben.
49. **Ich** werde als geizig bezeichnet.
50. **In** stressigen Situationen neige ich dazu, andere verantwortlich zu machen.
51. **Ich** esse öfters mal zu viel und über den Appetit hinaus.
52. **Sei** ehrlich (!): Es kommt immer wieder vor, dass ich mich als Opfer sehe.
53. **Ich** kann sehr stur sein.
54. **Harmonie** ist mir sehr wichtig.
55. **Körperliche** Nähe und Berührungen sind mir sehr wichtig.

TEST-FRAGEN zur Wandlungsphase METALL

1. **Ich** bin sehr ordentlich und mag es aufgeräumt.
2. **Ich** brauche einen geregelten Tagesablauf.
3. **Ich** gelte als korrekt und genau.
4. **Ich** kann mich gut abgrenzen.
5. **Manchmal** bin ich scheinbar grundlos traurig.
6. **Es** fällt mir oft schwer, loszulassen.
7. **Wenn** ich angespannt bin, halte ich oft den Atem an.
8. **Ich** fühle mich oft schutzlos.
9. **Veränderungen** sind mir unangenehm.
10. **Meine** Haut neigt zu Trockenheit.
11. **Ich** bin oft melancholisch oder sehnsüchtig, ohne genau zu wissen, nach was.
12. **Ich** bin sehr sensibel.
13. **Meine** Familie und Freunde bezeichnen mich als »dünnhäutig«.
14. **Mein** Körperbau ist eher schlank und feingliedrig.
15. **Wenn** ich mich anstrenge, komme ich schnell außer Atem.
16. **Beim** Sport schwitze ich am ganzen Körper.
17. **Wenn** ich eine Atemwegserkrankung bekomme, habe ich meistens auch Husten.
18. **Sobald** ein Kollege oder jemand in der Familie eine Erkältung hat, erwischt es mich auch.
19. **Um** die Nase herum habe ich schnell kleine Schweißperlen.
20. **Trockene** Heizungsluft ist mir unangenehm.
21. **Klimaanlagen** mag ich gar nicht.
22. **Scharfes** oder pikantes Essen mag ich besonders.
23. **Ich** neige zu Heuschnupfen oder Asthma.
24. **Ich** habe eine empfindliche Haut, die schnell gereizt reagiert.
25. **Ich** habe oft Probleme mit den Nasennebenhöhlen.
26. **Ich** mag es nicht, wenn mir andere Menschen zu nahe kommen.
27. **Um** mich zu erholen, bin ich gerne für mich alleine.
28. **Eine** spirituelle Ausrichtung ist mir wichtig.
29. **Ich** habe eine Hauterkrankung.
30. **Mein** Glaube gibt mir Halt.
31. **Meine** Probleme mache ich alleine mit mir aus.
32. **Ich** mache anstehende Arbeiten am liebsten selbst, weil mir die anderen nicht genau genug arbeiten.

33. **Einem** Verlust trauere ich lange Zeit nach.
34. **Ich** finde Weinen entlastend.
35. **Obwohl** ich gar nicht viel Sport treibe, habe ich eine gute Kondition.
36. **Ich** mag einen geregelten Tagesablauf, spontane Änderungen im Tagesablauf beunruhigen mich.
37. **Ich** neige zu Perfektionismus und kann sehr kritisch sein.
38. **Ich** kann mich nicht gut abgrenzen.
39. **Ich** reagiere sehr sensibel und mit körperlichen Empfindungen, wenn ich kritisiert werde.
40. **Ich** lege viel Wert auf gute Umgangsformen, Respekt und Höflichkeit.
41. **Es** fällt mir schwer, MEINER inneren Stimme zu folgen.
42. **Ich** neige zu Infektionen der Atemwege.
43. **Ich** habe oft Verstopfung.
44. **Ich** bin im Herbst schnell depressiv gestimmt.
45. **Ich** suche immer wieder nach einer inneren oder äußeren Autorität, einer geistigen Ausrichtung.
46. **Ich** habe ein sehr ausgeprägtes Körpergefühl.
47. **Ästhetik** ist mir wichtig, auch im Alltag.
48. **Meine** Wohnung ist sehr ordentlich und alles hat seinen Platz.
49. **Ich** mag helle, klare Farben und Formen.
50. **Manchmal** räume ich auf, um mich auch innerlich zu sortieren.
51. **Ich** habe ein gutes Selbstwertgefühl.
52. **Ich** liebe es, sinnlich zu genießen und zu erleben.
53. **Manchmal** verschwinden gefühlt die Grenzen zwischen mir und meiner Umwelt.
54. **Ich** kann messerscharf urteilen.
55. **Ich** fühle mich isoliert und wie abgeschnitten von der Umwelt.

TEST-FRAGEN zur Wandlungsphase WASSER

1. **Ich** strotze vor Vitalität.
2. **Meine** Füße sind immer warm.
3. **Ich** suche menschliche Wärme und Geborgenheit.
4. **Ich** habe öfter Rückenschmerzen, einen Hexenschuss oder hatte einen Bandscheibenvorfall.
5. **Ich** habe das Gefühl, alles allein machen zu müssen.
6. **Ich** bin wie ein Fels in der Brandung, mich wirft nichts so leicht um.
7. **Ich** habe das Gefühl, gut verwurzelt zu sein.
8. **Ich** erschrecke leicht.
9. **Mich** plagen immer wieder Ängste oder Phobien, manchmal sogar ohne klare Ursache.
10. **Wenn** ich mir ein Ziel gesetzt habe, kann ich es beharrlich verfolgen.
11. **Schwierigkeiten** werfen mich nicht aus der Bahn.
12. **Ich** habe meine Bestimmung im Leben noch nicht gefunden.
13. **Damit** es mir besser schmeckt, salze ich oft nach.
14. **Manchmal** habe ich das Gefühl, dass mich meine Beine oder Füße nicht mehr tragen.
15. **Meine** Zähne sind schlecht oder lockern sich.
16. **Meine** Zähne sind sehr gut.
17. **Ich** habe Osteoporose.
18. **Ich** habe das Gefühl, niemand stärkt mir den Rücken.
19. **Ich** habe kräftige Knie und Fußgelenke.
20. **Gesellschaftsspiele** aus der Kindheit beleben mich.
21. **Ich** leide unter einer schweren Erkrankung.
22. **Mein** Hörvermögen hat nachgelassen.
23. **Ich** bin geräuschempfindlich.
24. **Meine** Haare sind früh ausgefallen und/oder deutlich ergraut.
25. **Meine** Kniegelenke sind abgenutzt (Arthrose) und schmerzen oft.
26. **Ich** muss sehr häufig Wasser lassen, auch wenn ich nicht viel getrunken habe.
27. **Meine** Freunde beschreiben mich als innerlich gefestigt und beständig.
28. **Ich** bin ein traditionsbewusster Mensch.
29. **Mir** ist das Gefühl der Zugehörigkeit zu meiner Familie wichtig.
30. **Im** Winter bleibe ich lieber im Warmen.
31. **Es** fällt mir schwer, stabile und dauerhafte Freundschaften aufzubauen.

32. **Wenn** es turbulent zugeht, bewahre ich die Ruhe.
33. **Ich** habe ein großes Vertrauen ins Leben.
34. **In** meiner Familie gibt es Erbkrankheiten.
35. **Ich** habe oder hatte mit meiner Familie gebrochen.
36. **Ich** denke viel, gehe sehr vielen Ideen nach und verschwende damit meine Energien und Kräfte.
37. **Spontaneität** tut mir sehr gut.
38. **Ich** hatte traumatische Erlebnisse, die mich heute noch beschäftigen.
39. **Ich** friere schnell.
40. **Meine** Willenskraft ist sehr gut ausgeprägt.
41. **Ich** habe eine gute Regenerationsfähigkeit. Meine Akkus laden sich nach einer Erholung wieder voll auf.
42. **Ich** bin sehr schreckhaft.
43. **Ich** höre gerne auf meine spontanen inneren Impulse.
44. **Wenn** ich meine kleineren und größeren Ängste überwinde, fühle ich mich sehr lebendig.
45. **Ich** liebe es, meine Sexualität zu leben, und schäme mich nicht dafür.
46. **Ich** neige zu Nieren- oder Blasenentzündungen/-reizungen.
47. **Ich** habe (bisher) keine Kinder bekommen können.
48. **Ich** kann schlecht hören und/oder habe einen dumpfen Tinnitus.
49. **Mir** ist Sicherheit ein wichtiges Thema. Für meine Gesundheit, meine Familie oder zum Beispiel gegen Diebstahl.
50. **Wenn** ich krank bin, erhole ich mich meistens sehr schnell.
51. **Meine** Knochen sind lang und groß, ich habe große Hände und Füße und ein breites Kinn.
52. **Ich** habe eine neurologische Erkrankung.
53. **Ich** bewege mich ausdauernd.
54. **Mir** ist es wichtig, mich unter Kontrolle zu haben.
55. **Ich** fühle mich häufig deprimiert oder depressiv.

Auswertung des Konstitutionstests

Zu jeder Wandlungsphase gehören 25 Fragen, die die Ausprägung dieser Energie-Qualität in deiner Konstitution festhalten. Diese Fragen sind in der jeweiligen Farbe der Wandlungsphase markiert. Außerdem gibt es jeweils 30 Fragen, die anzeigen, ob die Wandlungsphase außer Balance geraten ist. Diese Fragen sind einfach in Schwarz abgedruckt.

Zähle zur Auswertung zusammen, wie oft du in den einzelnen Wandlungsphasen mit Ja geantwortet hast, um herauszufinden, welche Konstitution bei dir aktuell im Vordergrund steht.

Es ist nicht ungewöhnlich, dass du nicht immer und gleichmäßig in oder außer Balance bist. Schließlich ist alles in Bewegung und in ständiger Veränderung.

Um das Gleichgewicht in einer sehr aus der Balance geratenen Wandlungsphase wiederherzustellen, empfehle ich dir die Stärkung der entsprechenden Yin-Qualitäten und die Harmonisierung der Yang-Qualitäten.

Wie das am besten geschieht, erfährst du in den Kapiteln der jeweiligen Wandlungsphase. In den Kapiteln zur Wandlungsphase Wasser und Dojozeiten findest du nochmals grundlegende Informationen und Tipps fürs Yin und Yang.

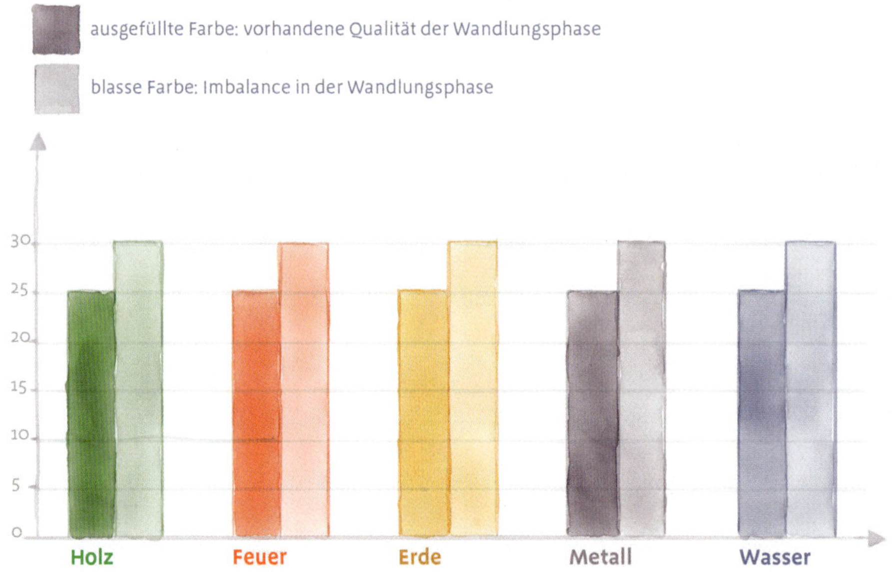

DIE WANDLUNGSPHASEN

Hier siehst du den Kreislauf der Wandlungsphasen. Jede Wandlungsphase wird von einer anderen genährt. Und jede Wandlungsphase bringt eine andere hervor, sie gehen ineinander über. Der Zyklus wird auch Mutter-Sohn-Zyklus oder Hervorbringungszyklus genannt. Aus Sicht der TCM beginnen wir auf der

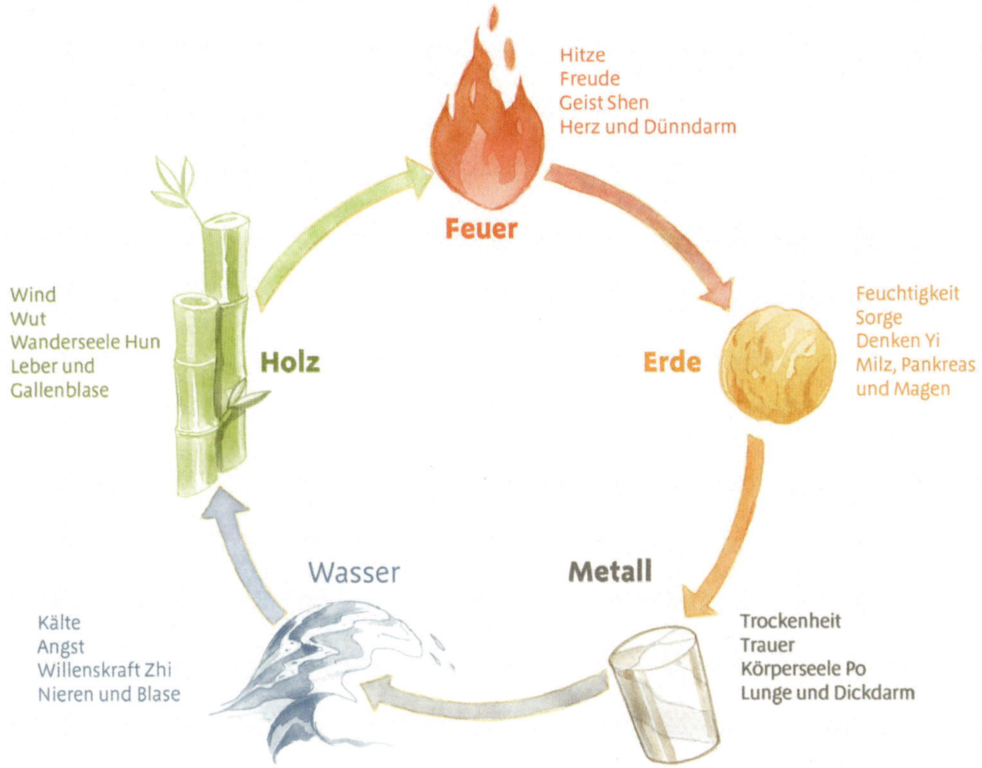

Ebene des körperlichen Seins klassischerweise mit dem Holz oder Metall. Das Holz steht für das kleine Yang und das Metall für das kleine Yin. Daraus entstehen dann das große Yang, das Feuer, beziehungsweise das große Yin, das Wasser.

Du lebst in deinem individuellen Umfeld und bist auf natürliche Weise mit den Wandlungsphasen verbunden. Deine Gesundheit und dein Wohlbefinden hängen von deiner Konstitution, deiner Lebensweise mit Ernährung, Verhalten, Gefühlen und Emotionen, deinem Denken und den Umweltbedingungen ab. Wenn sich deine Lebensbedingungen ändern, änderst du vermutlich auch deinen Lebensstil und damit deine Gesundheit oder Krankheit.

Wenn du in einer westlich entwickelten Industrienation lebst, bist du vermutlich Wind und Kälte immer wieder ausgesetzt, hältst dich jedoch insgesamt tendenziell mehr in Gebäuden auf als draußen. Du bist mehr künstlichem Licht ausgesetzt, fährst viel mit dem Auto, isst relativ viele tierische Produkte (Milch, Käse, Butter, Fleisch), arbeitest emsig für dein Geld, lebst häufig unter Stress und freust dich auf den Urlaub im Süden. Die Entspannung wird im Alltag oftmals vergessen, und viele Menschen leiden hier unter Herz-Kreislauf-Erkrankungen, hohem Blutdruck, Kopfschmerzen und psychoemotionaler Belastung.

Im meist wärmeren Süden arbeiten die Menschen mehr im Freien, sind viel mehr der Sonne, aber auch dem Regen ausgesetzt, essen mehr Gemüse und Früchte. Das Leben läuft einfacher und entspannter ab, und es ist häufig günstiger. Und die Menschen reisen weniger. Oftmals sind die Arbeitsmöglichkeiten und Sozialsysteme in südlichen Ländern nicht so komplex aufgebaut, teilweise bedeutet das weniger Vorsorge fürs Alter. Verdauungsprobleme und Hauterkrankungen gibt es hier häufiger.

Wenn du dich entscheidest, für ein paar Jahre in den Süden zu ziehen, wirst du nach und nach anders essen und einen anderen Lebensstil entwickeln. Du passt dich deiner Umgebung an - mit deinem gesamten Organismus. Du wirst dich anders fühlen, und das wird sich auf deinen Körper auswirken.

Im kleinen Rahmen gibt es diese Veränderungen und Schwankungen jeden Tag, im Laufe eines Kalenderjahres und auch im Laufe deines Lebens. Um es einfacher zu erklären, beschreibe ich dir die Wandlungsphasen in zeitlichen Zusammenhängen.

Die Wandlungsphasen im Tagesverlauf

Wenn die Sonne morgens aufgeht, beginnt das Yang, das Licht, sich zu zeigen. Das Yang wächst, und das Yin, das gedämmte Licht, beginnt zu weichen. Das Yang wächst bis mittags, wenn die Sonne an ihrem höchsten Punkt steht und das Yin seinen Tiefpunkt erreicht hat. Yang expandiert, dehnt sich aus und wächst nach oben. Wenn die Sonne abends untergeht, beginnt es zu dämmern, und das kleine Yin wächst. Bis in der Nacht das große Yin entstanden ist. Dann ist das Licht maximal gedimmt, mit einer kleinen Reflexion des Yang durch den Mond. Das ist der Tiefpunkt des Yang mitten in der Nacht. Yin kontrahiert, zieht sich zusammen und bewegt sich nach unten.

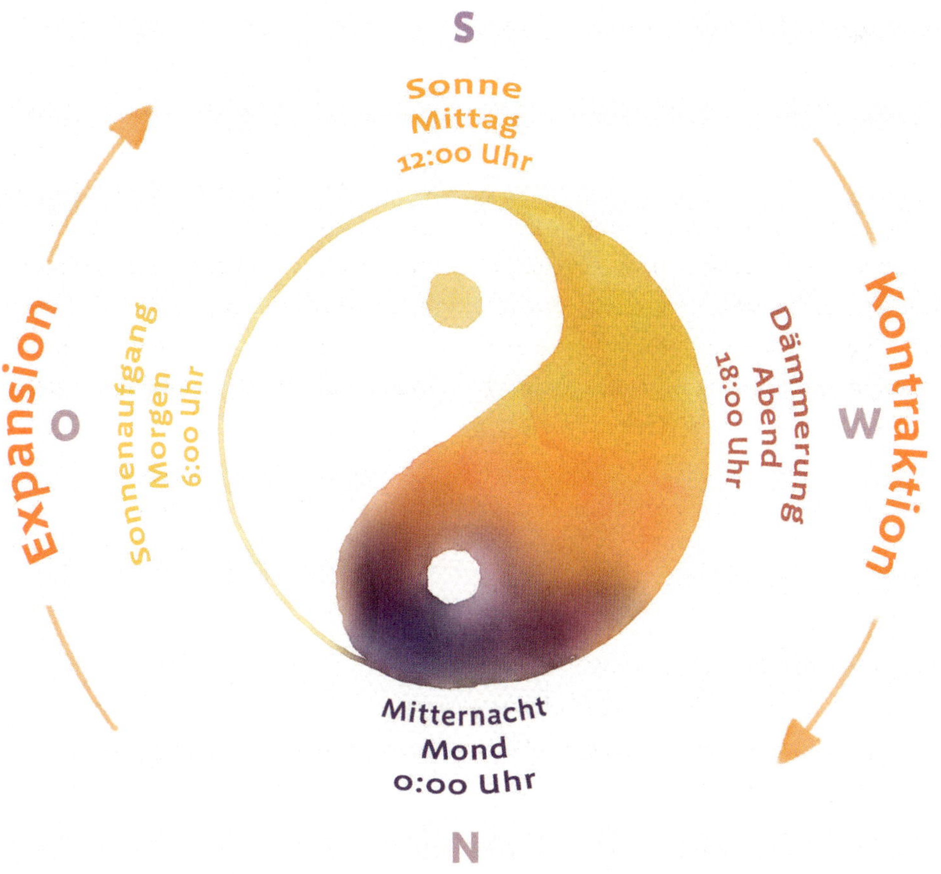

Die Wandlungsphasen im Jahresverlauf

Die Umwandlung von Yin und Yang während der Jahreszeiten ist die Grundlage für Wachstum und Zerstörung des Lebens. Im Jahresverlauf ist es ähnlich wie im Tagesverlauf, nur »größer« und etwas langsamer. Im Frühling zeigt sich das Yang zunehmend. Die Natur erwacht, und das Yin (in Bezug auf das Licht) wird kleiner, die Tage werden länger. Die Tage werden am längsten im Sommer, das Yang erreicht im Sommer seinen Höhepunkt. Jetzt hat das Yin seinen Tiefpunkt erreicht. Und deshalb beginnt es danach wieder zu wachsen. Das Yang wird kleiner im Herbst, das Yin wird größer. Im Winter erreicht das Yin seinen Höhepunkt, das Yang seinen Tiefpunkt. Nun beginnt der Zyklus wie beschrieben erneut. Die Wandlungsphasen gehen stets ineinander über, sind ständig in Veränderung, in Wandlung. Daher passt die Bezeichnung Wandlungsphasen sehr gut, denn nichts bleibt jemals gleich.

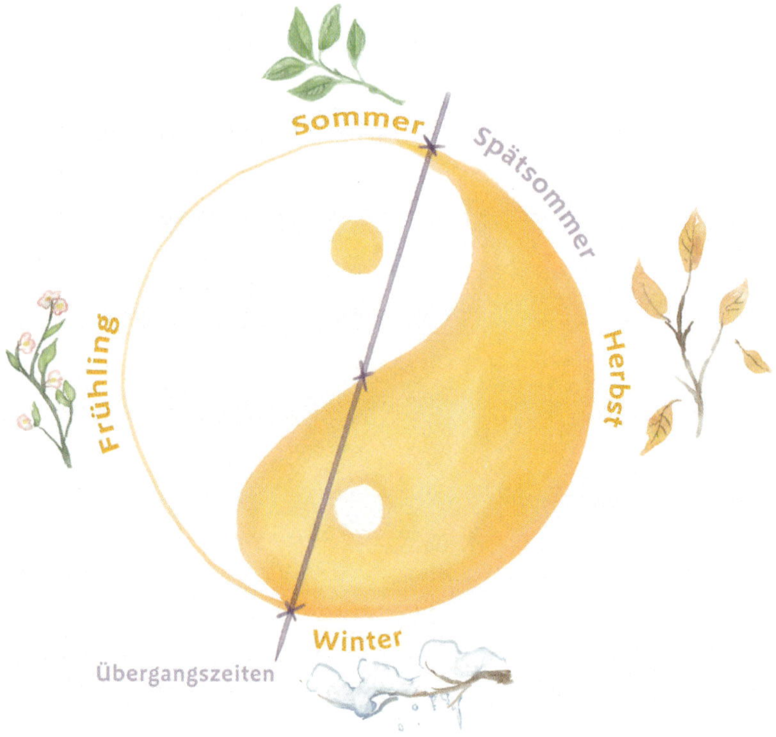

Der Spätsommer wird klassisch als die Zeit beschrieben, in der sich Yin und Yang in Balance befinden. Streng genommen gibt es diese Phasen im Übergang zwischen allen Jahreszeiten. Sie werden als Dojozeiten beschrieben. Auf diese beziehe ich mich insbesondere dann, wenn ich dir erkläre, wie du dich mehrmals im Jahr neu harmonisieren kannst.

Die Dojozeiten gehören zur Wandlungsphase »Erde«. Die Erde oder die Mitte, wie wir sie auch oft benennen, steht für die Balance zwischen Yin und Yang. Diese Balance finden wir je nach Betrachtung des Yin-Yang-Symbols an verschiedenen Stellen des Zeichens sowie zu verschiedenen Zeiten des Tages-, Jahres- und Lebenslaufs.

Die Wandlungsphasen im Laufe eines Lebens

Wenn du dir Yin und Yang sowie die Wandlungsphasen in Bezug auf dein Leben anschauen möchtest, kann dir die folgende Skizze helfen:

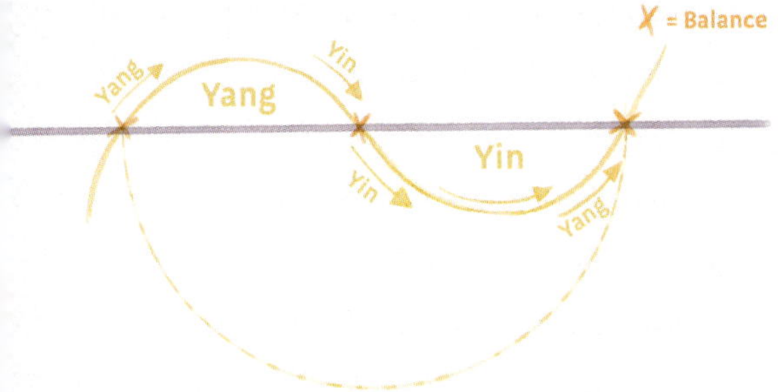

Dein menschliches Leben hat mit deiner Zeugung, deiner Geburt und Kindheit begonnen. Diese Phase gehört zum kleinen Yang und zur Wandlungsphase des Holzes. Das Yang wächst und erreicht irgendwann seinen Höhepunkt des Wachstums oder Er-wachsens. Deshalb werden dem jungen Erwachsenenalter das größte Yang und das Feuer zugeordnet. Idealerweise folgt daraufhin eine Phase der Reifung, die mit der Erde verbunden ist, der größeren Balance von Yin und Yang. Im weiteren Verlauf des Lebens sinkt das Yang, das Yin steigt, und du hast den Herbst des Lebens im Metall erreicht. Wenn du sehr alt wirst, folgt für dich dann die Phase des Wassers, der Weisheit und des Greisentums sowie des Übergangs mit dem körperlichen Tod.

Wenn du nur den mittleren Strich zwischen Yin und Yang in liegender Form betrachtest, erkennst du eine Wellenbewegung. Diese Wellenbewegung stimmt mit einer Sinuskurve überein. Und du erkennst in dieser Kurve auch, dass sich

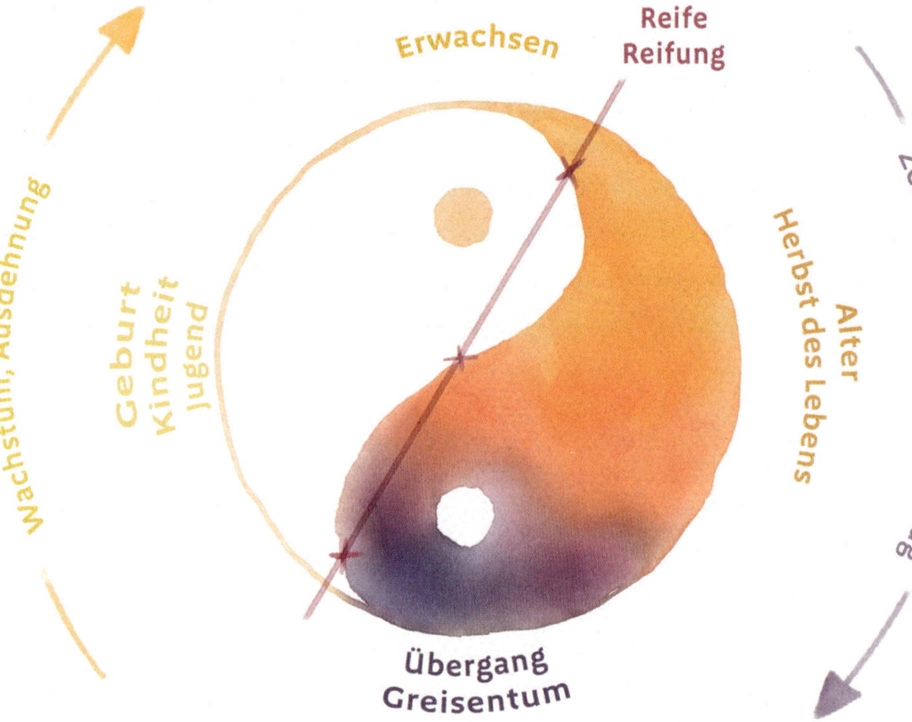

nach dem Erreichen des Maximalpunktes vom Yin beziehungsweise Yang die Bewegung umkehrt und Yin zu Yang wird und umgekehrt. Yin und Yang wandeln sich ineinander und sind nie absolut. Sie stehen in Beziehung zueinander und sind keine fixierten Gegensätze.

Diese dauerhafte Bewegung der Energie ist eine natürliche, und genaugenommen sind alle Bewegungen in der Natur balanciert. Du darfst lernen, den Blick zu weiten für das Verstehen dieser breiteren Perspektive. Denn wenn wir uns zu sehr auf uns selbst fokussieren, erkennen wir

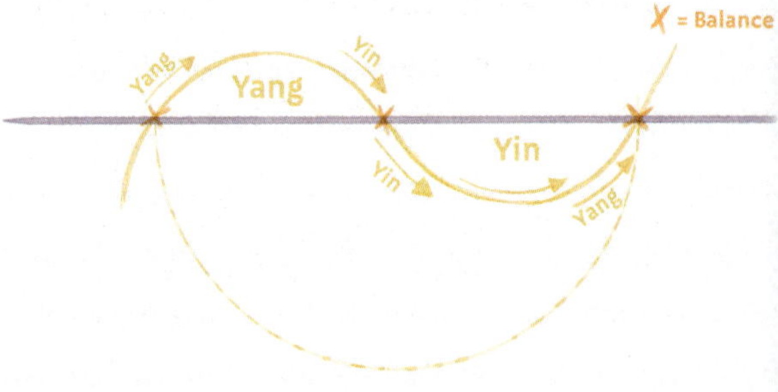

oft nicht den Kontext, in dem sich unser Leben abspielt.

Jedenfalls ist eindeutig zu erkennen, dass die Zustände der absoluten Balance zwischen Yin und Yang sehr klein und kurz sind. Es sind marginal wenige Punkte auf der horizontalen Achse in der gezeigten Grafik. In der folgenden Tabelle erhältst du eine Übersicht der Wandlungsphasen, um dir einen ersten Überblick zu verschaffen.

Wandlungsphasen im Überblick

Element	**Holz**	**Feuer**	**Erde**	**Metall**	**Wasser**
Jahreszeit	Frühling	Sommer	Übergang	Herbst	Winter
Himmelsrichtung	Osten	Süden	Mitte	Westen	Norden
Tageszeit	Morgen	Mittag	Nachmittag	Abend	Nacht
Lebensabschnitt	Geburt, Kindheit	Wachstum, Erwachsen	Reife, Reifung	Alter	Greisentum
Farbe	Grün	Rot	Gelborange	Weiß	Dunkelblau

In den folgenden Kapiteln erfährst du viele Details über die Energiequalitäten der Wandlungsphasen, die zugeordneten Organe, Strukturen, Gefühle und klimatischen Faktoren. Außerdem kannst du dich oder deine Mitmenschen bestimmt in der einen oder anderen Typenbeschreibung der Wandlungsphasen wiederfinden.

Abschließend beschreibe ich pro Wandlungsphase die jeweils häufigsten Dysbalancen und die Möglichkeiten, diese zu beheben.

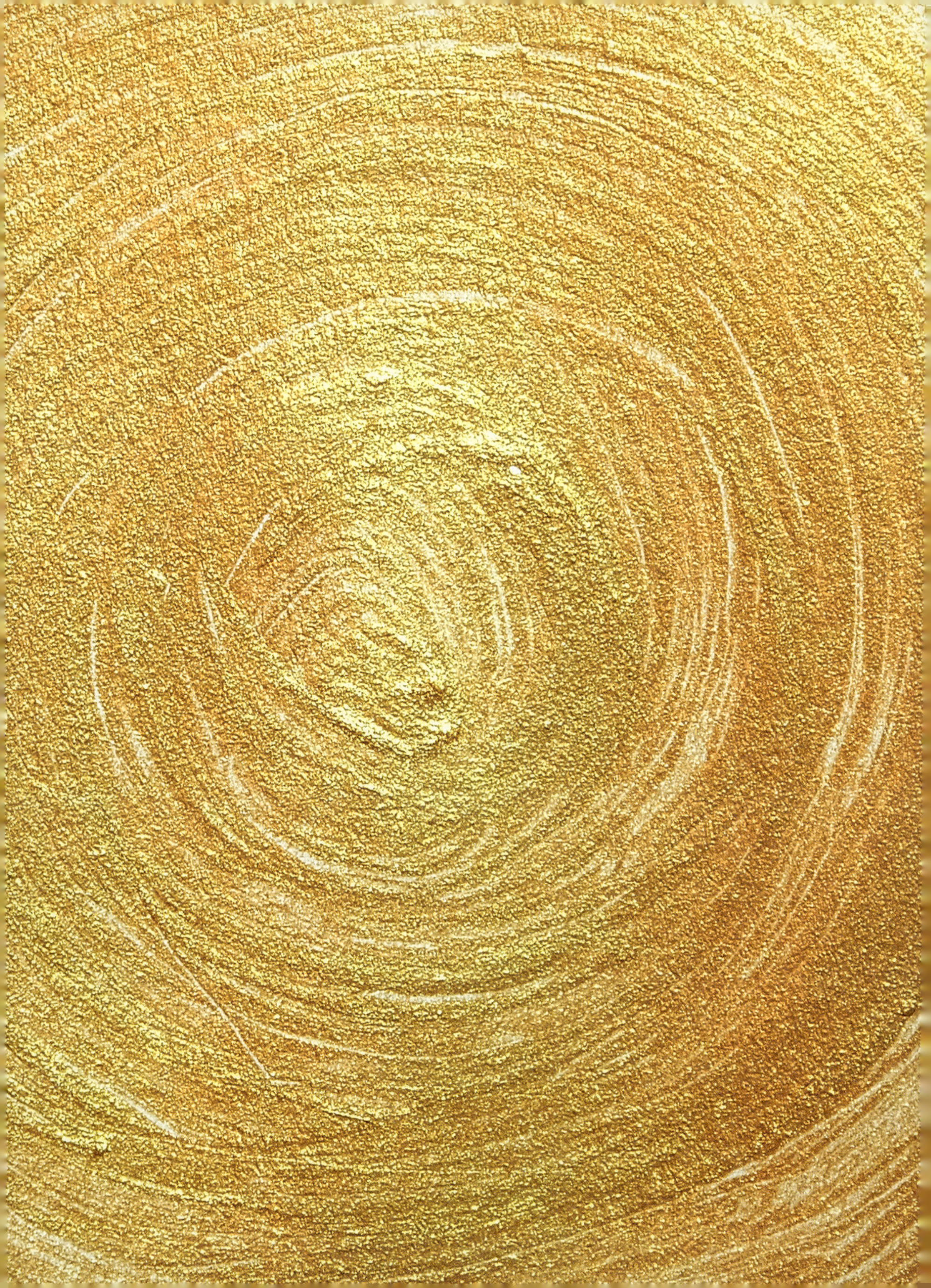

DIE WANDLUNGSPHASE HOLZ: DAS KLEINE YANG

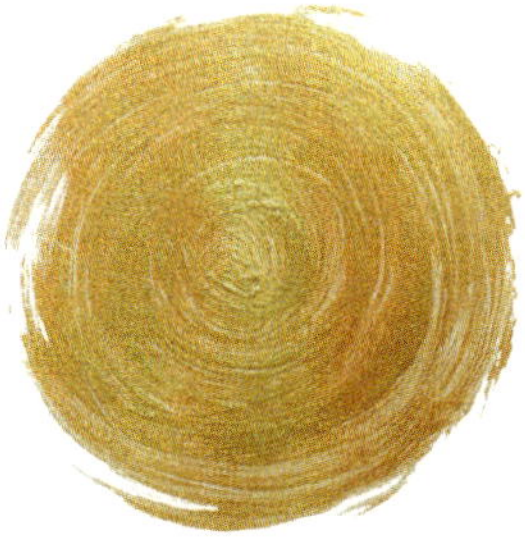

Zeiten, Lebensthemen und Aufgaben

Das Holz steht für den Beginn eines neuen Tages, für die aufgehende und am Vormittag aufsteigende Sonne. Der Tag erwacht und das Yang beginnt langsam zu wachsen. Die Wandlungsphase Holz symbolisiert den Frühling im Zyklus der Jahreszeiten, wenn die Natur sich mit aller Kraft und Vielfalt neu entfaltet und quasi aus dem Nichts große Vielfalt entsteht. Genauso steht es für deine Geburt und Kindheit. Aber der Holzaspekt ist nicht zwingend an die physische Kindheit oder die Sturm-und-Drang-Zeit des Lebens geknüpft. Jeder Neubeginn, ein neuer Lebensabschnitt und der Start eines neuen Projektes besitzen die Kraft des Holzes. Holz hat die Energie, etwas zu erreichen, was von langem Bestand ist. Und eine besonders wichtige Qualität des Holzes ist die Verbindung zur Ursprungsenergie.

Holz hat die Kraft,
die zehntausend Dinge zu manifestieren.
Der Gelbe Kaiser

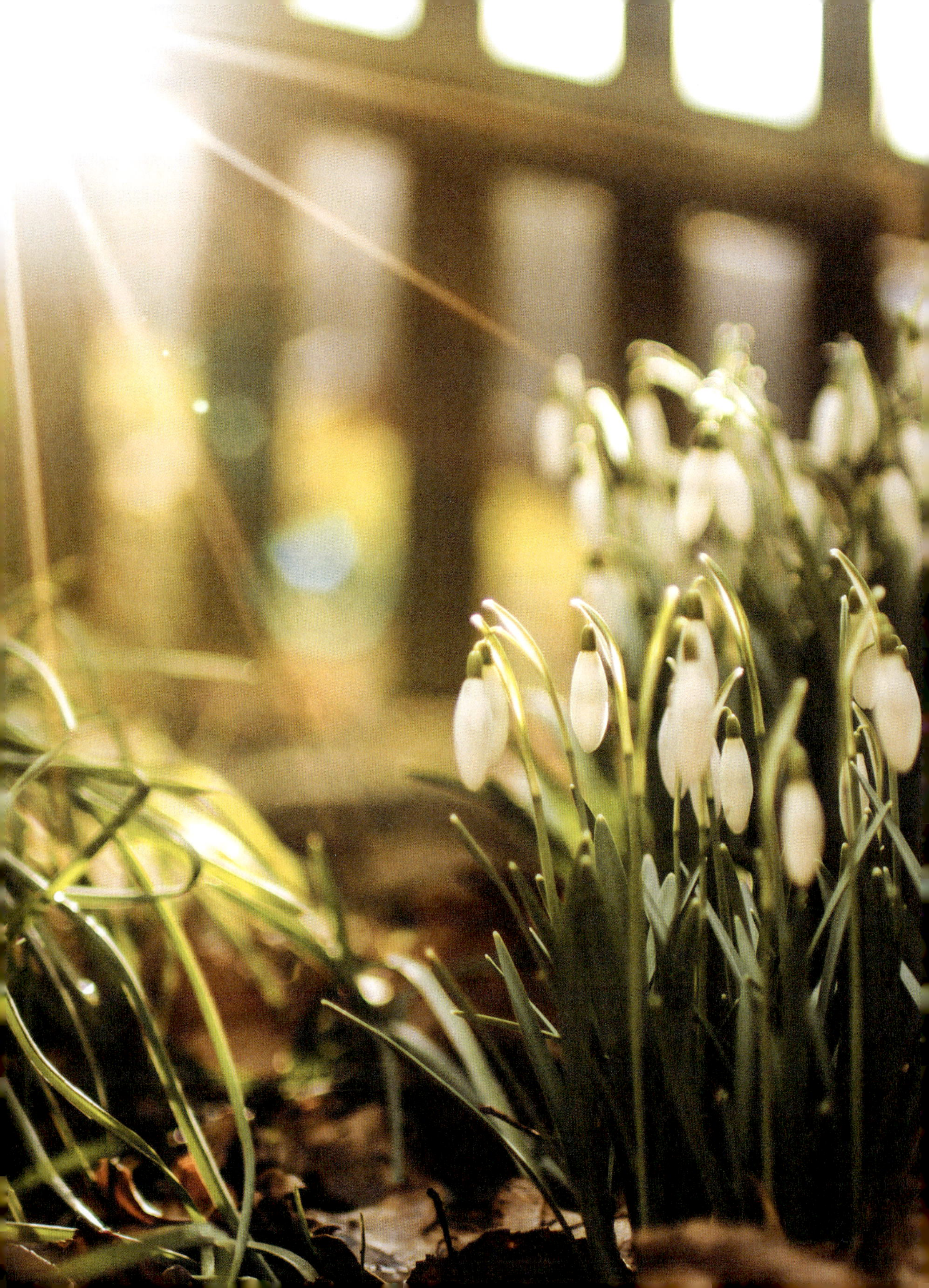

Kinder sind von Natur aus in ihrer Holzenergie. Sie wollen sich entfalten und tun dies mit aller Kraft, die ihnen zur Verfügung steht. Sie finden Wege, wenn sie etwas unbedingt erreichen wollen. So wie sich eine zarte Pflanze trotz widriger Umstände ihren Weg sucht. Kleine zarte Knospen suchen sich zum Beispiel flexibel ihren Weg durch den Asphalt.

Die widrigen Umstände sind nicht immer die angenehmsten. Und gleichzeitig sind sie die größten Lehrmeister für das Leben. Denn wenn du dich lebendig entwickelst, dann probierst du dich aus und suchst dir deinen Weg. Komme, was wolle. Das zeugt von einer großen Lebensenergie.

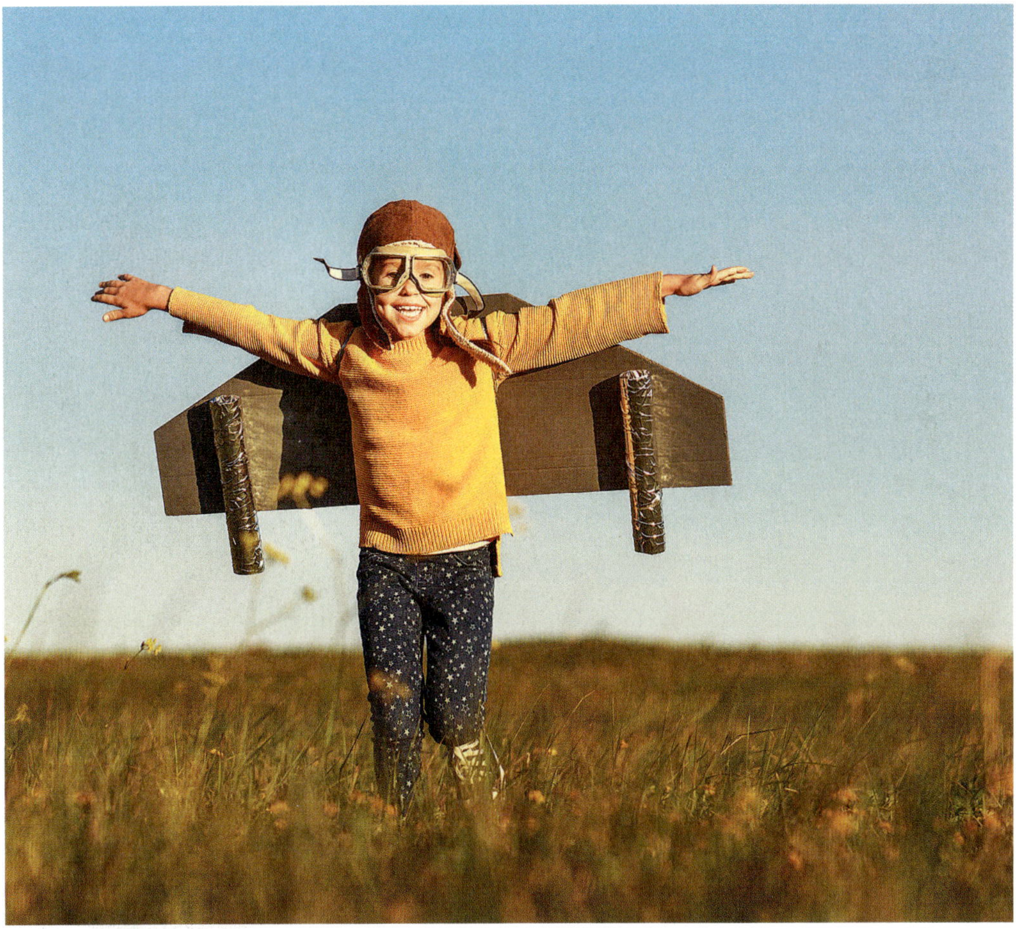

Flexibilität ermöglicht die Geburt

Das Geheimnis des kleinen Yang, der starken Lebenskraft, ist eine hohe Flexibilität.

So wie ein Baby mit aller Wucht den Weg durch den engen Geburtskanal sucht, ist die Energie, die dem Holz zugeordnet wird. Deine eigene Geburt würdest du heute nicht noch einmal überleben, weil deine Knochen hart und ausgereift sind und deine körperliche Flexibilität im Laufe des Lebens abnimmt. Das Leben sucht sich seinen Weg, und es strengt sich an. Du hast dir bestimmt schon mal ein Ziel gesetzt, es direkt vor Augen gehabt. Hindernisse oder Menschen, die sich dir in den Weg gestellt haben, hast du umschifft. Und obwohl du den genauen Weg nicht kanntest, hast du dein Ziel zielstrebig verfolgt und schließlich erreicht.

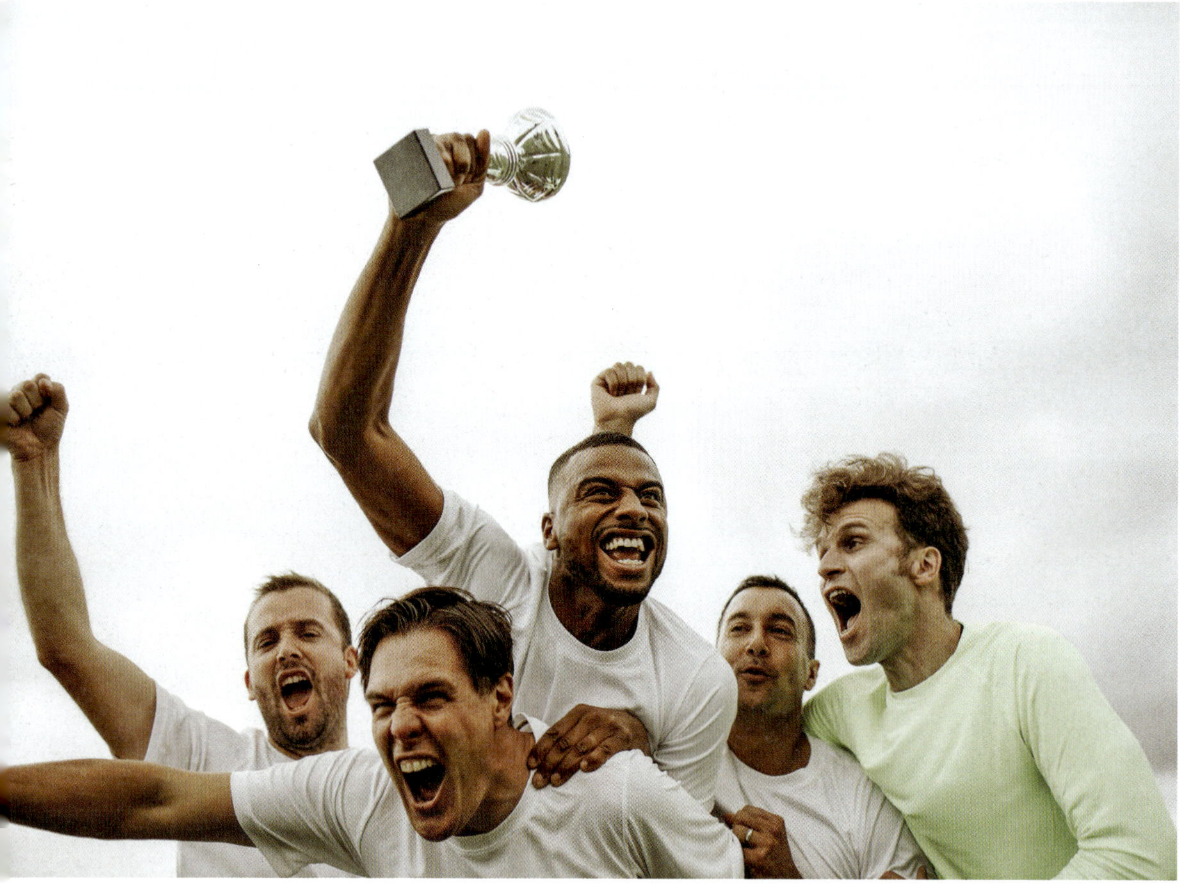

Das Geräusch des Holzes ist das Schreien

Der menschliche Laut der Holzenergie ist der Schrei. Wenn ein Baby nach der Geburt schreit und ein paar Tränen fließen, ist alles gut. Wenn es nicht wenigstens kurz schreit, machen sich alle Anwesenden Sorgen. Leben will sich ausdrücken, und es setzt alle Kraft dafür ein. Zielgerichtet. Auch bei Sportlern, die nach langer Vorbereitung einen Wettkampf gewinnen, zeigt sich diese Energie im Siegesschrei und den Tränen vor lauter Glück und Erleichterung.

Holz will Ziele erreichen. Holz will leben. Es ist das kleine, nach oben strebende, zum Licht hinwachsende Yang.

In der Natur findest du jede Menge Beispiele für sich ausbreitende, junge Yang-Energie. Pflanzen wachsen beispielsweise in der Regel dem Licht entgegen. In China gilt der Bambus, der sich beim leichtesten Wind biegsam und weich fließend an dessen Luftstrom anpasst, als ein typisches Symbol für die Kraft des Holzes. Wenn du schon einmal Bambus gepflanzt hast, weißt du, wie wichtig es ist, diesem Gewächs seinen ihm zugewiesenen Raum zu geben, damit er sich nicht unbegrenzt ausbreitet. Der Bambus steht für Biegsamkeit und Widerstandskraft. Er ist fast unzerbrechlich und überlebt stärkste Stürme. Das liegt an seinem hohlen Stamm, der immer wieder dicke Verknotungen zur Stabilisierung ausbildet und dem Bambusholz sein typisches Aussehen verleiht. In Shanghai habe ich riesige Baugerüste aus Bambus an extrem hohen Wolkenkratzern bestaunt. Sie waren sehr flexibel, und dementsprechend war ich anfangs irritiert, weil sie manchmal einige Meter nach links oder rechts schwankten. Aber dann verstand ich, dass sie die perfekte Konstruktion für diese Arbeit waren und dass ich mir um das Wohlergehen der Arbeiter keine Sorgen zu machen brauchte.

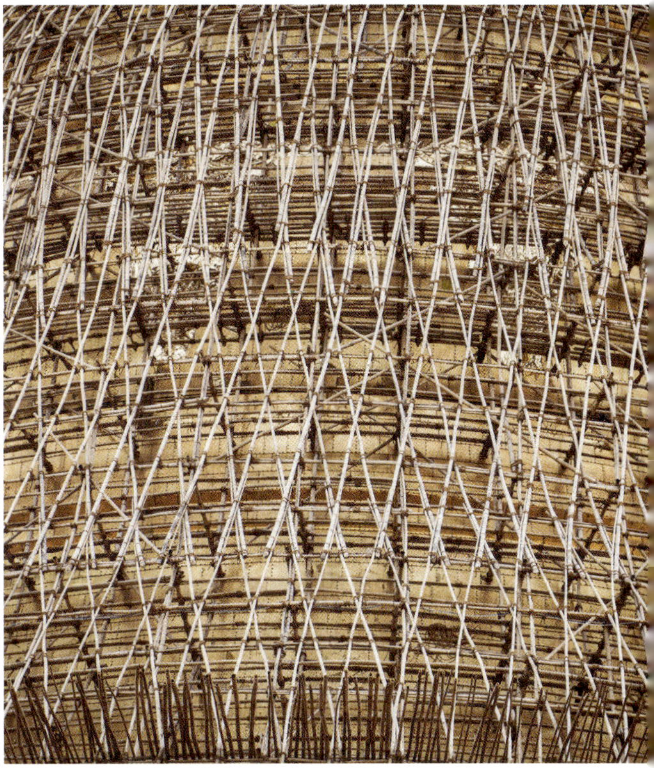

Der kraftvolle Holztyp

Als Holztyp liebst du es, wenn die Dinge in Gang kommen und laufen. Du findest es großartig, Ideen und Visionen zu haben und sie kreativ zu verfolgen. Dazu lässt du dich gerne inspirieren - aus dir heraus, aber auch durch deine Umwelt. Dann fließt deine Energie, und du bist glücklich und selbstbewusst. Du achtest darauf, dass einmal Begonnenes auch zu Ende geführt wird, bist zielstrebig. Dabei gelten natürlich die Regeln des Miteinanders in der Gesellschaft und Familie. Dein Herz hat eine klare Ausrichtung und ist gefüllt mit positiven Zielen. Du schenkst dein Mitgefühl anderen und achtest besonders auf die Schwachen, Kranken, Armen und Benachteiligten. Aber du kannst auch gut Grenzen setzen und verschwendest deine Energie nicht in ungesunden Aktionen. Denn das würde deinen Energiefluss ermüden und widerspräche somit deinem höchsten Ziel als Holztyp. Passiert dir dennoch ein solches Missgeschick und du verlierst dein Ziel aus den Augen, beschuldigst du eher dich als andere für diesen Umstand. Dabei ist deine Sprache direkt, teils mit knappen Ansagen, und manchmal entstehen die Töne deiner Stimme zwischen den Zähnen und klingen ein bisschen zischend.

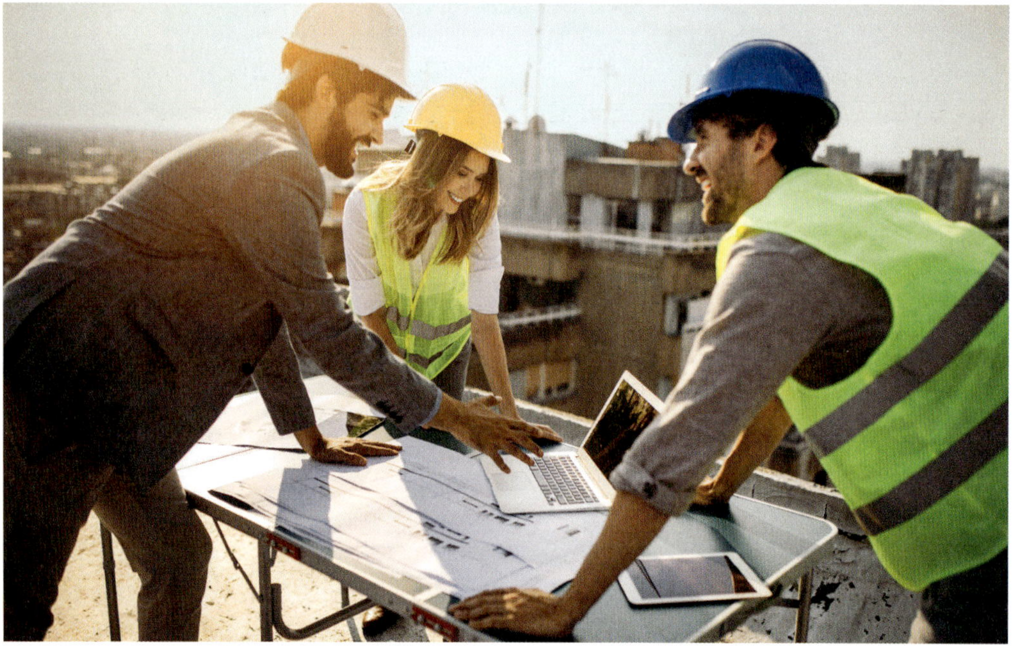

Körperbau

Wenn du zum Holztyp gehörst, bist du wahrscheinlich von drahtigem Körperbau, gerne und oft in Bewegung, wobei deine Schultern und dein Rücken zu einer sehr geraden und leicht steifen Haltung neigen können. Dein Gang ist fest, und deine Schritte werden dadurch eher laut. Manchmal kann man Holztypen schon am Klang ihrer Schritte erkennen. Du neigst vielleicht sogar zu angespannten Bändern und Sehnen. Vielleicht magst du es, wenn es windig ist. Du stemmst dich dann gegen den Wind oder lässt dich gerne mit dem Wind treiben. Auch das sind typische Holzeigenschaften.

Du hast ein gutes Gespür für deinen Körper, wenn du in Balance bist. Oft sind Holztypen schlank. Auf den schlanken Händen und Füßen sind oft die Sehnen sichtbar, die Nägel sind kräftig gewachsen und glänzen. Deine Haut könnte einen grün bräunlichen Teint haben, insbesondere dann, wenn du emotional wirst. Die typische Gesichtsform eines Holztyps ist länglich-oval und dünn, manchmal auch ein bisschen kantig.

Organe und Gewebe des Holzes

Leber und Gallenblase

Als Organe werden dem Holz die Leber und die Gallenblase zugeordnet. Die Leber ist das Organ mit mehr Masse und entspricht dem Yin. Die Gallenblase als Hohlorgan entspricht dem Yang.

Leber

Aus Sicht der TCM ist die Leber so etwas wie der General deines Körpers. Der General hat ein Ziel, einen Plan, und seine Aufgabe ist es, ihn umzusetzen. So ist es die Aufgabe der Leber, das Qi des Lebens und alle Emotionen blockadefrei fließen zu lassen. Die Leber speichert das Blut in der Ruhe der Nacht (Yin) und gibt es dann wieder frei (Yang) für den gesamten Körper.

Zu Beginn des Frühlings werden alle Energien neu bewegt. Das bedeutet für dich, dass die Energie deiner Organe und Flüssigkeiten neuen Schwung bekommen. Du kannst dir das vorstellen wie das ungehinderte Fließen von Strom. Alle Bereiche deines Körpers, alle Emotionen und Gedanken fließen frei und flexibel.

Die Leber sammelt nachts das Blut und speichert Blutreserven. Sie reinigt das Blut, um es dann wieder in den Kreislauf freizugeben. Deshalb ist es wichtig, dass du gut schläfst und wirklich im Liegen zur Ruhe kommst. Nur so sind die Blutreinigung und deine Regeneration gewährleistet.

Mit so einer gut funktionierenden Leber kannst du wundervoll große Pläne kreieren. Doch um sie dann auch wirklich umzusetzen, brauchst du deine Gallenblase.

Gallenblase

Die Gallenblase ist der sogenannte »Schrittmacher« für dein Tun und Handeln. Sie setzt deine Pläne im entscheidenden Moment um, sie steht für das Yang des Holzes. Deshalb ist es so wichtig, dass deine Energie und die Emotionen fließen und du dich bewegst. Wenn du dich immer wieder vor deinen eigenen Emotionen drückst und sie vermeidest, könnte es sein, dass du neben einem gehörigen Emotionsstau und regelrechten Blockaden auch noch Gallensteine bekommst. Und die tun, wenn sie sich einmal in Richtung Gallengang bewegt haben, richtig weh. Viele kleinere und größere Steine machen sich gar nicht bemerkbar. Aber idealerweise entstehen sie erst gar nicht, weil du dich und dein Qi immer wieder fließen lässt.

Natürlich leistet die Gallenblase auch einen Beitrag zur Verdauung. Sie sammelt nicht nur die Gallenflüssigkeit, die von der Leber produziert wird, sondern gibt sie in dem Moment frei, in dem sie gebraucht wird, um schwer Verdauliches wie Fett und Alkohol zu verarbeiten.

Bänder und Sehnen

Dem Holz sind körperlich die Faszien, Bänder und Sehnen als Strukturen zugeordnet. Die Aufgaben dieser Körperteile bestehen darin, die nötige Spannung zwischen Knochen, Gelenken und Muskeln aufzubauen, aufrecht zu halten oder wieder zu entspannen. Sie vermitteln zwischen den wichtigsten Körperteilen für deine Bewegung und nehmen damit eine zentrale Stellung ein. Die Faszien halten außerdem deine Muskeln, Knochen und das Bindegewebe auf engstem Raum voneinander getrennt und sorgen dadurch für einen reibungslosen Bewegungsablauf und einen ungestörten Energiefluss. Nicht selten liegen an wichtigen Knotenpunkten sich treffender Faszien wichtige Akupunkturpunkte. Dort kann nicht optimal fließendes Qi effektiv reguliert werden.

Holztypen sind oftmals Menschen, die an den Rädern drehen. Managertypen, die vorangehen und frei von der Leber weg den Ton angeben. Menschen, die Verantwortung übernehmen und in Führung gehen. Als Holztyp bist du wahrscheinlich ein »Macher«. Du bewegst dich gerne, alles fließt. Du hast schnell wieder dein nächstes Ziel vor Augen, legst gleich mehrere Eisen ins Feuer. Du liebst Visionen und planst, um deine Ziele zu erreichen. Für dich geht das Leben immer weiter. Denn wenn eines gewiss ist, ist es die Veränderung. Du magst es, im Wind zu stehen. Und es gibt dir Antrieb, wenn du in verschiedene Projekte eingebunden bist.

Ein Ziel, das du dir gesetzt hast, hat vor vielen anderen Beschäftigungen Priorität. Das fühlt sich für die Menschen in deiner Umgebung manchmal so an, als würdest du sie übergehen. Dem ist aber nicht so. Du nimmst ihre Enttäuschung in Kauf, weil du DEIN Ziel nicht aus den Augen verlieren möchtest. Nicht im egoistischen Sinne, sondern oftmals sogar mit einem Sinn für das Allgemeinwohl. Mit deinen Zielen verfolgst du oftmals ein höheres Ideal.

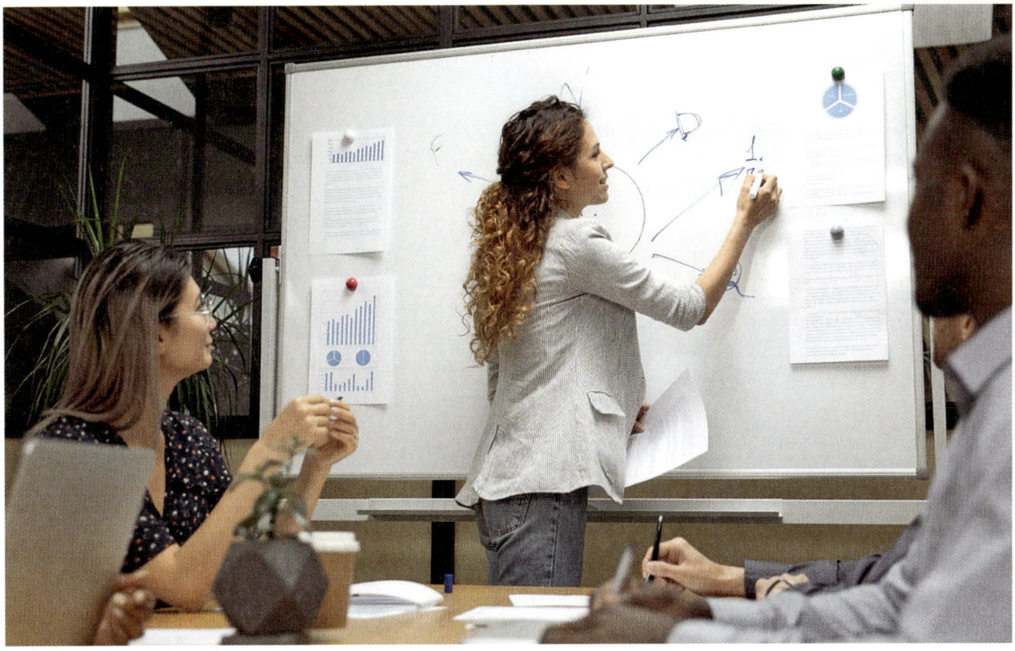

Der Holztyp mag, wenn »es läuft«

Wenn du an dir oder deinen Projekten arbeitest, fühlst du dich als Holztyp in Balance. Dann hast du ein gutes Selbstvertrauen, bist mutig und kannst gut Entscheidungen fällen. Bei dir »läuft es«. Umgangssprachlich kennst du vielleicht die Floskeln »was geht« oder »wie geht's« als in unserer Gesellschaft sehr gängige Begrüßungsfragen. Sicher ist es unstrittig, dass nicht jeder Fragende wirklich eine Antwort hören möchte. Aber darum geht es hier nicht. Vielmehr geht es um unsere Wortwahl und die Art, in der wir uns bei unserem Gegenüber nach dessen Befinden erkundigen. Dem »Laufen«, dem In-Bewegung-Sein wird ein gewisser Stellenwert zugeordnet. Wenn die Dinge sich entwickeln und nach deinen Vorstellungen wachsen, »ist alles im grünen Bereich«. Weil deine Lebensenergie fließt und du damit zufrieden und glücklich bist.

Wut als wichtiger Motor deiner Kraft

Die wichtigste Emotion eines Holztyps ist seine Wut. Du brauchst sie, um kraftvoll zu agieren und Dinge erfolgreich zu verändern. Keine zerstörerische Wut, sondern eine, die dich dazu antreibt, deine Ziele zu verfolgen. Sie ist dein innerer Motor, stärkt deine Durchsetzungskraft und unterstützt die Verwirklichung deines Potenzials.

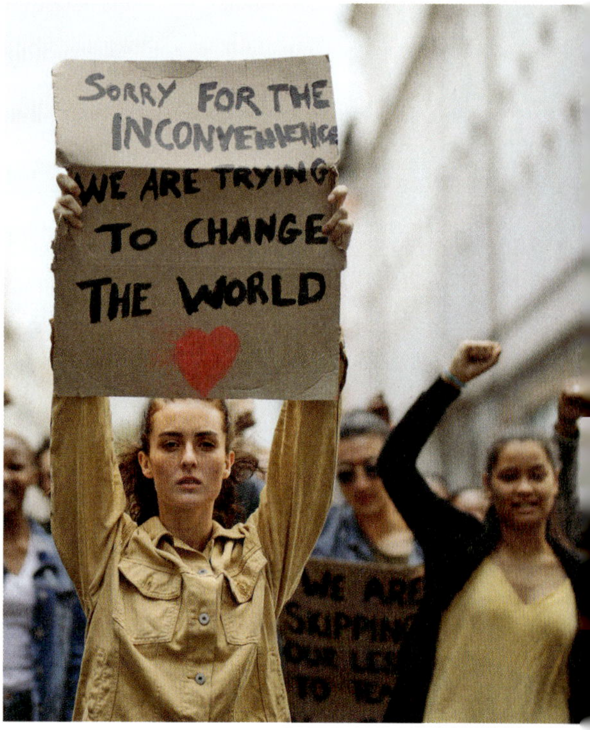

Wut bewerten wir oftmals als eine unangenehme oder unerwünschte Emotion. Aber Wut hat durchaus positive Eigenschaften, denn ohne Wut würde nichts Neues entstehen, und es würde sich auch nichts verändern. Wut ist der Motor für Veränderungen. Du kennst es bestimmt, dass du den Gedanken »jetzt reicht es mir« hast: Meistens ist er verknüpft mit

Wut. Diese Wut zu nutzen, um Visionen zu entwickeln und Dinge zu verändern, veranschaulicht die Qualität deiner Holz-Energie. Und dabei geht es nicht darum, diesen Weg wütend zu beschreiten, sondern gelassen und mit klarem Ziel.

Stauen sich Emotionen oder dein Qi-Fluss mangels Bewegung auf, kann sich die Wut auch zerstörerisch auswirken. Vielleicht platzt dir dann der Kragen oder du bist beleidigt. Mehr dazu liest du im Kapitel »Dysbalance im Holz«.

In den Augen siehst du die wahre Emotion

Als Ausdruck lebhaft empfundener Gefühle fließen bei dir schnell mal die Tränen. Übrigens sind es die Augen eines Menschen, in denen wir die wahren Emotionen ablesen können. In ihnen offenbaren sich dir Freude, Trauer, Wut, Angst und Sorgen - egal, wie aufgesetzt auch der restliche Gesichts- und Körperausdruck deines Gegenübers sein mögen. In den Augen eines Menschen kannst du mit ein bisschen Übung ganz leicht ablesen, wie dieser Mensch gerade wirklich gestimmt ist. Pokerfaces haben dann keine Chance.

Wind kann klimatisch bedingt sein, aber auch innerlich entstehen

Wind ist der klimatische Faktor, der dem Holz zugeordnet wird. Windiges Wetter im Frühling bringt wärmere Luft, aber es ist noch nicht so warm wie im Sommer. Darum ist es sinnvoll, sich vor diesem Wind zu schützen. Was tust du automatisch, wenn es sehr windig ist? Du ziehst die Schultern hoch. Wind greift den Körper eher im oberen Teil an. Spätestens wenn auch noch Kälte hinzukommt, verspannen wahrscheinlich deine Muskeln im Nacken und Schultergürtel, wozu du als Holztyp ohnehin neigst. Das passiert auch dann, wenn du in Zugluft sitzt und danach einen steifen Nacken bekommst. Ähnliche Wirkung mit gleichen Symptomen rufen schlecht geschützte Sitzplätze in Großraumbüros hervor. Und leider auch die Arbeit am Bildschirm. Warum? Weil die körperliche Reaktion auf die Bewegungen deiner Augen, die von Bild zu Bild oder Text zu Text springen, vergleichbar ist mit Zugluft oder Wind. Neurologisch liegen die Bereiche, die deine

Muskeln in den Augen und im Nacken versorgen, eng beieinander. Und du kannst es kaum verhindern, dass deine kurzen Nackenmuskeln nicht auf die Bewegungen deiner Augen reagieren. Darum kann es so hilfreich sein, während der Bildschirmarbeit regelmäßig in die Ferne zu schauen und den Nacken zu entspannen.

Aus TCM-Sicht werden diese Phänomene alle dem Wind zugeordnet. Wind ist der klimatische Faktor, der als erster an deinem Körper angreift. Er wirkt wie ein Transportmittel für die anderen Einflüsse wie Kälte, Hitze und Feuchtigkeit.

Obwohl es dir als typischer Holztyp gefällt, einiges um die Ohren zu haben, kannst du nicht wirklich auf vielen Hochzeiten gleichzeitig tanzen. Das Verrückte ist, dass viele unter uns es dennoch tun, ohne die Überforderung zu bemerken. Auch das verursacht Wind-Symptome, weil du einfach zu viel Wind um die Ohren hast.

Wind hat Yang-Charakter und weht mal stärker, mal schwächer. Deshalb wird Wind auch mit Symptomen wie Muskelzuckungen, Kopfschmerzen, Schwindel, einseitiger Lähmung nach einem Schlaganfall oder rasch wechselnder Lokalisierung verschiedener Beschwerden in Zusammenhang gebracht. Allerdings ist dann kein Wind als äußerer Faktor gemeint, sondern ein innerer Wind.

Innerem Wind liegen jedoch andere Ursachen zugrunde. Er entsteht meistens durch Blutarmut oder zu viel Hitze in der Leber. Auch Autoimmunerkrankungen, Allergien und Parkinson-Erkrankungen

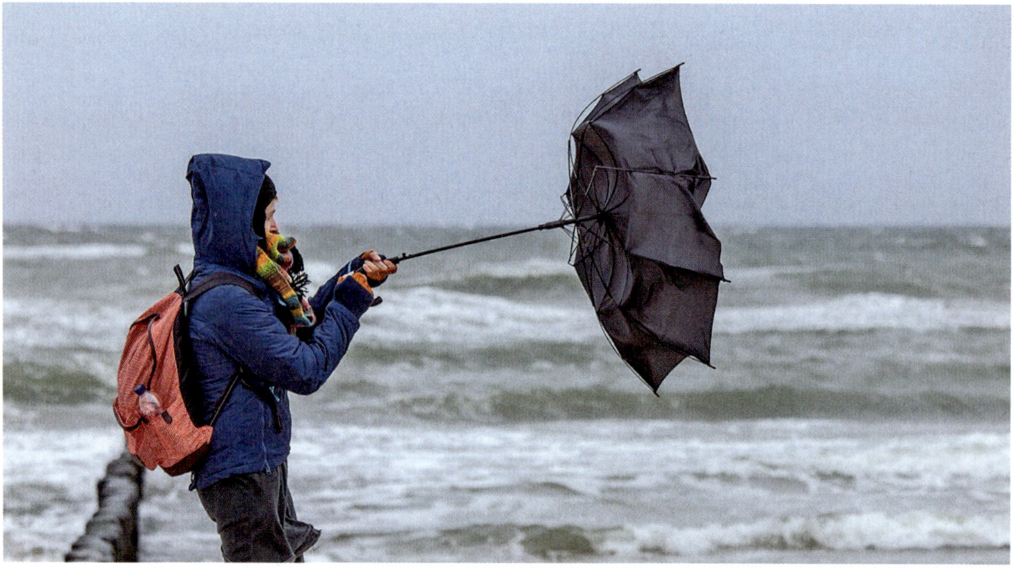

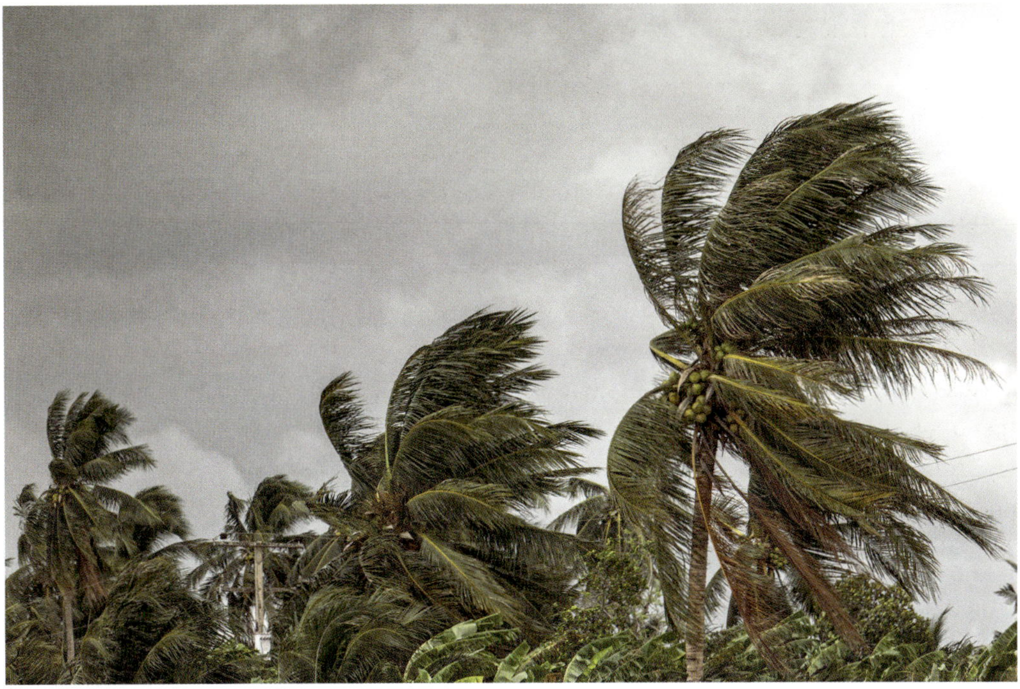

haben Symptome, die dem Symbol des Windes zugeordnet werden können. Wind steht eben für die sich ihren Weg suchende Energie. Sie kann bei geschwächten Menschen durchaus ein Auslöser für große Probleme sein.

Um dir das noch anschaulicher zu erklären, kommt hier ein Bild: Ein junger Baum ist grün und flexibel und erträgt viel Wind. Er hat noch viel von der Kraft der Geburt, des Neubeginns in sich und versorgt jedes Blatt bis in die Baumkrone mit genügend Wasser. Im Laufe des Lebens lässt bei vielen Bäumen und Pflanzen wie beim Menschen vor allem die Flexibilität nach. Zwar schaffen es viele noch, alle Blätter zu versorgen, aber ein starker Sturm hinterlässt oftmals seine Spuren. Äste brechen ab, schlimmstenfalls wird der Baum entwurzelt. Ähnliches gilt für den Menschen. Es steigt die Wahrscheinlichkeit, dass die Flexibilität der Gefäße beispielsweise im Laufe des Lebens nachgelassen hat und die Gefäße deshalb das Blut schlechter verteilen.

Aber auch alle Symptome, die einen schnell wechselnden Charakter haben, weil sich die Energie irgendwohin bewegen will, werden dem Wind zugeordnet. Beispielsweise wandernde Schmerzen, wechselnde und wandernde Hautrötungen bei Hauterkrankungen und beginnenden Infektionen.

Die Wanderseele Hun

Die Wanderseele Hun regiert das Nervensystem und ist die Basis für deine Intuition. Hun tritt erst kurz nach der Geburt in den Körper ein und verlässt diesen nach dem Tod wieder. Sie sorgt für das Erleben deiner Emotionen und nährt deine planerische Fähigkeit. Meistens haben Holzmenschen einen Plan von ihrem Leben. Dieser ist jedoch nicht starr, sondern flexibel und sehr intuitiv. Die Intuition ist die Verbindung zur Ursprungsenergie des Lebens, und ihre Aufgabe besteht darin, dass sich der höhere Plan deines Lebens verwirklicht.

Wenn Neugeborene plötzlich sterben, dann wird aus Sicht der TCM gesagt, dass die Wanderseele Hun nicht in den kleinen Körper eingezogen ist. Hun wird eine Verbindung zur Ursprungsenergie allen Lebens zugeschrieben, deshalb steht sie auch für unsere Intuition.

Wenn diese Energiequalität nicht vorhanden ist, dann können die Energien des Lebens nicht fließen. Und dann stirbt der Körper.

Falls du dich also jemals gefragt hast, ob bei dir so etwas wie »Intuition« überhaupt vorhanden ist, kann ich dir mit Gewissheit antworten: Ja, du hast Intuition. Vielleicht bist du dir ihrer noch nicht bewusst oder es ist einfach nicht deine Königsdisziplin.

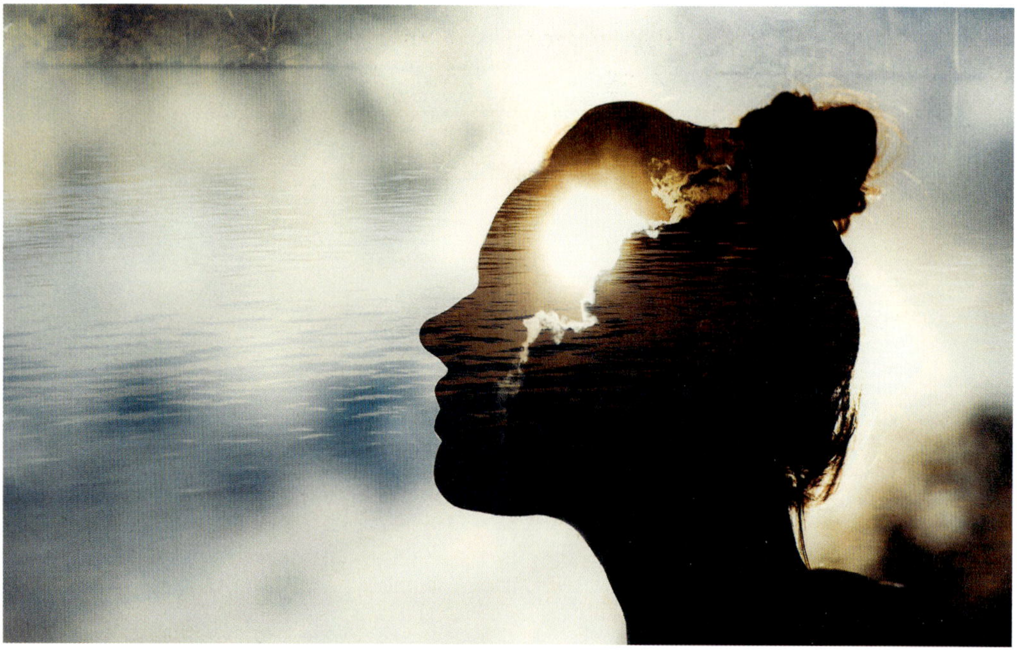

Die Wandlungsphase Holz im Überblick

- Morgen – das Yang beginnt zu wachsen
- Frühling
- Geburt, Kindheit
- Osten
- Wind
- Sauer – bewahrt die Säfte
- Grün – als Farbe der Natur
- Leber – speichert Blut und ist für den freien Qi-Fluss verantwortlich, der General mit Plan
- Gallenblase: Gallenabsonderung, Schrittmacher
- Augen ermöglichen das Sehen und zeigen die wahren Emotionen
- Sehnen, Bänder und Nägel werden genährt und kontrollieren die Spannung
- Wut treibt an, Motor
- Wanderseele Hun – Intuition

Dysbalance im Holz

Wenn dein Holz aus dem Gleichgewicht gekommen ist, entstehen Fülle- oder Leere-Zustände. Du verlierst dann leicht den Überblick über deine Vorhaben und Pläne und nimmst Kleinigkeiten wichtiger, als sie sind. Damit fällst du schlechtere Entscheidungen als in Balance.

Da deine Energien nicht gleichmäßig fließen, bist du unzufrieden und legst ein dir normalerweise fremdes mürrisches oder gereiztes Verhalten an den Tag. Dir ist dann sprichwörtlich eine Laus über die Leber gelaufen, und deine Emotionen wenden sich oftmals gegen dich, deine natürlicherweise vorhandene Wärme und das Mitgefühl für andere. Außerdem könnte es sein, dass du regelrecht grün aussiehst vor lauter Wut. Wenn du es selbst nicht bemerken solltest, nehmen dich andere Menschen in diesem Zustand als egozentrisch wahr. Dein Ego verteidigt Sichtweisen nämlich sogar dann, wenn du eigentlich schon weißt, dass du falschliegst.

Emotionale Blockaden rufen auch körperliche Blockaden hervor, und das wiederum schürt deine Wut. Allerdings ist diese Wut nicht mehr positiv bewegend, sondern kann sich in zornigen Ausbrüchen entladen oder wird in den Sehnen gespeichert. Deine Sehnen, Faszien und Bänder verlieren dadurch ihre Flexibilität, und die kreative Umsetzung deiner Pläne wird schwieriger.

Wenn du so richtig in Rage kommst, verletzt du andere mit der Wahl deiner Worte. Im schlimmsten Fall treibt es ein sehr negativ aufgeladener Holztyp so weit, dass er endgültig zerstörerisch wütet.

Leber-Qi-Stagnation

Wird deine Holzkraft behindert, können sich innerer Druck und eine Blockade aufbauen. Dein Holz ist dann in eine sogenannte (Yang-)Fülle geraten - vergleichbar mit einem Dampfkochtopf, der schon länger auf der heißen Herdplatte steht, bei dem das Druckventil aber verstopft ist. Du neigst dann zu unkontrollierten Wutausbrüchen und bist reizbar oder launisch. Deine Umwelt erlebt dich als dominant, rücksichtslos und angespannt. Langfristig könnte es sogar sein, dass du dir und anderen gegenüber zynisch wirst. Ein Ziel jagt das andere, und der vorhandene Druck wird noch intensiviert. Wenn du ohne Alkohol nicht mehr »runterkommst«, ist das unter anderem ein Zeichen für eine Fülle im Holz.

Körperlich können durch Druck im Holz-Element Kopfschmerzen, Migräne, Tinnitus mit einem hohen Pfeifen und Muskelverspannungen entstehen. Dauert die Fülle längere Zeit an, können sich auch Bluthochdruck, ein Kloßgefühl, Magenprobleme, Völlegefühl und Blähungen, Gallensteine sowie autoaggressive Probleme entwickeln. Da Fülle-Typen häufig nicht entspannen können, besteht Burn-out-Gefahr. Auch Sehnenprobleme bis hin zu Sehnenrissen sind ein häufiges Problem. Es kann sogar sein, dass du trotz der vorhandenen Fülle ein Gefühl von Schwere, Dumpfheit und Schwäche in den Armen und besonders in den Beinen empfindest. Frauenleiden wie PMS oder Menstruationsprobleme sind meistens auf eine Qi-Stagnation zurückzuführen.

Leere im Holz

Ist dein Qi des Holzes in der Leere, bist du alles andere als forsch. Wenn du einmal leberkrank warst, weißt du, wie müde es macht, wenn die Leber nicht richtig arbeiten kann. Dann bist du eher planlos, ängstlich und neigst zu einer leisen Stimme. Deine Nägel werden brüchig, deine Bewegungen werden zaghafter, dein Blutdruck ist eher niedrig. Durch Unsicherheit und Zweifel bist du dann gehemmt, deine Fähigkeiten zur Geltung zu bringen. Vor anderen Leuten klar und deutlich deine Meinung zu äußern oder für deine Ziele einzutreten, ist dir unangenehm. Diskussionen oder Streit gehst du am liebsten aus dem Weg.

Du tust dich schwer damit, klare Entscheidungen zu treffen oder ein Lebensziel zu verfolgen. Das liegt daran, dass du deinen Schrittmacher, deine Gallenblase,

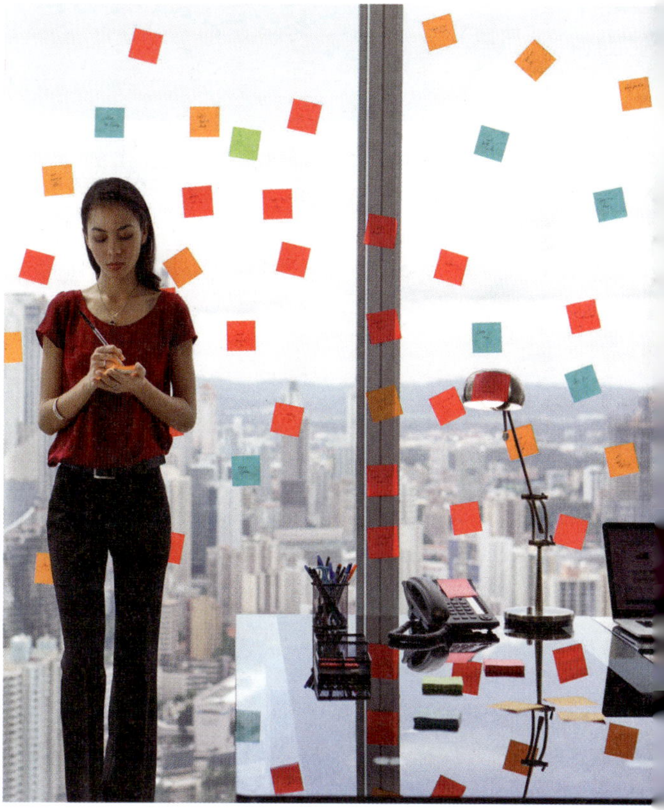

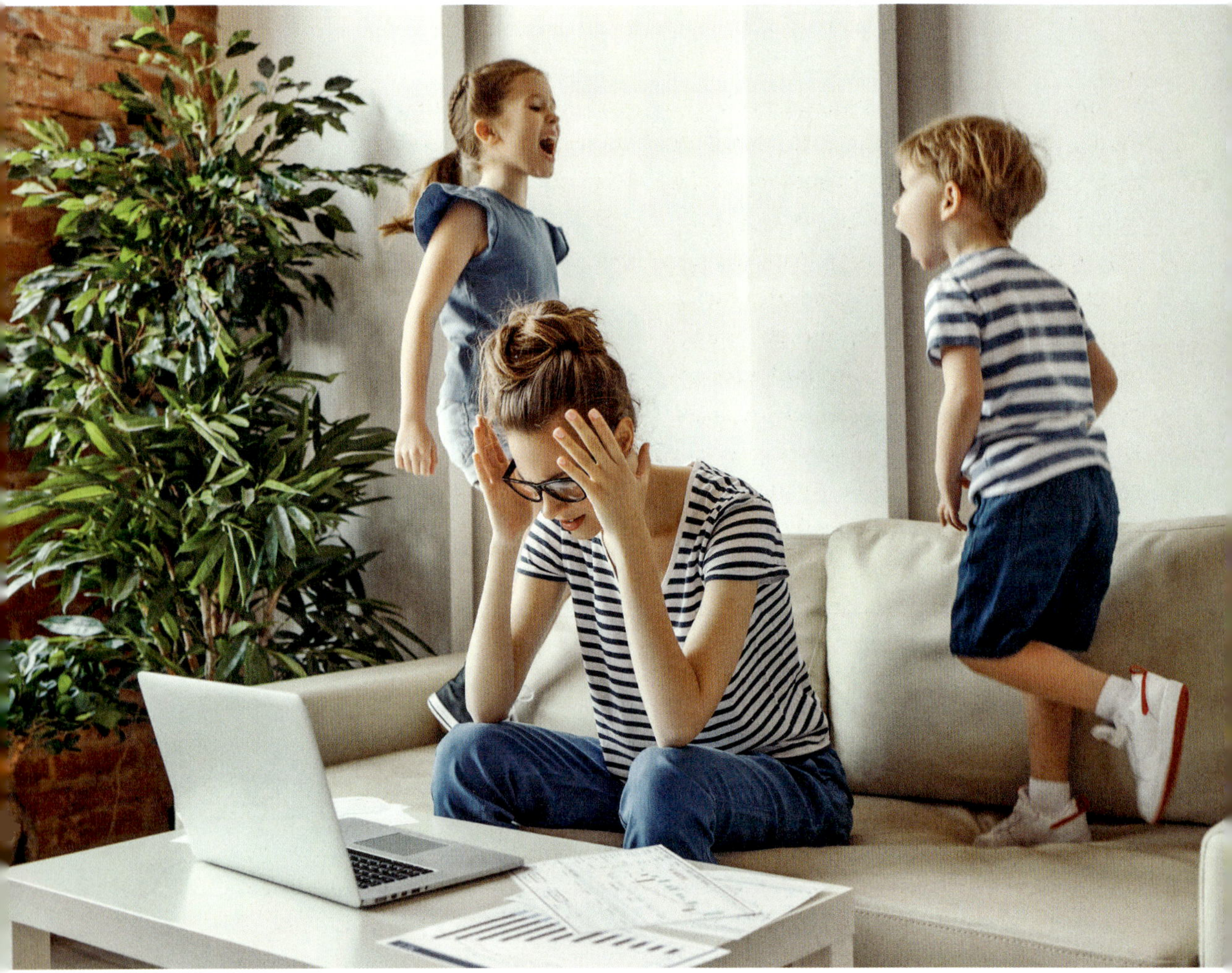

nicht wirklich aktivierst. Du fühlst dich dann erschöpft und emotional in gewisser Weise hilflos und wie gelähmt. Dadurch fällt es dir schwer, anderen Menschen Grenzen zu setzen, und du fühlst dich schnell überfordert. Gleichzeitig wirst du anderen gegenüber intoleranter.

Ist der Schrittmacher, deine Gallenblase, aktiv, aber deine Leber völlig planlos, wird es möglicherweise komplett chaotisch in deinem Leben. Deine Augen verlieren an Sehkraft, und du kannst schlechter fokussieren, insbesondere bei Lichtwechseln. Sie tränen bei Wind und Zugluft, die dir ohnehin nicht guttut. Leere-Muster können sich auch in Menstruationsproblemen wie schmerzhafter Menstruation und Endometriose zeigen.

Leber-Yin-Mangel und Leber-Blut-Mangel

Wenn du einen Substanzmangel oder zu wenig Blut in der Leber hast, kannst du deine Energie nur schlecht speichern. Du wirkst blass, hast das Gefühl von Schwindel. Bei einem manifesten Blut-Mangel kann es sogar zum häufigen Einschlafen deiner Arme und Beine kommen. Da das Yang im scheinbaren Übermaß vorhanden ist, bist du fast immer angespannt. Das kann sich in Muskelzuckungen und Muskelzittern äußern. Die Ausdauer deiner Muskeln ist jedoch schlecht, du fühlst dich regelrecht schwach. Bist du immer unruhig und angespannt, hast du vermutlich Schwierigkeiten, dich zu dehnen und deine Sehnen und Bänder zu entspannen. Bist du dauerhaft im Blut-Mangel, sind deine Sehnen absolut schwach und leicht dehnbar.

Im Blut-Mangel lässt deine Sehkraft insgesamt nach. Kommt ein Yin-Mangel hinzu, werden deine Augen trocken, und du bekommst schnell Bindehautentzündungen.

Im Yin-Mangel neigst du zu Wutausbrüchen, im Blut-Mangel wirst du aus Schwäche in sehr erschöpfenden Phasen reizbar und launisch.

Einige Dysbalancen des Holzes im Überblick

Fülle/Leber-Qi-Stagnation	Qi-Leere im Holz	Leber-Yin-/Blut-Mangel
Innerer Druck, Anspannung, unkontrollierte Ausbrüche, rücksichtslos, angespannt, Zynismus, Alkohol zum Abschalten	Müde, erschöpft, schlapp, planlos, ängstlich, leise Stimme, unsicher, Selbstzweifel, Meinungsäußerung erschwert, meidet Diskussion und Streit	Qi-Speicherung schwierig, permanente Anspannung, Schwächegefühl, Wutausbrüche, in erschöpfenden Phasen reizbar
Kopfschmerzen, Migräne, Tinnitus, Verspannungen, Bluthochdruck, Kloßgefühl, Magenprobleme, Völlegefühl, Blähungen, Burn-out-Gefahr, Schwere in den Armen und Beinen, PMS, Menstruationsprobleme	Brüchige Nägel, niedriger Blutdruck, nächtliches Sehen schlechter, Augen tränen im Wind, Zugluft tut nicht gut, Menstruationsprobleme, Endometriose	Blass, Schwindel, Einschlafen der Arme oder Beine, Muskelzucken oder- zittern, Sehnen verkürzt, Dehnung erschwert oder komplett erschlafft und weich, Sehkraft wird schlechter

Was dich unterstützen kann, dein Holz zu balancieren

Wenn du in der Wandlungsphase Holz nicht optimal im Gleichgewicht oder sogar in große Schieflage geraten bist, dann solltest du unbedingt dafür sorgen, dass sich das ändert. Hier kommen ein paar Tipps und Anregungen, mit denen du arbeiten kannst.

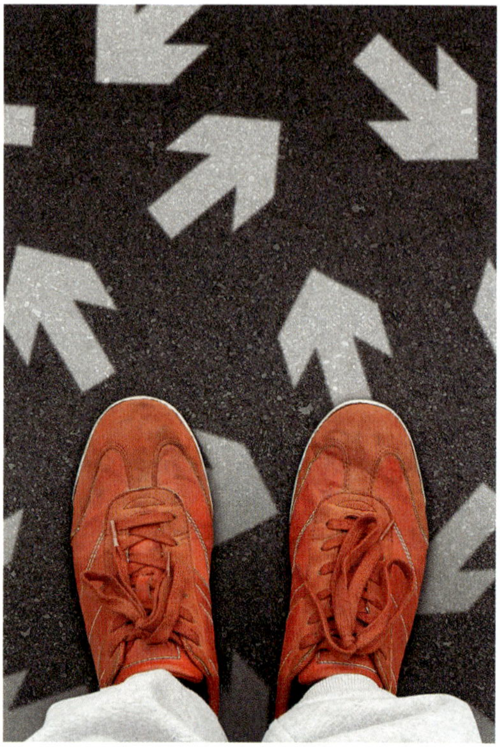

Fragen für deine Intuition

Für deinen Verstand findest du hier ein paar Fragen, die du dir beantworten solltest. So lernst du, bewusster mit deiner Holzenergie umzugehen. Übe, intuitiv innere Bilder und Visionen wahrzunehmen. Sie können die Antworten deines Hun, deiner Wanderseele und treuen Verbindung zur Ursprungsenergie, auf deine Fragen sein. Denn du weißt ja jetzt, dass sich die Kraft des Lebens durch dich selbst bestmöglich ausdrücken möchte.

- Womit wolltest du immer schon anfangen? Bist du bereit für eine Veränderung?
- Wie startest du in einen neuen Tag oder ein neues Projekt?
- In welchen Lebensbereichen und Themen fühlst du dich blockiert oder blockierst dich selbst?
- Welchen Schritt solltest du endlich tun?

Wenn du zu chaotischer Planlosigkeit neigst oder dich gerade leicht reizen lässt, solltest du üben, in Konfliktsituationen erst dreimal tief durchzuatmen und dich zurückzunehmen. So vermeidest du es, größeren Schaden anzurichten. Übe dich in Dankbarkeit für deine große Lebensenergie und finde immer wieder heraus, wie der visionäre Einsatz deiner Kraft aussehen kann und soll. Wie wäre es ganz nach deiner Vorstellung? Visualisiere deine Ziele und setze dich dafür ein!

Wenn du aus dir heraus keine Antworten auf die Fragen findest, mach folgende Übung: Nimm dir etwas zu schreiben und steh jeden Morgen fünfzehn Minuten früher auf als üblich. Es muss wirklich morgens sein, wenn du noch nicht auf dein Handy geschaut oder geduscht und Kaffee getrunken hast. Denn dann kommst du frisch aus deiner Traumwelt, auch wenn du dich daran nicht erinnern kannst. Ohne weiter nachzudenken, notierst du das, was dir durch den Kopf geht. Das können nur Wörter sein. Es sollte keine ausführliche Beschreibung der vor deinem geistigen Auge entstehenden Bilder sein. Keine Sätze, nur Stichpunkte. So in der Art:

»Strand warm Melone ekelig Kindsein Leichtigkeit Kleid tanzen schön sein Wald Natur Erde Mutter Erde Mutter Eltern alt weise schöne Geschichten traurig dunkel müde Abend Bettenmachen Lavendel Frankreich ...«

Das machst du mindestens einen Monat lang jeden Morgen und übst dich so darin, deine Bilder und Visionen als Antworten zu erkennen. Vielleicht gefällt dir diese Arbeit, und du möchtest sie intensivieren. Dazu empfehle ich dir die Lektüre des Buchs *Der Weg des Künstlers* von Julia Cameron.

Wenn du dir klarmachst, dass es einen Plan gibt für dein Leben und du ihm bewusst oder unbewusst intuitiv folgst, sollte dir das Sicherheit geben. Und dadurch kommst du nach und nach wieder in Balance.

Ernährung

Um dein Holz-Yin bzw. dein Leber-Blut günstig zu beeinflussen und das Yang zu balancieren, sind saure Nahrungsmittel sinnvoll. Saures zieht zusammen und bewahrt die Säfte.

Dazu gehören beispielsweise: Äpfel, Ente, Essig, Grünkern, Goji-Beeren, Hagebuttentee, Hühnersuppe, Sauerampfer, Süßholzwurzel (Lakritze), wenig Wein (0,1 l/Tag), Zitronensaft.

Hast du eine Leber-Qi-Stagnation, helfen dir süße Nahrungsmittel, die Spannung zu reduzieren. Dazu gehören beispielsweise Zwiebeln, Sprossen, Pastinaken, Pilze, Polenta, Reis, Rindfleisch, rote Linsen, Gerstengraupen, Datteln und Blattgemüse, Adzukibohnen. Zu viel saure Nahrungsmittel können deine Symptome dann sogar verschlechtern. Auf Süßigkeiten solltest du allerdings verzichten. Trockenfrüchte sind hier die gesündere Alternative.

Außerdem können dir zur Leber-Qi-Stärkung Obstessig und Honig in warmem Wasser, wenig Zitronensaft in warmem Wasser, Olivenöl mit Zitronensaft als Saladressing oder ein warmes Bad mit Lavendelöl helfen. Aus der Schatzkiste der TCM-Kräuter helfen auch Chrysanthemenblüten. Sie beruhigen die Leber und helfen, Giftstoffe aus dem Blut zu beseitigen. Du kannst sie wie einen Tee aufgießen.

Wein lässt stagnierte Energien leichter fließen. Alkohol hat viel Yang und schiebt deshalb den Energiefluss an. Wenn du Alkohol bei Stagnationen in kleinen Mengen genießt, kann er dir guttun. Trinkst du hingegen über die sinnvolle Menge hinaus, kann es passieren, dass du dich mit einer Menge nicht erlebter Gefühle konfrontiert oder davon sogar überrollt fühlst. Aus genau diesem Grund wird es oft lauter, wenn Menschen Alkohol getrunken haben. Solange du dich währenddessen und am nächsten Tag nicht schlapp fühlst, darf das ab und zu mal sein. Solltest du dich aber geschwächt fühlen, einen Kater haben oder ohne Alkohol nicht mehr klarkommen, sind das ernstzunehmende Zeichen. Du solltest dann dringend eine Alkoholpause von mindestens acht Wochen einlegen.

Bewegung

Nach dem Sport geht es deinem Holz meistens besser.

Regelmäßiger Ausdauersport eignet sich gut bei Fülle, um innere Anspannung und auch körperliche Verspannungen abzubauen.

Zusätzlich darfst du eine Faszienrolle nutzen, um die verklebten Muskeln, Faszien und das Bindegewebe voneinander zu lösen und dadurch die Energien wieder frei fließen zu lassen.

Außerdem eignen sich Kampfsportarten sehr, um Beweglichkeit, Flexibilität und Schnellkraft zu harmonisieren.

Zaghafte und geschwächte Holz-Typen benötigen Kraft - emotional wie körperlich. Dann eignen sich sanftere Sportarten wie Walking oder Wandern. Um dich zu stärken und aufgebaute Spannung abzubauen, empfehle ich die Abwechslung zwischen Yoga und Joggen oder einem anderen Ausdauersport wie Rudern, Schwimmen oder Radfahren. Um deine Muskeln zu stärken, ist leichtes oder mäßiges Krafttraining angesagt. Du solltest dabei nicht an die Belastungsgrenze gehen.

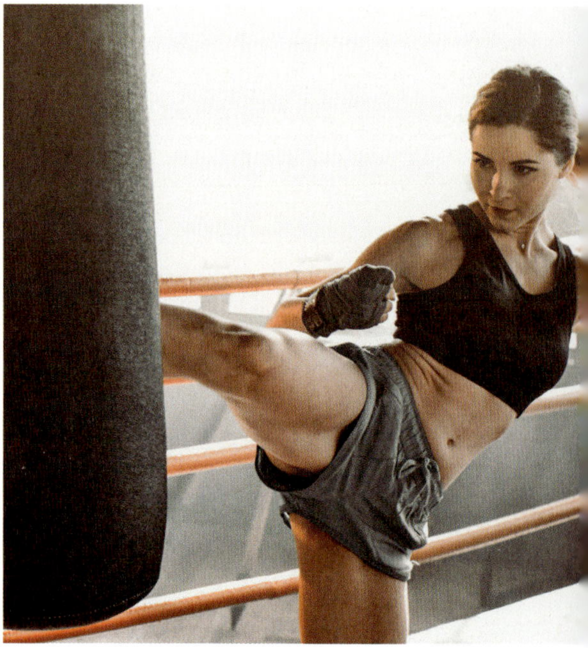

Gehen, den eigenen Tritt finden, ist auch eine hervorragende Methode, um deinen Qi-Fluss zu harmonisieren. Dazu könntest du beispielsweise mindestens einmal im Monat einen ganzen Tag lang spazieren gehen, Minimum fünf Stunden, Pausen erlaubt. Oder du machst mal einen Wanderurlaub und gehst wirklich jeden Tag mehrere Stunden wandern.

Um gezielt die Meridiane der Leber und der Gallenblase anzusprechen, kannst du mehrmals wöchentlich diese Übung durchführen:

Dehne dich sitzend, stehend, liegend entlang deiner Körperseite. Strecke dich mit aufrechtem Oberkörper für mindestens 30 Sekunden nach links und rechts. Das tut deinem Holz gut.

Entspannung

Bewegung und Bewegendes beseitigen Fülle, und in der Leere hilft dir tendenziell Aufbauendes und Stärkendes.

Neben der Bewegung tun dir auch passive Methoden gut, beispielsweise Massagen, um Spannungen abzubauen. Ganz gezielte Entlastung bekommst du durchs Schröpfen (bitte nur bei einem TCM-Experten).

Wenn dein Yin oder Blut im Mangel sind, eignen sich sanfte Gymnastikübungen, Yin-Yoga oder Qigong ganz besonders, um deine Substanz wieder aufzubauen.

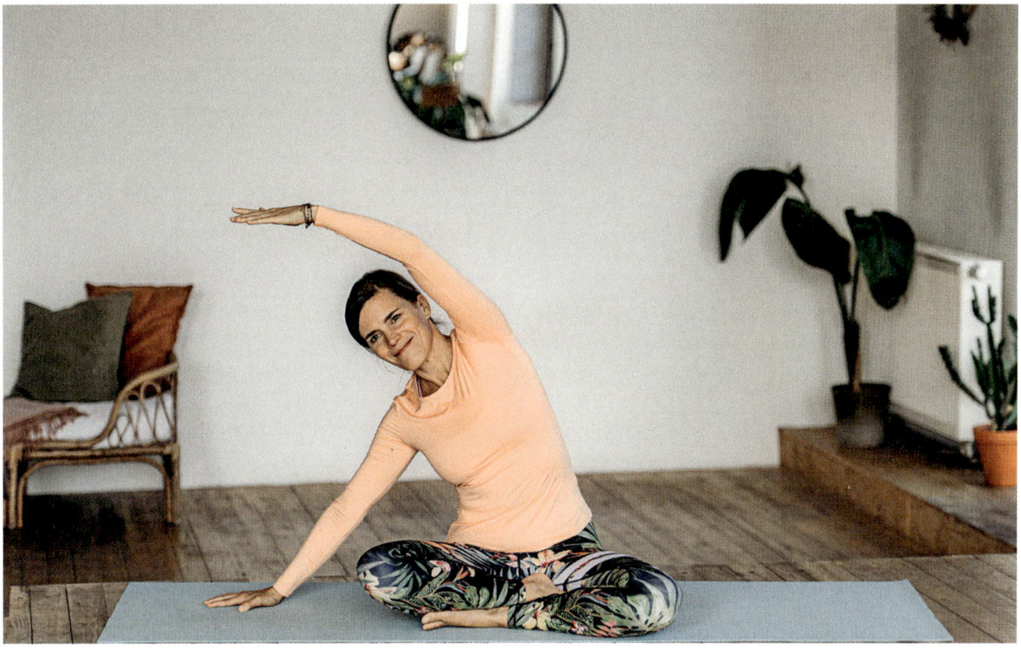

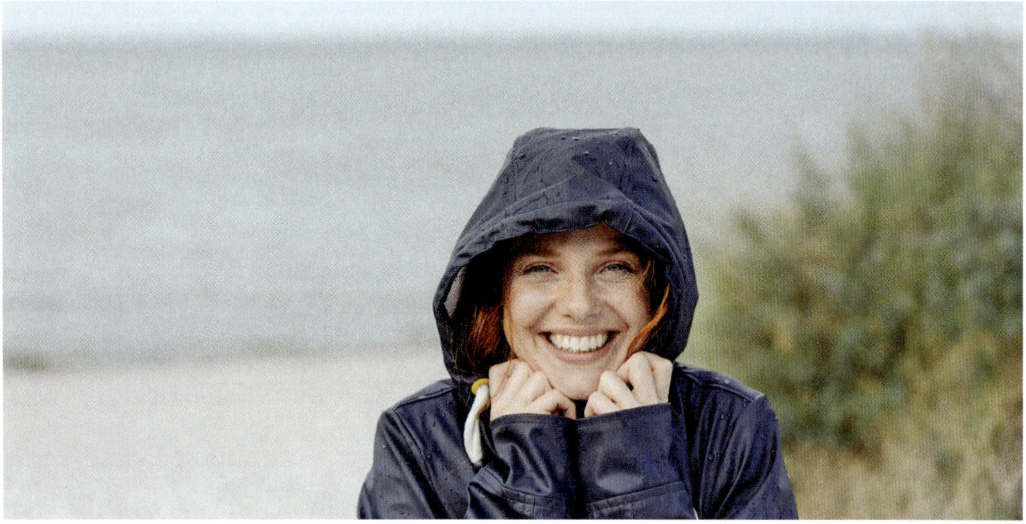

Wind beseitigen in der Dojozeit

Wenn im Frühling Wind in deinen Körper eindringt und du ihn nicht in der Dojozeit eliminierst, kann sich dies im Sommer mit Verdauungsstörungen bemerkbar machen.

Handelt es sich um inneren Wind, solltest du die Ursache finden und beseitigen. Wie schon beschrieben, liegen dann oft eine Blutarmut oder eine Leber-Hitze vor. Dagegen gibt es neben Blut aufbauenden oder leicht kühlenden Nahrungsmitteln auch individuell zu verschreibende Rezepturen aus Kräutern.

Auch äußerer Wind sollte immer so schnell wie möglich beseitigt werden. Äußerer Wind kommt selten allein. Meistens setzen sich andere klimatische Faktoren wie Hitze, Kälte, Feuchtigkeit oder Trockenheit darauf. Wenn du »nur« in deiner äußersten Schicht angegriffen wurdest, dann zeigen sich die meisten Beschwerden in Form von mildem Schnupfen oder Atemwegs-Katarrhen, Frösteln oder Zittern mit Verspannungen und leichten Gliederschmerzen.

Wenn es sich um eine echte Erkältung handelt, kannst du mit wärmeerzeugenden Mitteln gegen den Wind und die Kälte angehen.

Hast du hingegen eine echte Wind-Hitze, solltest du dich nicht noch weiter hochheizen, sondern vorsichtig herunterkühlen.

Was fast immer hilft: Iss so, dass es sehr leicht und bekömmlich ist. Klare Gemüsebrühen sind dann dicken, cremigen Suppen vorzuziehen. Und warmes Wasser und ein trockenes Stück Brot sind besser als Salate, Smoothies oder Fertiggerichte.

Ein wichtiger Hinweis: Wenn du dich

bereits geschwächt fühlst und die ersten Anzeichen einer Erkältung hast, solltest du keine Hühnersuppe mehr essen. Lange gekochte Hühnersuppe ist voller Zink und sehr gut für das Immunsystem und dein Abwehr- oder Wei-Qi. Aber Hühnersuppe ist geschmacklich sauer, und deshalb solltest du sie ausschließlich zur Vorbeugung essen. Ist der Infekt schon da, solltest du Saures besser meiden.

Der Überblick für dich

Unterstütze deine Intuition!

- Womit wolltest du immer schon anfangen?
- Wie startest du in neue Phasen?
- Wo bist du blockiert?

Saures bewahrt die Säfte, weil es nach unten und zusammenzieht.
Natürliche Süße reduziert die Spannung deines Leber-Qis.
Alkohol lässt dein Qi fließen, aber er ist nur gelegentlich sinnvoll und nicht bei Schwächegefühlen.

Leber-Qi-Stagnation: Bewege dich regelmäßig ausdauernd, sodass dir warm wird und dein Qi in der Wärme leichter fließt. Nutze eine Faszienrolle zum Dehnen. Mach Kampfsport.
Chrysanthemenblütentee kann dir helfen, **Leber-Hitze** zu beruhigen und Giftstoffe zu eliminieren.

Leber-Qi-Mangel oder Yin-/Blut-Mangel: Dir helfen mäßiger Ausdauersport im Wechsel mit Dehnungen und harmonisierenden Übungen aus dem Yoga oder Qigong und leichtes (!) Muskeltraining.
Bocksdornfrüchte, auch bekannt als Goji-Beeren, stärken das Leber-Qi und -Blut.

Reduziere deinen emotionalen Stress und kümmere dich um eine verbesserte Behandlung deiner chronischen Erkrankungen. Gönn dir entspannende Massagen, Schröpfen, Gua Sha, Yin-Yoga, Qigong.

Wind eliminieren, insbesondere vom 27. April bis 16. Mai
Inneren Wind – Blut aufbauen oder Hitze kühlen
Äußeren Wind – Wärme erzeugen bei Kälteeinfluss, Hitze ableiten bei zu viel davon
Klare Suppen, warmes, leichtes Essen, das saisonal und regional wächst. Keine Rohkost

Weitere Tipps findest du im Kapitel über die Dojozeiten.

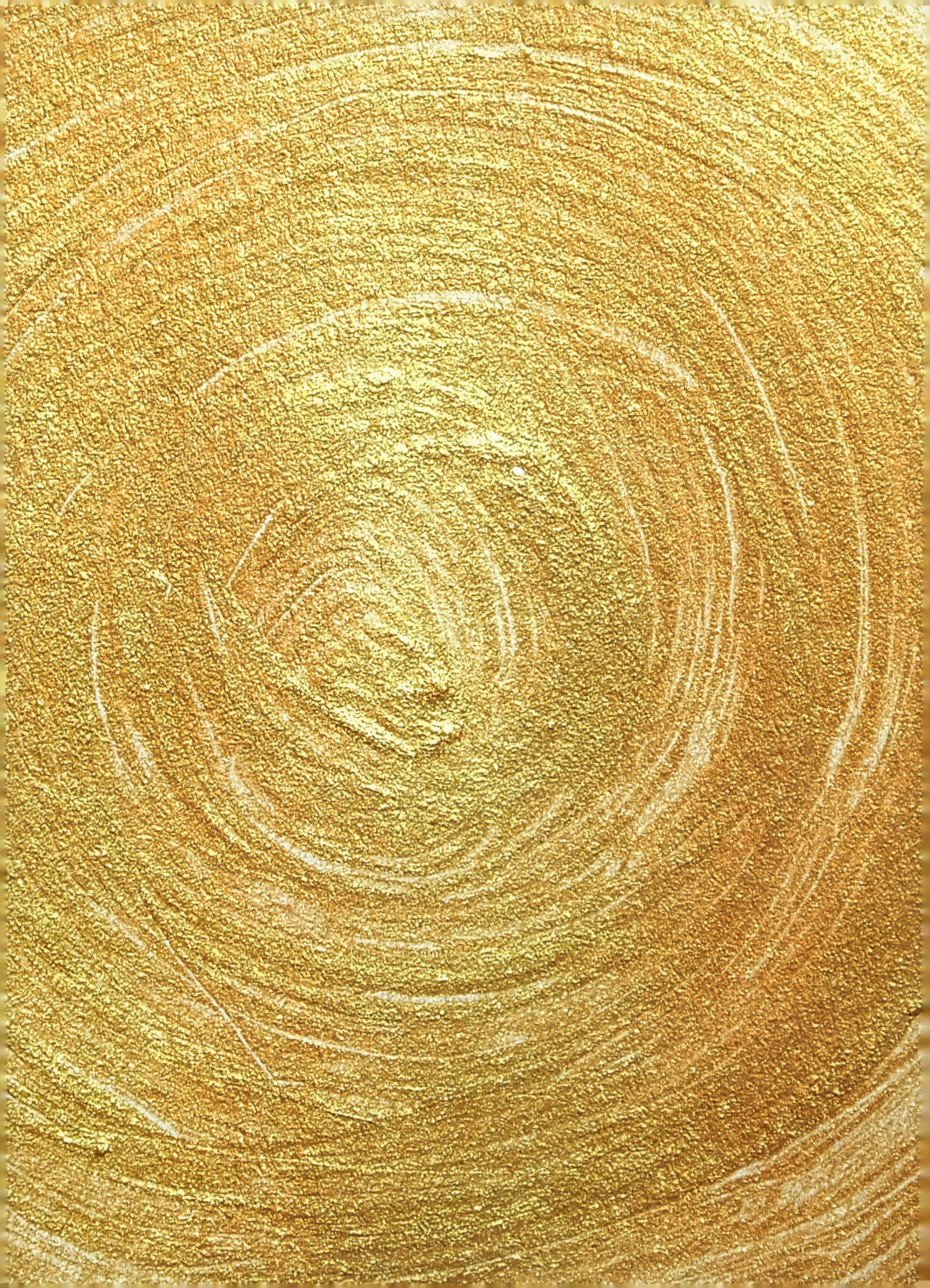

DIE WANDLUNGSPHASE FEUER: DAS GROSSE YANG

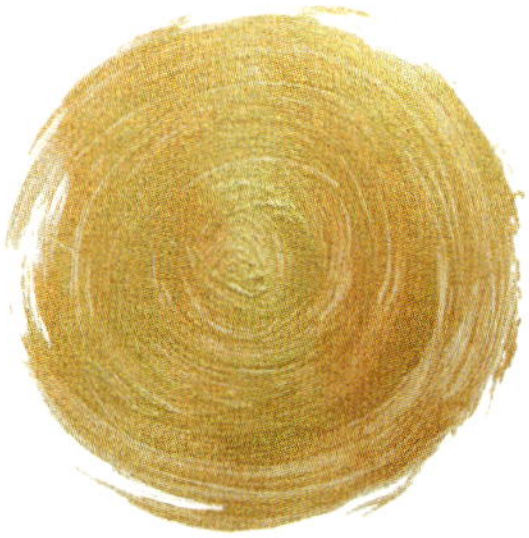

Zeiten, Lebensthemen und Aufgaben

Das größte Yang erlebst du im Tagesverlauf am Mittag, wenn die Sonne ihren höchsten Stand erreicht und aus dem Süden scheint (auf der Nordhalbkugel der Erde). Dann ist es am hellsten und wärmsten, und das Yang entfaltet sich ganz. Im Jahresverlauf ist der Sommer dem Feuer und dem Yang zugeordnet. Dann findet das Leben mehr draußen als drinnen statt, die Natur steht in voller Blüte und strahlt. Die Natur verschenkt sich sichtbar. Im Sommer stehen die Bäume und Blumen in Blüte und »geben alles«. Egal, ob klein oder groß, der Löwenzahn, die Rose oder ein Baum: Sie blühen einfach und zeigen sich in ihrer Pracht.

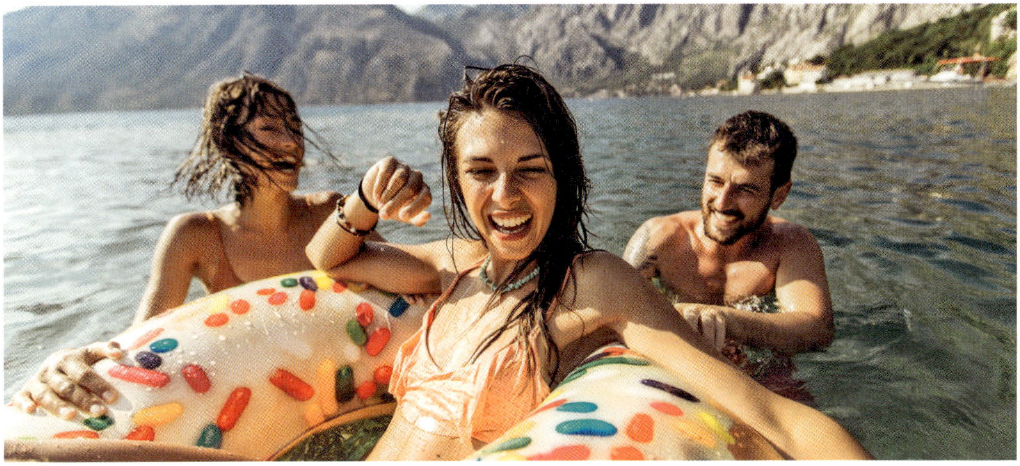

Jugend, Wachstum

Genauso steht die Zeit des Heranwachsens für das Feuer. Vielleicht bist du in deiner Jugend auch mehr ins Außen gegangen? Ich weiß, dass das nicht allen Menschen möglich ist und dass sie ihr Strahlen während der Jugend nicht voll leben können. Aber das Gute ist: Du kannst das jederzeit nachholen! Jede Phase, in der du erblühst und voll strahlst, kann dir in die Kraft des Yangs verhelfen und dein Leben beschwingt und leicht werden lassen. Zum Beispiel, wenn du dich vollkommen zeigst mit deinen Gefühlen, deinem Tun und von etwas total begeistert bist. Du kannst dein Yang in einem selbst gestalteten Kunstwerk manifestieren oder im Erreichen eines Ziels, auf das du mit Herzblut hingearbeitet hast. Das muss nichts besonders Auffälliges sein. Es reicht, wenn es dich rundum glücklich macht.

Feiere dein Leben!

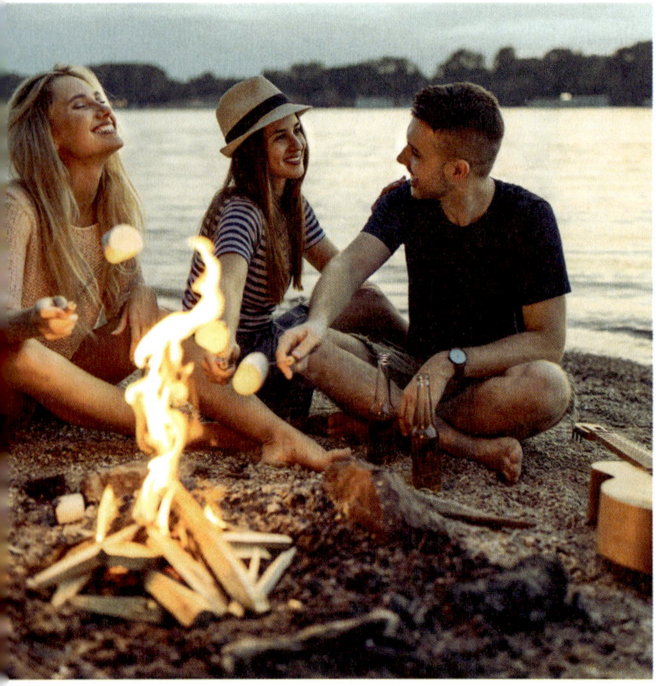

Das Yang des Feuers steht für die Ausdehnung. Gleiches gilt für dich als Mensch, wenn du in voller Blüte stehst. Dann bist du dir deiner selbst bewusst und erwächst beziehungsweise er-wachst. Deshalb werden jedes Wachstum und jeder Bewusstseinsschritt dem Feuer zugeordnet. Mit dieser Energie ist dein Leben ein Fest, und du feierst es.

Sich zu verschenken ermöglicht Wachstum

Feuerenergie ist eine sich ausbreitende Energie. Diese Energie verschenkt sich einfach, und so überwindet sie sogar kalt gewordene Herzen und emotionale Schutzmauern. Das Feuer sucht nach menschlicher Verbindung, nach Freundschaft, Intimität und Nähe.

Das Leben in dir, das Göttliche in dir möchte sich verschenken, mitteilen und Glück und Liebe im Zusammensein erleben. Herzlicher Humor ist ein Ausdruck dieser Feuerenergie. Ich bin mir sicher, dass auch du schon einmal erlebt hast, wie erlösend und verbindend das gemeinsame Lachen sein kann - sogar in schwierigen Situationen des Lebens, denn:

Der kürzeste Weg
zwischen zwei Menschen
ist ein Lächeln.

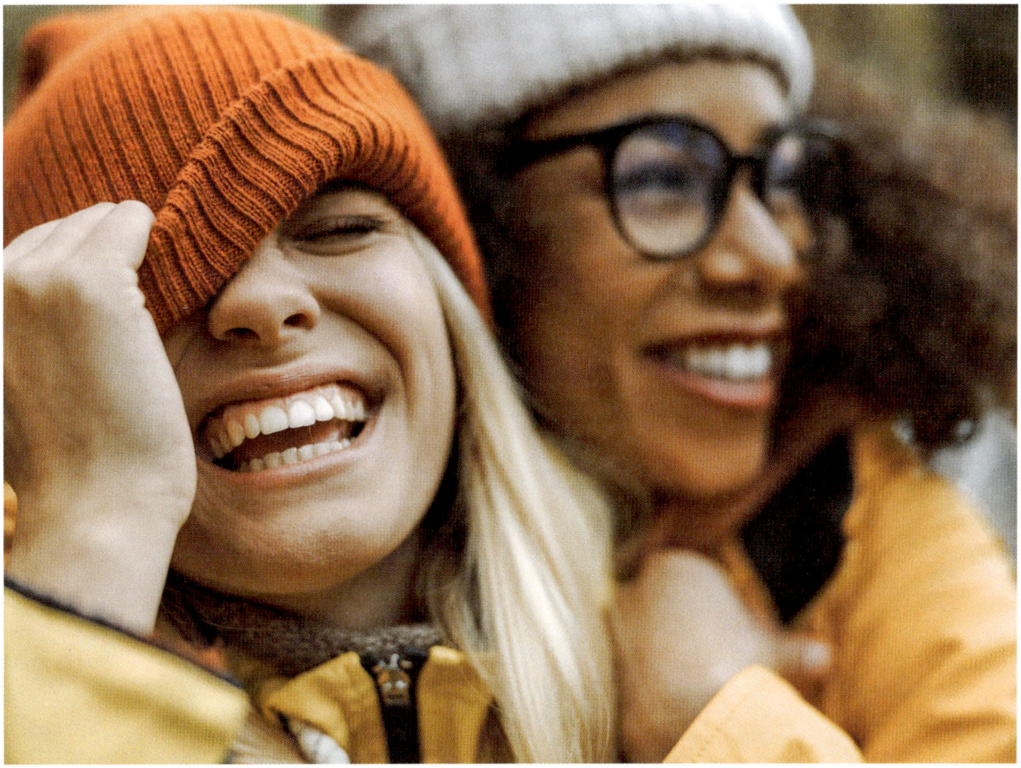

Das Geräusch des Feuers ist das Lachen

Der menschliche Laut der Feuerenergie ist das Lachen. Wenn du von Herzen lachst, steckst du andere damit an. Weil du dich mit deiner Freude den anderen schenkst. So wie ein heranwachsender Jugendlicher, der der Welt strahlend seine Wahrheit verkündet. Das Geheimnis dieser offenen, ehrlichen Wahrheit ist ein gesundes Bewusstsein.

Leben. Lieben. Lachen

Mit einem offenen Herzen voller Respekt und Freundlichkeit erkennst du den Buddha, das Göttliche in dir und deinem Gegenüber.

Der Weg ist nicht im Himmel,
der Weg ist im Herzen.
Buddha

Feuer wärmt, und Wärme lässt die Energie schneller fließen. Ein Feuer kann ein anderes Feuer entzünden. Und so strahlen beide Feuer mit Wärme und Licht in die Welt. Feuer ist das am schlechtesten zu greifende Element. Die Wandlungsphasen Holz, Feuer, Erde, Metall und Wasser sind Stoffe und stehen für bestimmte Energiequalitäten. Feuer kannst du zwar spüren und dich daran verbrennen, aber du kannst es nicht festhalten, in ein Gefäß füllen oder wiegen. Feuer ist mehr gasförmig als fest. Deshalb ist es das perfekte Symbol für das größte Yang.

Der empathische Feuertyp

Als Feuertyp bist du ein offener und toleranter Mensch, der anderen mit Verständnis und Freundlichkeit begegnet. Außerdem hast du Charisma, das sich mit Leichtigkeit auf andere überträgt und sie im tiefsten Kern erreicht. Dadurch wirkst du als balancierter Feuertyp anziehend auf andere und begeisterst sie einfach, wenn du strahlst und dabei bist. Du hast eine natürliche Autorität, die dir den Respekt anderer einbringt.

Als Feuertyp ist es dir wichtig, mit anderen Menschen zusammen zu sein, aber das bedeutet nicht, dass das besonders viele Menschen sein müssen. Der Aufbau enger Beziehungen ist dir ein Bedürfnis, Oberflächlichkeit befriedigt dich nicht. Du möchtest andere Menschen lieben und magst es, »ein Herz und eine Seele zu sein«. Dabei sind die Nähe und Verbindung auf körperlicher, geistiger und seelischer Ebene die Nahrung für dein Yang, mit dem du wiederum großzügig dein Umfeld versorgst.

Du liebst es, zu lachen, und deine wachen Augen zeugen von einem aufmerksamen Geist und einer schnellen Auffassungsgabe. Außerdem bist du als Feuertyp meist mit Spontaneität und Humor ausgestattet. Du magst es, sehr bewusst zu leben. Manchmal scheinst du es zu übertreiben, aber du weißt, dass das nun

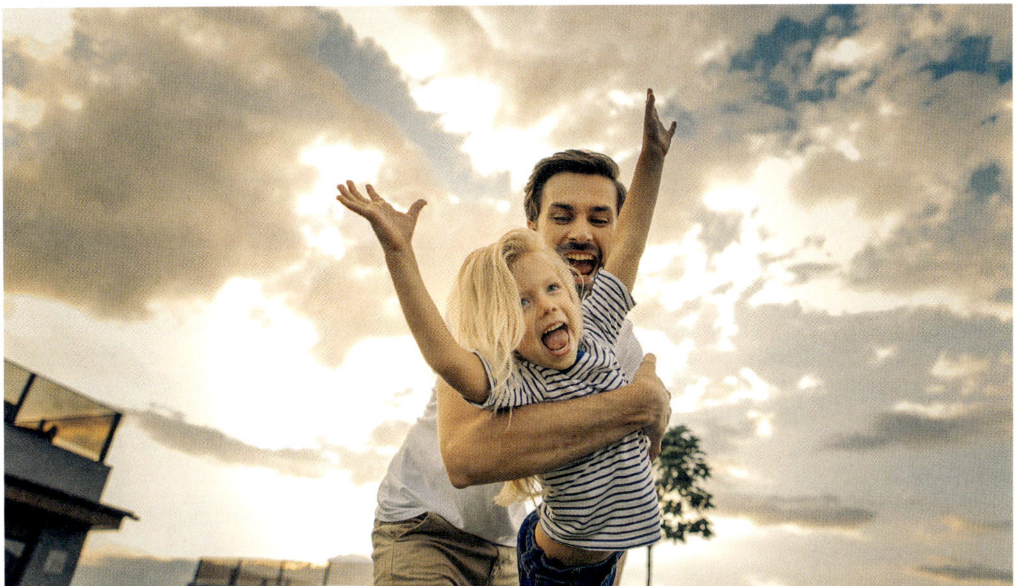

der richtige Zeitpunkt für genau dieses Vorhaben ist. Andererseits kannst du dich auch mal zurücknehmen, denn auch dafür gibt es Zeiten. Dadurch entwickelst du die Gabe, dein Feuer im Alltag des Lebens immer wieder zu entfachen, und empfindest dabei eine tiefe innere Freude. Denn du siehst das Einzigartige und erkennst das Besondere jedes Augenblicks.

Das innere Feuer auch im Alltag brennen lassen

Mit wachsendem Bewusstsein verstehst du zunehmend, dass das Universum einem höheren Plan folgt und dass jeder Mensch auf Erden im Auftrag dieses größeren Geistes hier ist. Ja, es kann fordernd sein, diesem Prinzip zu folgen. Aber selbst wenn es dir hin und wieder schwerfällt, wird der Idealist in dir immer wieder zu diesem Grundsatz zurückkommen. Warum? Weil die Energie dieses Prinzips sehr hoch schwingt. Höher als die deines Verstandes oder Egos. Und wenn etwas höher schwingt, also mehr Yang hat, wird es sich nach und nach durchsetzen.

Körperbau

Der Körperbau des Feuertypen ist durchschnittlich, also nicht extrem dünn oder dick, nicht extrem sportlich oder träge. Die Muskulatur entlang der Wirbelsäule ist jedoch oftmals sehr gut ausgeprägt, und dadurch hast du meistens eine gute Haltung. Deine Bewegungen sind eher schnell als langsam. Manchmal haben Feuertypen einen etwas kleineren Kopf und ein markantes Kinn. Die Farbe des Gesichts neigt zur Rötung, besonders wenn du als Feuertyp emotional wirst. Feuerfrauen haben oft von Natur aus schöne Haare; Feuermännern fehlen sie häufig schon früh.

Mit ihren hellen und wachen Augen schauen sie ihrem Gegenüber oftmals direkt in die Seele. Sie können sehr selbstlos sein und lieben das tiefgehende Gespräch mit anderen. Empathisch und herzlich interessieren sie sich für das, was ihr Gegenüber bewegt. Die Stimmqualität eines Feuertypen ist hell und klar.

Im folgenden Abschnitt erkläre ich dir die zum Feuer gehörenden Organe und Strukturen. Auch sie werden dem Yin und Yang zugeordnet.

Die Organe und Gewebe des Feuers

Herz und Dünndarm

Die Organe Herz und Dünndarm gehören zur Wandlungsphase Feuer.

Das Herz ist das Yin-Organ und der Dünndarm das Yang-Organ. Das Herz ist mit seinem rund faustgroßen Muskel sehr kompakt und kräftig. Es hat zwar Hohlräume, gilt mit seiner sehr strukturierten Muskulatur jedoch als Yin-Organ. Der Dünndarm ist das Yang-Organ, das Hohlorgan, das den Nahrungsbrei weitertransportiert.

Herz

Das Herz ist ein besonderes Organ. Es liegt zentral in deiner Brust und bildet das Zentrum deines Herz-Kreislauf-Systems. Die Durchblutung deines Herzens muss genauso wie die Durchblutung deiner Nieren und deines Gehirns immer gewährleistet sein. Deswegen gibt es diesen klugen Trick deines Körpers, dich in die Waagerechte zu zwingen, wenn dein Blutdruck sinkt: Dir wird schwindelig und du kippst um.

Aus Sicht der TCM ist das Herz beteiligt an der Blutbildung, arbeitet als Blutpumpe und versorgt so den Körper mit Blut und Qi. Das Herz regiert das Blut und die Blutgefäße. Es reguliert außerdem das Schwitzen. Wenn dir warm wird, dann pumpt es etwas schneller Blut durch deinen Körper. So kommt mehr Flüssigkeit in der Peripherie deines Körpers an, und mithilfe der geöffneten Hautporen (Wandlungsphase Metall) kühlt sich dein Körper ab.

Mit jedem Herzschlag pumpt dein Herz den Saft des Lebens in deinen Körper und sorgt so für die Versorgung jeder kleinsten Zelle. Das Herz hat eine sich verströmende, weit expandierende Energie. Elektromagnetische Messungen ergeben für das Herz ein 5000-mal stärkeres Feld als für das des Gehirns. Und die Spannung, die das Herz aufbauen kann (messbar im EKG) ist 60-mal so stark wie die des menschlichen Gehirns (messbar im EEG). Die Pulswelle deines Herzens erreicht die kleinsten Gefäße deines Körpers und verbreitet deinen persönlichen Herzschlag, deinen Puls des Lebens. Dein Herz hat viel Yang, viel Feuer.

Dieses Bild gewinnt noch mehr Kraft, wenn du erfährst, dass dein Herz aus Sicht der TCM der Kaiser oder weise Monarch ist, der sein Volk mit Güte und Hingabe selbstlos führen darf. Um dies zu bewerkstelligen, muss er viel kommunizieren und seine eigenen Gedanken und Gefühle mitteilen, aber auch die der anderen empfangen. Die Aufgabe eines solchen Monarchen besteht darin, für Frieden und Harmonie zu sorgen. Er muss den Blick fürs Ganze behalten, genau deshalb hat er eine gehobene Position inne. Du selbst hast solch einen Kaiser in deiner Brust und kannst ihn mehr oder weniger bewusst einsetzen. Deshalb ist das Herz auch verantwortlich für die Weisheit. Kennst du die Momente, in denen dir klar wird, dass du vielleicht gegen jede Logik auf dein Herz hören musst? Meistens sind es nicht die schlechtesten Entscheidungen, auch wenn du sie manchmal erst im Nachhinein verstehst.

Folge der Weisheit deines Herzens.

Dünndarm

Der Dünndarm ist das Yang-Organ der Wandlungsphase Feuer. Er entscheidet, was du in deinen Körper reinlässt und was lieber nicht. Er ent-scheidet und trennt aus Sicht der TCM das »Reine vom Unreinen«. Das geschieht mithilfe des Pankreassekrets und der Gallenflüssigkeit. Die reinen Verdauungsbestandteile werden zur Milz geleitet und dort in Blut und Qi aufbereitet. Was nicht in den Körper aufgenommen werden soll, wird zum Dickdarm weitergeleitet. Das Einzige, was im Dickdarm noch aus dem Nahrungsbrei aufgenommen wird, sind Wasser und Flüssigkeiten.

Blutgefäße

Die Blutgefäße sind die Verteiler, durch die das Blut in den gesamten Körper gepumpt wird, bis in die kleinsten Kapillaren. Sind sie verstopft und zu eng oder zu weit gestellt, stimmt die Spannung nicht, und der richtige Blutdruck kann nicht aufgebaut werden. Das bedeutet im Ernstfall eine mangelhafte Versorgung des Körpers.

Herzbeutel

Geschützt wird der kostbare Schatz, das Herz, vom Perikard, dem Herzbeutel, der aus schulmedizinischer Sicht eine Faszienschicht ist. Das Perikard wird aus Sicht der TCM ebenfalls der Wandlungsphase

Feuer zugeordnet und als der »Leibwächter des Herzens« bezeichnet. Wenn du emotional bist, schützt das Perikard dein Herz. Das Perikard wird auch als Hofnarr bezeichnet, der dem Kaiser ein wenig fröhliche Ablenkung und Erheiterung bringen soll. Ablenkung kann für kurze Zeit etwas sein, was dein Herz schützt.

Drei Erwärmer

Den drei Erwärmern oder drei Energiekammern entspricht kein Organ aus der Schulmedizin. Und dennoch ist die Aufgabe dieser drei Ebenen enorm wichtig für deinen Körper und dein Wohlbefinden. Sie müssen optimal zusammenarbeiten, damit du in Balance und Harmonie

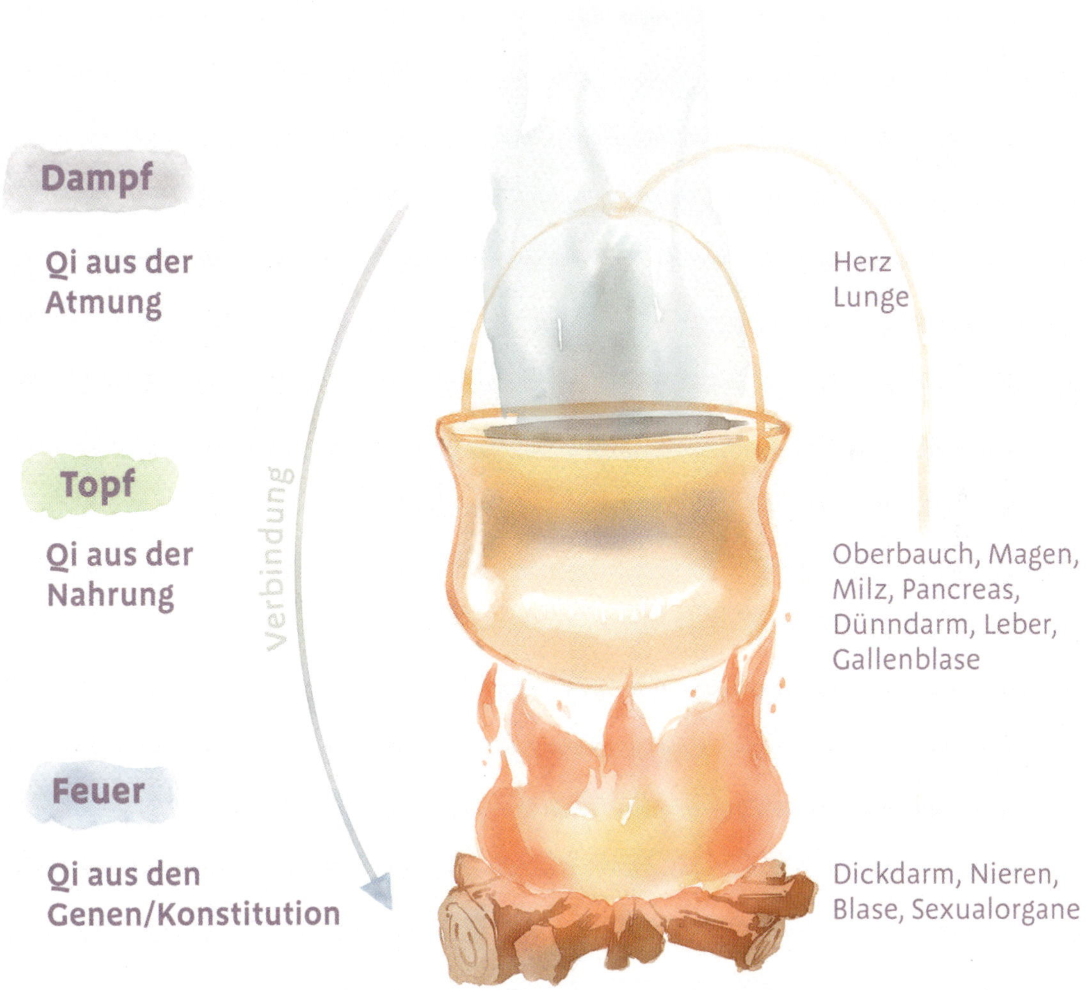

lebst. Stell dir folgendes Bild vor: Da hängt ein Topf über dem Feuer, und aus dem Topf dampft es. Insgesamt geht es hier um die Wärme-, Energie- und Flüssigkeitsregulation unseres Körpers. Der unterste Bereich dieser drei Ebenen, das Feuer, entspricht unserem Unterleib – circa zwischen Nabel, Schambein und Beckenboden. Hier liegen deine Blase, der Dickdarm, die Nieren und Geschlechtsorgane. In dieser Ebene geht es im Hinblick auf die Energieverteilung darum, dass Unbrauchbares ausgeschieden wird und genügend Energie vorhanden ist, um der mittleren Ebene einzuheizen.

In der mittleren Erwärmerebene, dem Topf, geht es um die Verdauung und Aufnahme der Nahrung. Hier liegen deine Bauchorgane Magen, Milz, Bauchspeicheldrüse, Leber, Gallenblase und Dünndarm. Sinnbildlich muss hier gekocht werden, um die Nahrung aufnehmen zu können.

Und in der obersten Ebene, dem Dampf, geht es um die Verfeinerung und Verteilung der Energie, die du durch Nahrung und Atmung aufgenommen hast. Die Organe Herz und Lunge liegen hier in deinem bedampften Brustkorb.

Diese Flüssigkeits- und Energieverteilung könntest du auch als eine Form des Stoffwechsels beschreiben. Sie findet hauptsächlich abends ab 21 Uhr statt. Deswegen ist es durchaus sinnvoll, dann nichts mehr zu essen und auch keine komplizierten Gespräche zu führen. Denn so kannst du dein Qi für diese extrem wichtigen Abläufe verwenden. Abhängig sind diese Abläufe auch vom Feuer deiner Niere (siehe Wandlungsphase Wasser). Sie werden deshalb dem Feuer zugeordnet, denn es geht grundsätzlich um die Verteilung von Wärme, Energie und Flüssigkeiten.

Die Voraussetzung dafür, dass es oben dampft, ist einerseits, dass dein Lebensfeuer, deine Grundenergie stark genug brennt. Andererseits brauchst du Nahrung für den Topf, die leicht verdampfen kann und nicht zu schwer verdaulich ist. Weiterhin sollte es in dem Topf oft köcheln – morgens und mittags mehr und abends weniger, nachts noch weniger. Außerdem solltest du tief und entspannt atmen, damit die Energie mithilfe deiner Atmung und deines Herzschlags überall hingelangen kann.

Eigenschaften, Emotionen und Sinne

Ein offenes Herz ist dein Führer

Feuertypen sind natürliche Führer. Sie folgen ihrem Herzen und ziehen deshalb oftmals auch andere mit. Wenn du »Feuer und Flamme« bist, strahlst du so sehr, dass sich dieses Strahlen auf andere überträgt. So ist es dir ein Leichtes, andere zu begeistern und den Geist deiner Herzensangelegenheiten anderen nahezubringen. Dein Herz und Verstand sind eine Einheit, und indem du deine Wahrheit lebst und aussprichst, berührst du andere sozusagen mitten im Herzen. Dazu musst du dich nicht anstrengen, es passiert einfach. Manchmal sind das magische Momente, in denen du reines Gewahrsein sehr bewusst erlebst.

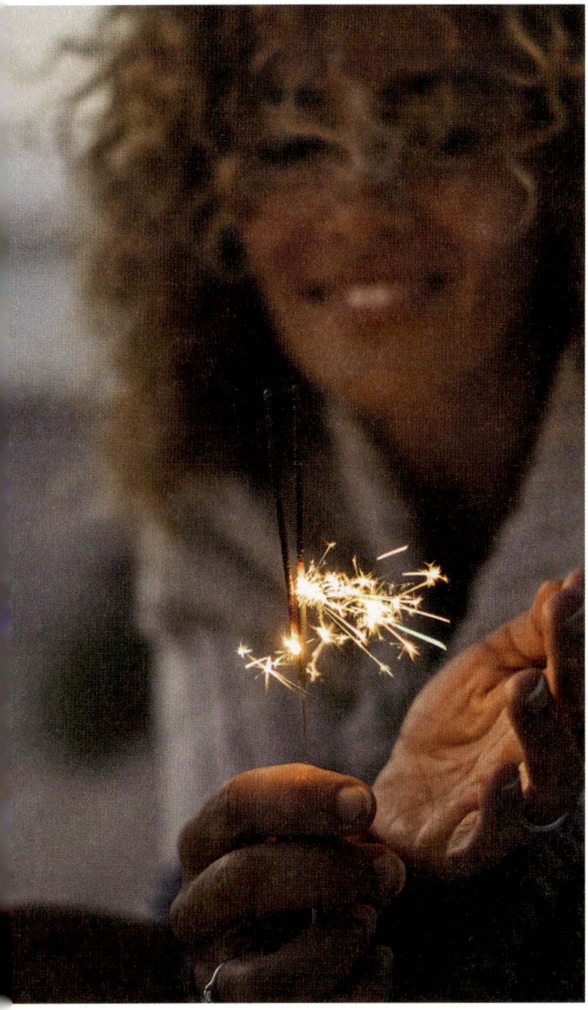

Du gehst mit offenem Herzen durch dein Leben, und das bedeutet auch, dass du üben darfst, ruhig Blut zu bewahren. Denn es kann wehtun, sich etwas zu Herzen zu nehmen. Dann verschließt du dein Herz möglicherweise, um dich zu schützen. Das nennen wir in der TCM ein gepanzertes Herz. Aber du wirst es wieder öffnen, um zurück in deine Kraft zu kommen. Tust du das nicht, wirst du damit nicht glücklich. Denn Groll magst du nicht, weil es anstrengend ist, anderen etwas nachzutragen. In dem Fall darfst du üben, zu verzeihen. Dir und den anderen.

Dein offenes Herz ist deine Stärke

Freude gibt dir Kraft und Zuversicht

Befindest du dich mit deinem Feuer in Balance, bist du freundlich zu dir und anderen, tolerant, empathisch und begeisterungsfähig. Du kannst Liebe und Mitgefühl empfinden und aus dem Herzen lachen. Das macht dich anziehend, ohne dass du zu auffällig oder besonders laut sein müsstest. Es geht hier vielmehr um eine tiefe und ruhige Art der Freude, die natürlich beim Feiern auch mal lauter werden darf. Aber das ist tendenziell ein kurzes Aufflackern und nicht die Qualität deines dauerhaft brennenden Feuers.

Die konstante Kraft deines Feuers zeigt sich darin, dass du lebensfroh, voller Glück und positiv gestimmt bist. Und das bedingungslos, ganz einfach aus dir heraus. Du sprichst dann gerne mit anderen oder hörst ihnen zu. Kommunikation von Herz zu Herz ist dir ein Anliegen.

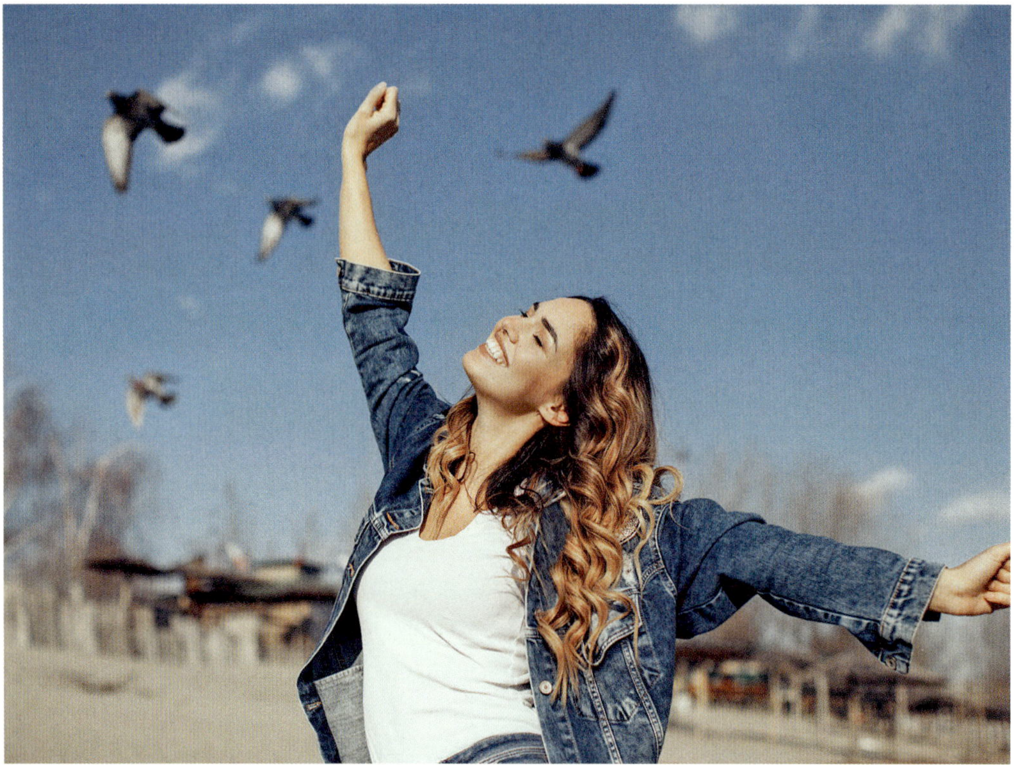

Mit der Zunge sprichst du deine Wahrheit

Die Zunge ist das Sinnesorgan, über das sich dein Herz öffnet. Hier geht es darum, dass du dich mitteilst, sozusagen das Herz auf der Zunge trägst. Du verleihst deiner Wahrnehmung und deinem Bewusstsein mit deiner Sprache Ausdruck. Deine persönliche Stimme drückt deine Stimmung aus. Und anhand deiner Sprache zeigst du, mit welchem Bewusstsein und Sinn du denkst und lebst.

Das bedeutet jedoch nicht, dass du mit einer besonders gewählten Sprache auch besonders herzlich rüberkommst. Denn dein Gegenüber spürt mindestens unterbewusst, ob du Antrainiertes oder von Herzen Kommendes äußerst. Dein Stimmklang passt zu deinen Worten oder eben nicht. Und das spüren gute Zuhörer allemal. Die Zunge ist entwicklungsphysiologisch mit dem Herzen verknüpft. Du kannst also gar nicht anders, als dich zu offenbaren. Allerdings gibt es viele Menschen, die das Wahrhaftige nicht mehr spüren, erkennen und wahrnehmen. Sich etwas auf der Zunge zergehen zu lassen, kommt also dem Er-wachen oder dem Be-wusst-werden sehr nahe.

Hitze außen und innen

Die Hitze des Sommers oder einer permanent warmen bis heißen Region auf der Erdkugel greift das Herz-Kreislauf-System an. Dein Herz schlägt bei Hitze schneller, um alle Zellen mit viel Flüssigkeit zu versorgen, die für die Kühlung notwendig ist. Durch die Zusammenarbeit mit der Haut, die ihre Poren bei großer Hitze öffnet, wird dein Körper mit oder ohne Schweiß gekühlt.

Idealerweise kühlst du deinen Körper bei großer Hitze zusätzlich durch Nahrung, die ihm die Eigenregulation über das Schwitzen erleichtert. Sprich, du brauchst Flüssigkeit, aber auch kühlende Kräuter oder austreibende, scharfe Nahrung. Deswegen gibt es in den heißen Zonen der Erde oftmals sehr scharfe Mahlzeiten. Sie helfen dir, dich zu kühlen.

Als Hitze von außen werden in der TCM auch krank machende Faktoren wie Bakterien oder Viren verstanden. Denn wenn sie nicht rechtzeitig abgewehrt werden, rufen sie im Körper ähnliche Abläufe hervor. Der Körper produziert dann Hitze in Form von Fieber, Rötungen oder Schwellungen. Wenn du dich großer Hitze ausgesetzt hast, ist es wichtig, diese vorsichtig zu eliminieren.

Innere Hitze kann beispielsweise durch nicht durchlebte und aufgestaute Emotionen und Stress entstehen. Symptomatisch zeigt sich diese innere Hitze in Herzklopfen, Ängsten und manchmal sogar mit einer exponiert roten Zungenspitze.

Hitze kann durch viele Gedanken verursacht werden. Gerade als Feuertyp denkst du gerne schneller als andere. Das produziert Hitze und kann auch einfach mal zu viel werden. Selbst wenn du es gern tust.

Es ist ein Geschenk für dein Umfeld, wenn du dich verschenkst. Jedoch solltest du darauf achten, dich nicht selbst zu überfordern. Das kann in Zeiten der ständigen Gier nach großen Leistungen selbst bei Projekten passieren, die du von Herzen gerne tust. Dann »läufst du heiß« und findest deine Balance nicht mehr. Und so entstehen Zustände wie Burn-out oder totale Erschöpfung. Tatsächlich warst du dann nicht voll und ganz in deiner tiefen Wahrheit unterwegs, sondern hast auch gegen dich und deinen Körper gearbeitet. Wenn du dauerhaft Feuer und Flamme bist, erschöpft das deine Essenz und zehrt deinen Körper aus. Dann verbraucht das Yang des Herzens das Yin deines Körpers. Es verbraucht Flüssigkeiten und geht an deine Substanz (siehe in der Wandlungsphase Wasser/Niere).

Der Geist Shen

Aus Sicht der TCM wohnt dein Geist Shen, das Bewusstsein, im Herzen. Shen ist nicht materiell, zeigt sich im Körper aber durch funkelnde, leuchtende Augen und einen wachen, klaren Blick. Shen liebt es, im Herzen zu baden wie in einer gut gefüllten Badewanne. So kann dein Geist entspannt seine Aufgabe tun, die darin liegt, die mentalen und schöpferischen Funktionen zu regieren. Den Bezug zu Shen, dem Spirit eines Menschen bekommst du über sein Gesicht. Denn das Gesicht ist die Blume des Herzens.

Ein balancierter Geist findet nachts zur Ruhe. Wenn du also nicht gut schlafen kannst, hast du vielleicht zu viele Gedanken oder zu wenig »Badewasser« für Shen in deinem Herzen.

Dein Geist kann viel bewirken. Du fällst dann bewusste Entscheidungen und kannst sogar Geistesblitze empfangen. Feuer steht für die größte Yang-Energie und kann Dinge, die sich geformt haben, verändern. Yang steht für den Geist, für das Licht, das von oben kommt. Für das, was deinem Körper, der Materie Energie gibt. Und wenn dein Geist wach und klar eine Entscheidung trifft, dann kannst du damit transformieren.

Bewusstsein ist etwas, was grundsätzlich immer da ist und was durch dich empfangen werden kann. Der Geist, das Yang, formt die Materie, das Yin. Ich könnte auch schreiben: Materie ist gefrorener oder geronnener Geist. Die Schwingungen des Yang formen das Yin. Mit der Zunge kannst du Töne von dir geben und verleihst deiner Stimme Ausdruck. Du formst mit deinen Gedanken, deinem Wort, mit deinen Tönen und deiner Klangfarbe genaugenommen deinen Körper. Dein Geist hat also großen Einfluss auf deine Form, deine Materie, dein Yin. Du wirst dadurch zu einer Person. »Personare« bedeutet so viel wie »hindurchklingen«. Du bist eine Per-son, mit deiner ganz eigenen Klangfarbe, Form und Identität. Du identifizierst dich mit deinem Körper als deiner persönlichen Mischung aus Yin und Yang, deinem Qi.

Deswegen stimmt es, was Laotse sagte und auch im Gelben Kaiser geschrieben steht:

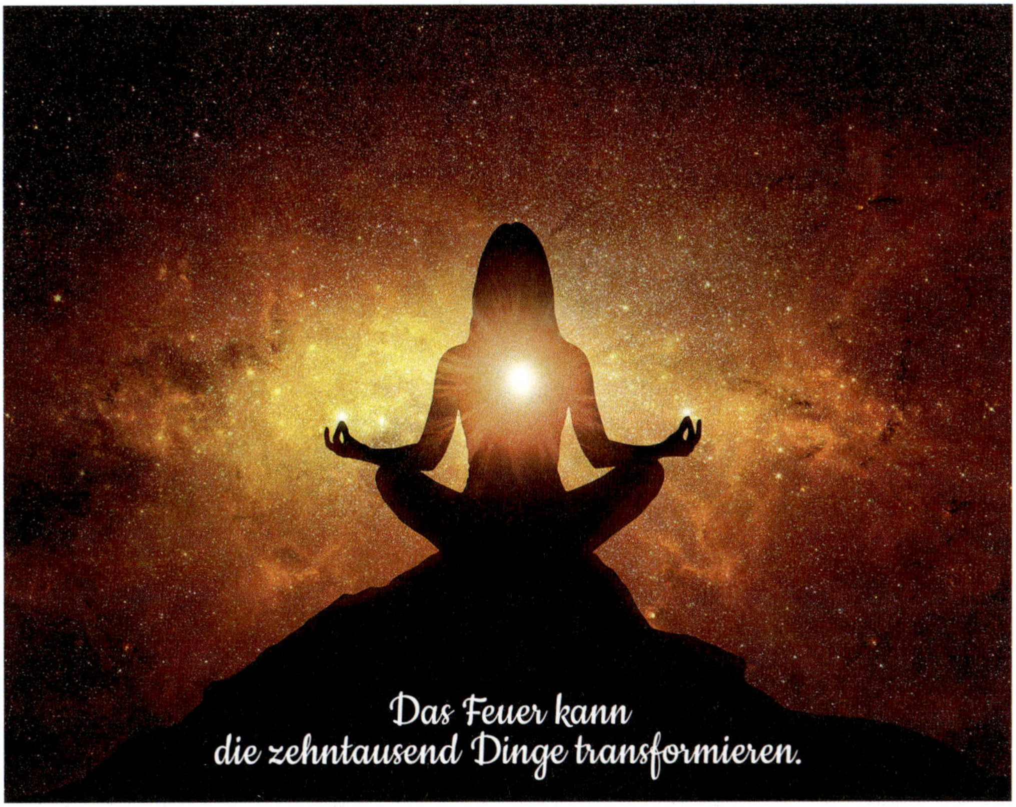

Auch in der Bibel findest du diese Idee, wenn du liest: »Im Anfang war das Wort, und das Wort war bei Gott, und das Wort war Gott. Im Anfang war es bei Gott. Alles ist durch das Wort geworden, und ohne das Wort wurde nichts, was geworden ist.« Ich finde es hochspannend, dass die Idee des alles erschaffenden Geistes letztlich wieder und wieder in ganzheitlichen Prinzipien auftaucht.

Und was kannst du damit anfangen? Nun, ich glaube, dass es darum geht, einerseits die Macht und Kraft, die unsere Gedanken und Betrachtungsweisen haben, zu erfassen. Und das bedeutet auch, die volle Verantwortung dafür zu übernehmen. Es reicht nicht, vor sich hin zu sagen: »Ich bin nicht meine Gedanken und Gefühle.« Sondern es geht darum, das Zusammenwirken deiner Gedanken, Worte und Taten mit der Manifestation deines Körpers und deiner Welt zu verstehen und bewusst anzunehmen.

Du kannst geistig endloses Bewusstsein wahrnehmen. Aber du bist limitiert durch deinen Körper. Zumindest ist das die allgemeingültige Annahme. Es gibt jedoch immer wieder Meister, die uns zeigen, dass du viel mehr kannst, als du vielleicht glaubst. Doch um diese Kraft sinnvoll und zum Wohle der Menschen zu nutzen, braucht es ein großes Bewusstsein, Reife, Weisheit, Ethik und Moral.

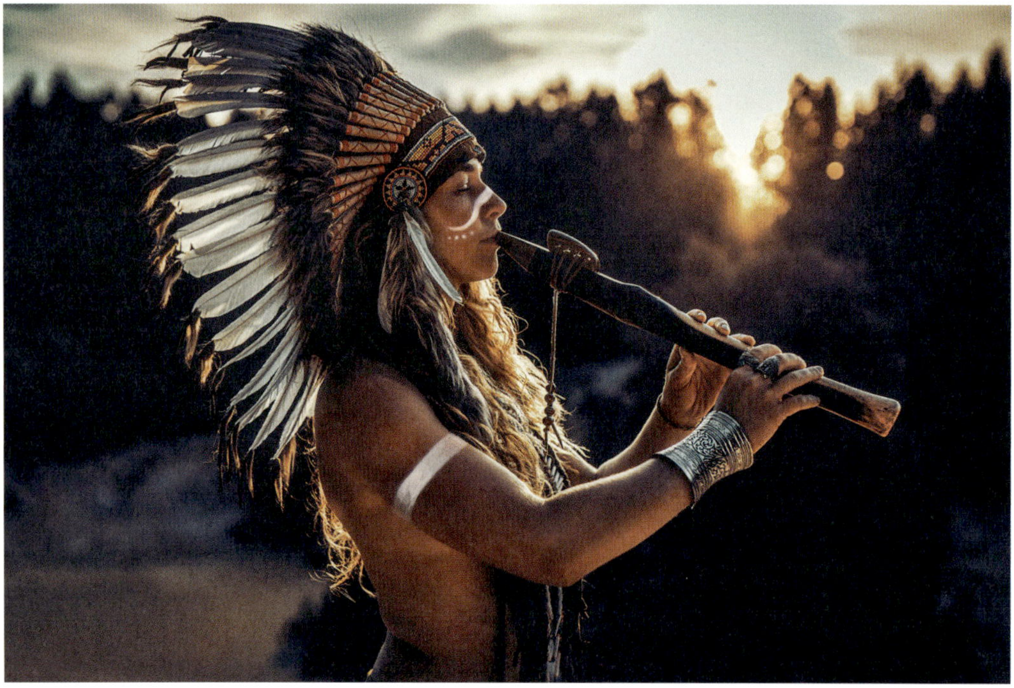

Die Wandlungsphase Feuer im Überblick

- Mittag – das Yang erreicht seinen Höhepunkt
- Sommer
- Wachstum, Er-wachsen
- Süden
- Hitze
- Bitter – verteilt und trocknet
- Rot – als Farbe des Feuers
- Herz – bildet Blut und verteilt das Blut, beherbergt den Geist Shen, dein Gedächtnis, beeinflusst deinen Schlaf
- Dünndarm – Verdauungsorgan, Resorption der Nahrung, Entscheider
- Zunge – spricht deine Herzenswahrheit, Kommunikation
- Blut und Blutgefäße
- Freude macht weit und verbindet
- Geist Shen – dein Bewusstsein

Dysbalance im Feuer

Wenn es dir schwerfällt, dich auszudrücken oder das mitzuteilen, was dich bewegt, hast du wahrscheinlich zu wenig Yin im Herzen, zu wenig muskuläre Substanz - eine Herzmuskelschwäche - oder zu wenig nährendes Blut. Das betrifft in der Regel die Qualität, nicht die Quantität des Blutes oder der Muskelmasse. Symptome wie Konzentrationsschwierigkeiten, Stottern, Vergesslichkeit, Demenz und Verwirrung sind dann möglich.

Stell dir vor, die Herz-Feuer-Energie ist übermäßig vorhanden. Dann hast du keinen selbstlosen Führer, sondern zu viel Herrscher-Energie in deiner Brust. Das kann zur Tyrannei führen, auch bei dir selbst. Wenn du von etwas begeistert bist, dann achte darauf, dein Feuer immer wieder sanft herunterzukühlen.

Ist hingegen zu wenig Feuer vorhanden, bist du eher unsicher, schüchtern, wenig charismatisch und dir fehlt die Fähigkeit, dich und andere zu »führen«. Hand aufs Herz! Du magst es nicht, wenn du auf deine Unzulänglichkeiten angesprochen wirst. Du willst dein Gesicht wahren und zeigst es nicht gern, wenn du schon damit beschäftigt bist, den Fehler bei dir zu suchen. Du weißt, dass du dein Leben ändern solltest, um in deine Balance zu finden. Doch allzu gern fällst du zurück in alte Muster. Das wiederum erzeugt ein Versagensgefühl in dir und hinterlässt eine Narbe in deinem Herzen. Dein Teint neigt bei Herz-Dysbalancen zur Rötung.

Jeder Mensch, auch du, kennt die Momente, in denen nichts in Balance zu sein scheint. Bei einer Dysbalance des Feuers spürst du das meistens sehr deutlich. Wenn du beispielsweise schon einmal Liebeskummer hattest, weißt du, was ich damit meine. Viele Menschen leiden an »gebrochenem Herzen« und haben zunächst das Gefühl, dass nichts und niemand helfen kann. Doch vor dem Hintergrund, dass dein Geist in deinem Herzen wohnt, kannst du dir vorstellen, dass ebendieser Geist es auch schaffen kann, deine Wunden zu heilen.

Gleiches gilt auch dann, wenn du dich vollends verausgabt hast. Feuertypen neigen dazu, sich zu übernehmen. Körper und Geist können »ausbrennen«, Manie und Depression im Wechsel können die Folgen sein. Auf der körperlichen Seite sind ein roter Kopf, innere Unruhe, Schlafprobleme und auch Herzbeschwerden möglich. Emotional kommen Fülle und Leere im Wechsel vor.

Jeder Mensch, du wie ich, leidet früher oder später mal an einer geistigen Vernebelung. Dann nimmst du nicht so richtig wahr, um was es gerade geht. Entweder du denkst über die anderen nach, oder deine Gedanken kreisen um dich. Letzteres beschreibe ich mit dem Gedanken: »Es geht nur um mich.« Dazu neigen heute sehr viele Menschen. Und damit meine ich nicht, dass ein gesundes Selbstbewusstsein schlecht sei. Aber es ist gefährlich und auch sehr begrenzend, ständig egozentrisch um sich selbst zu kreisen. Dabei sollte es genau andersherum sein.

Ein echter Kaiser, dein Herz weiß, dass es um Selbstlosigkeit geht.

Herz-Blut oder Yin-Mangel

Wenn dein Feuer zu voll ist, wirst du unruhig, schnell und manchmal unüberlegt. Du übertreibst es in vielerlei Hinsicht, dein Verantwortungsbewusstsein für dich selbst und anderen gegenüber lässt zu wünschen übrig. Vielleicht hast du schon einmal zu wenig geschlafen und dann viel Kaffee getrunken. Das kann sehr unruhig machen und gleicht dem Zustand von zu viel Energie (Yang, Qi) bei wenig Substanz (Blut und Yin). Du bist dann sehr rastlos, hast Herzklopfen, sogar Verdauungsstörungen sind möglich. Menschen, die Aufmerksamkeitsprobleme (Hyperaktivität) haben, kennen diesen Zustand besonders gut.

Außerdem wirst du dann oberflächlicher, bist an allem interessiert, setzt keine oder falsche Prioritäten, bist regelrecht gierig. Was sich für dich persönlich als wundervolles Feuer anfühlen kann, kann in Wahrheit eine Manie sein, mit der du dich selbst verbrennst.

In diesem Zustand ist dir selten kalt. Im Gegenteil, du schwitzt vielleicht und brauchst außerdem nur wenig Schlaf. Du bist aber auch nicht zufriedenzustellen, sprichst ständig zu viel, zu schnell und zu laut. Deine Stimme klingt dann eher schneidend, auch wenn es dir nicht bewusst ist. Du hast das Bild von dir, richtig groß und noch großartiger zu sein, willst im Mittelpunkt stehen und Anerkennung bekommen.

Besonders unangenehm wird es für dich, wenn du sehr schreckhaft bist oder sogar Panik mit Herzstolpern und erhöhtem Herzschlag verspürst. Das passiert meistens dann, wenn du schon längere Zeit Fülle im Feuer hast und dein Yin, dein Gegenpol, sich nach und nach verringert hat, weil das Yin vom Yang förmlich aufgefressen (oder das Wasser vom Feuer verdampft) worden ist.

Herz-Yang-Mangel oder Herz-Qi-Mangel

Wenn sich dein Herz-Qi im Defizit befindet, dann fühlst du dich erschöpft, antriebslos und bist leicht kurzatmig. Dein Denken wird teils sehr chaotisch, denn du kannst dich schlecht konzentrieren, hast ein schwaches Gedächtnis und bist leicht zu irritieren. Emotional bist du eher labil und kannst nur schwer deine Freude benennen, wenn du sie empfindest. Du wirkst dadurch eher kühl bis deprimiert oder traurig und scheinst keinen Humor zu haben. Außerdem frierst du leicht und bist tendenziell blass.

Ängstlichkeit ist eine klassische Emotion eines energiearmen Herzens. Dadurch wird deine Stimme eher zittrig, manchmal heiser und klingt nicht gefestigt. Weitere Symptome können ein schwacher, teils unregelmäßiger Puls, traumloser Schlaf und Sprachlosigkeit sein.

In der TCM sprechen wir nach Verletzungen und Trauma sogar von einem gepanzerten Herzen, das sich in Wahrheit schützen möchte. Doch dieser Schutz wirkt in beide Richtungen. Dadurch erlebst du weniger Freude, weniger Emotionen allgemein, und dir fehlt die Magie des Feuers. Wahrscheinlich plagen dich Selbstzweifel. Du fühlst dich leer und bedrückt. Deine Teilnahmslosigkeit am Leben zeigt bildlich das erkaltete Herz. In besonders schlimmen Fällen kann es sogar sein, dass du in deinem Mangel nicht in dir selbst nach einer Lösung suchst, sondern in deinem Umfeld. Manchmal kann es passieren, dass du einen Plan gegen dich vermutest, anstatt dir Hilfe zu suchen und deine Themen ernsthaft zu bearbeiten. Das kann sich zeigen in einem Verhalten, das allen um dich herum deine Erschöpfung demonstriert.

Übersicht einiger Dysbalancen des Feuers

Herz-Blut/ -Yin-Mangel	**Herz-Yang(Qi)-Mangel**
Unruhig, unüberlegt, verantwortungslos, oberflächlich, gierig, manisch, schnelle laute Stimme, spricht viel, will Anerkennung	Erschöpft, antriebslos, chaotisch, schlechte Konzentration, schlechtes Gedächtnis, irritierbar, emotional labil, kühl, deprimiert, humorlos, zittrige Stimme, Ängstlichkeit, Selbstzweifel
Herzklopfen, -rasen, Verdauungsstörungen, Hitzegefühle, viele Träume, Schlafstörungen	Schwacher, unregelmäßiger Puls, traumloser Schlaf, Sprachlosigkeit, kurzatmig

Neue Balance für dein Feuer

Wenn du »dich bessern« möchtest, dann suche ernsthafte Kritik an dir selbst. Um deine negativen Feuer-Qualitäten auszutreiben, musst du dein Yang, deinen Geist stärken und das negativ formierte Yin austreiben. Sei smart! Sei wirklich smart und denke nicht: »Ich bin smart, weil ich ich bin.« Um das tiefgreifend und trans-formierend, also form-verändernd zu erreichen, gilt es, einen Teil deines Egos zu opfern. Denn nur so kommst du in den Zustand wirklich positiver Feuer-Energie.

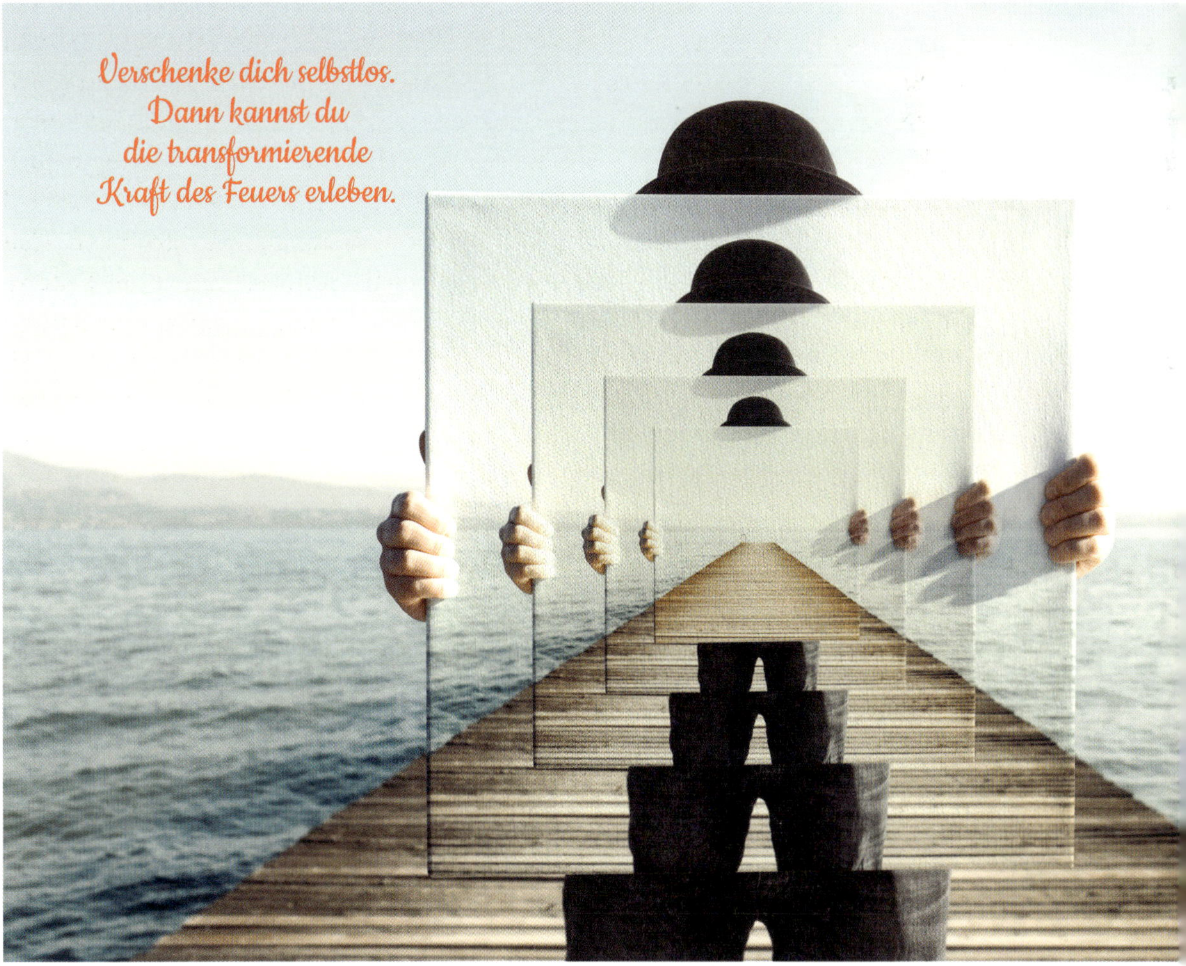

Was dich unterstützen kann, dein Feuer zu balancieren

Fragen für dein Bewusstsein

Um deinem Verstand ein paar Aufgaben zu geben, kannst du immer wieder ein Update machen und dir folgende Fragen ehrlich beantworten.

- Wofür brennst du wirklich?
- Was macht dir Freude?
- Wie oft tust du diese Dinge?
- Welche Menschen bereiten dir Freude?
- Wem bereitest du Freude?
- Wann und wie verschenkst du dich?

Suche das Gespräch vertrauter Personen und sprich dir Dinge von der Seele, die dich belasten. Bitte deine Vertrauensperson, dir einfach nur zuzuhören. Keine Kommentare, keine Bewertung. Und wenn du niemanden in deinen Prozess einbinden möchtest, dann sprich mit deinem Spiegelbild. Mach das regelmäßig dreimal pro Woche.

Nicht umsonst wird in ganzheitlichen Philosophien gelehrt, dass ein wichtiger Schlüssel zum Glück die Vergebung ist. Kern aller Traditionen ist nicht die Konfrontation mit deinen Widersachern oder die Festsetzung einer geeigneten Bestrafung. Es geht vielmehr darum, zu erkennen, dass du dir selbst mit Groll und Hass am meisten schadest. Denn du konservierst das destruktive Gefühl in dir und erzählst dir die verletzende Geschichte aus der Vergangenheit immer wieder und wieder. Um dich davon zu befreien, darfst du Vergebung üben. Vergebung dir selbst gegenüber, weil du deine eigene Energie blockierst und sie gegen dich verwendet hast. Was aus dem Akt der Vergebung selbstverständlich resultiert, sind Freude, Glück und Dankbarkeit. Mach dir das bewusst und übe es täglich!

Ernährung

Um dein Herz-Yin und -Blut günstig zu beeinflussen und das Yang zu stabilisieren, sind bittere Nahrungsmittel sinnvoll. Bittere Nahrungsmittel wirken verteilend und trocknend. Dazu gehören Artischocken, Brokkoli, Cashewnüsse, Chicorée, Endiviensalat, Frisée, Grapefruit, Löwenzahn, Radicchio, Rucola, Sellerie, Kaffee – besonders Espresso –, Kakao, Lammfleisch, Rindersteak, Rotwein in kleinen Mengen und Oliven.

Oliven schmecken sehr bitter und werden erst nach langer Bearbeitung, eingelegt oder nach der Pressung bekömmlich. Das ist vergleichbar mit einem geistigen Reifungsprozess, und der wiederum findet im Herzen statt. Um dein Herz-Yang und -Qi zu stärken, kannst du aromatische Kräuter wie Rosmarin und Gewürze wie Chili, Galgant oder Zimtzweige verwenden. Sie bewegen dein Yang und Qi und beseitigen Fülle.

Wer mit offenem Herzen Natürliches isst,
und davon nicht zu viel,
der wird kaum krank durch Nahrung werden.

Wenn du dein aufgebrachtes Herz beruhigen willst, helfen dir saure Speisen. Dazu gehören zum Beispiel Pflaumen, Schnittlauch, Mungbohnen und Grapefruit.

Bewegung

Um dein Herz zu stärken und deine Feuerenergie fließen zu lassen, solltest du einmal täglich mindestens zehn Minuten, besser eine halbe Stunde lang, deinen Puls richtig beschleunigen. Das darf sich intensiv anfühlen, und du solltest üben, immer wieder an deine gefühlte Grenze zu gehen. Schwitzen ist dabei ausdrücklich erwünscht!

Wenn du es mit dem Sport nicht so hast, dann tanze. Tanzen beschwingt und bringt Leichtigkeit in deine Bewegungen. Schalte deine Lieblingsmusik an und tanze frei, ohne Schrittfolge und Vorgaben.

Um deinen Herzmeridian zu balancie-

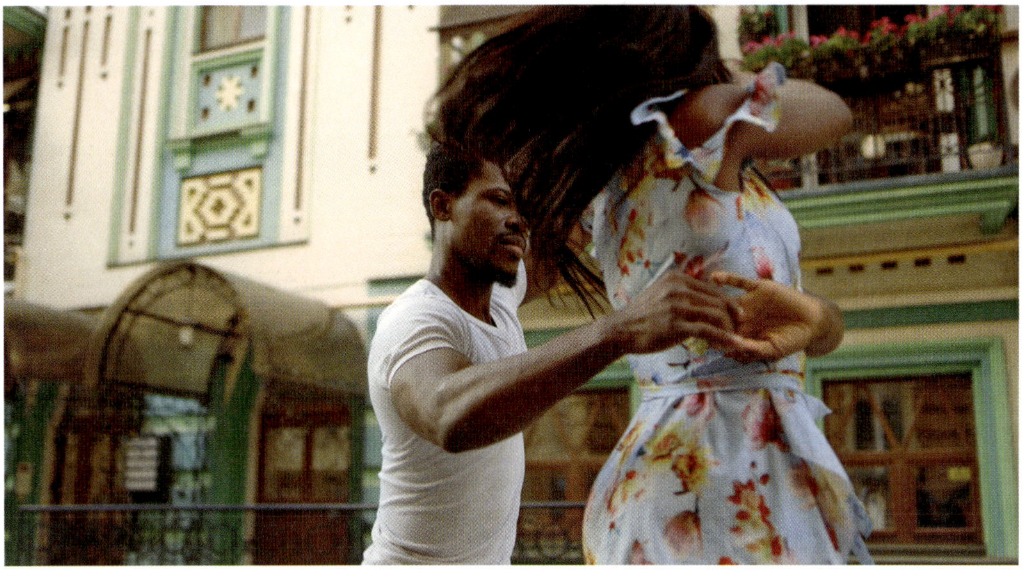

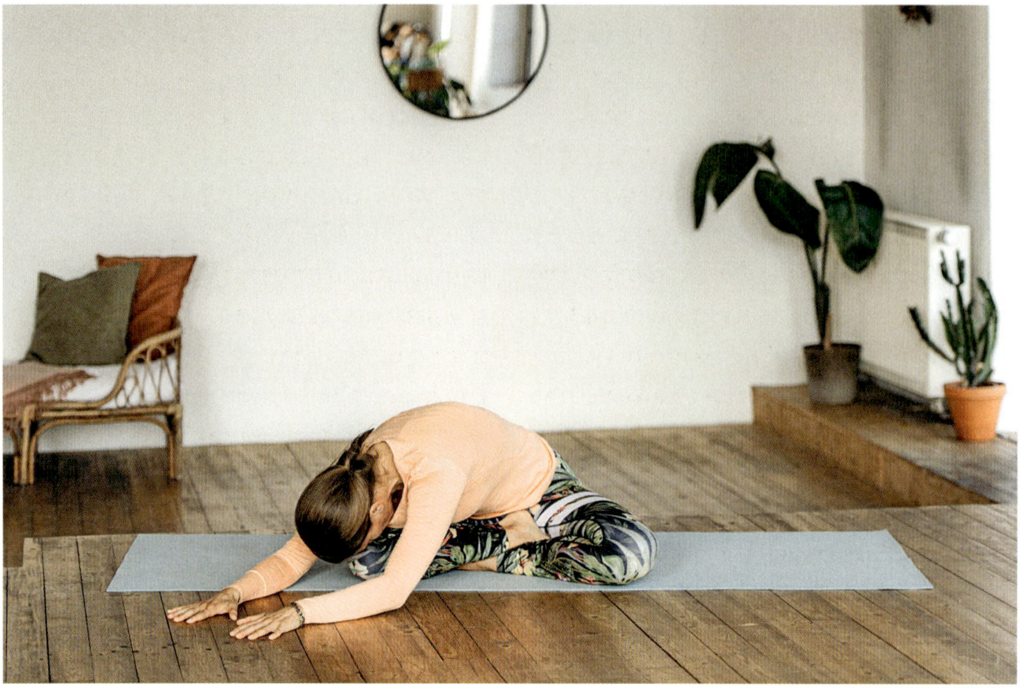

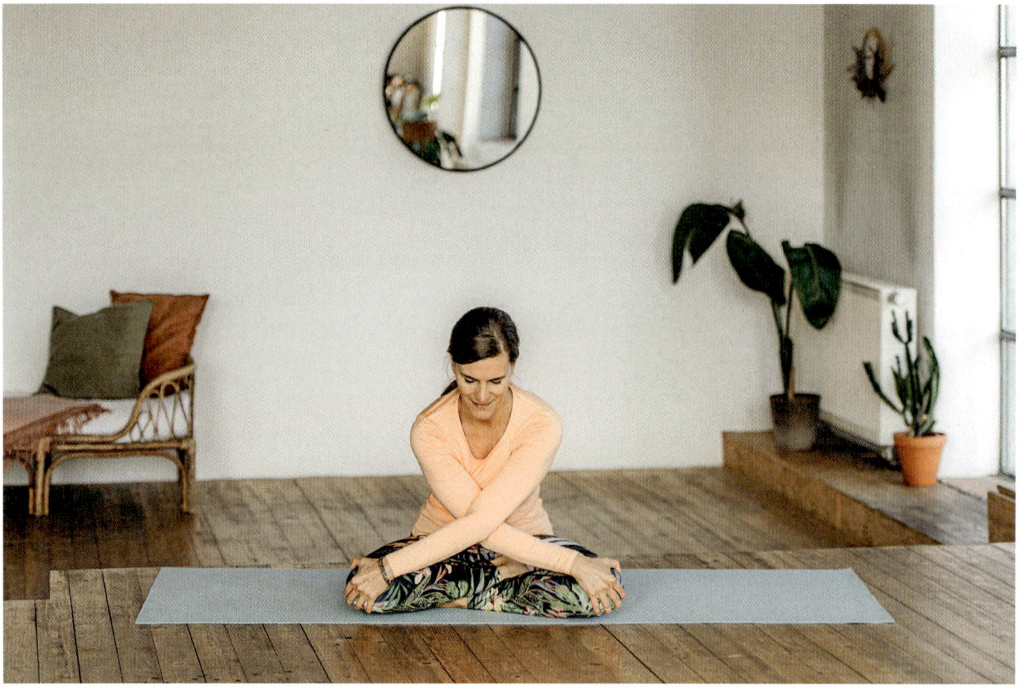

ren, übe den herabschauenden Hund. Und um deinen Dünndarm zu balancieren, übe den Baum. Wenn du eine Übung im Sitzen machen möchtest, empfehle ich dir, dich in den Schneidersitz zu setzen und für jeweils mindestens 30 Sekunden mit dem Kopf Richtung Knie zu streben. Das machst du für beide Seiten nacheinander. Außerdem darfst du mit gekreuzten Armen im Schneidersitz oder ganz normal sitzend mit beiden Händen gleichzeitig auf deine Knie greifen und dich dann wieder gerade aufrichten. Strecke dabei die Arme nach außen und hinten. Mache dies für mindestens jeweils 30 Sekunden und stärke so deine Feuerenergie.

Entspannung

Wenn du zu einem aufgeregten Geist oder schnell schlagendem Herzen neigst, dann arbeite mit Lavendelöl. Lavendelöl beruhigt sehr. Du kannst es auf dein Handgelenk geben, um daran zu riechen und den beruhigenden Duft immer wieder wahrzunehmen. Es verhilft dir zu einem ruhigeren Schlaf, wenn du es neben deinem Bett oder unter dem Kopfkissen platzierst. Du kannst auch getrocknete Lavendelblüten verwenden. Im Garten gepflanzt, blüht Lavendel immer wieder und kann dir gute Dienste erweisen.

Weitere wunderbar beruhigende Kräuter sind Hopfen, Passionsblume, Hanf und Melisse. Koch dir einen Tee daraus, und dein Geist wird sich beruhigen, deine Gedanken klarer, dein Herz ruhiger und entspannter.

Regelmäßiger Schlaf ist ebenfalls sehr wichtig. Achte darauf, deine Schlafenszeit um nicht mehr als 60 Minuten zu variieren.

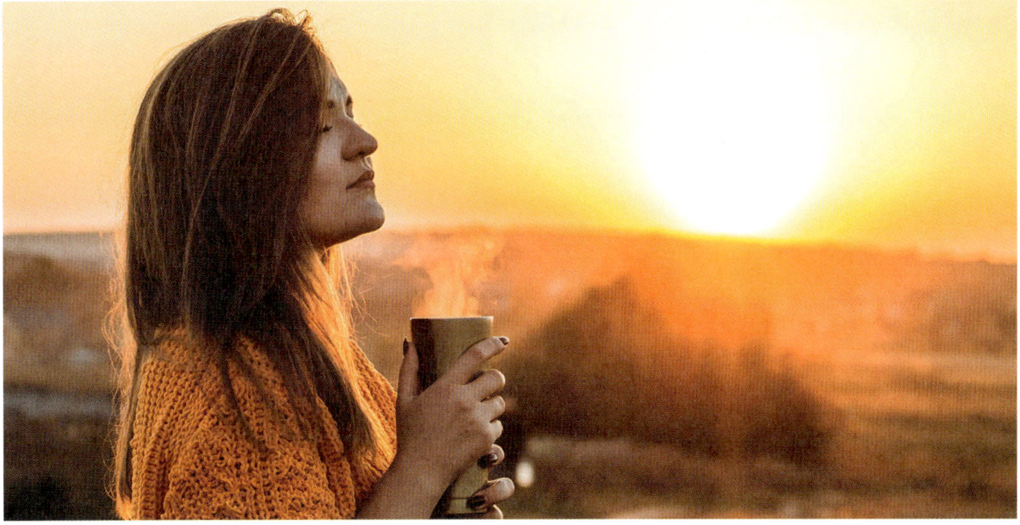

Hitze beseitigen in der Dojozeit

Hitze muss gekühlt werden. Liegt der Hitze gedanklicher oder emotionaler Stress zugrunde, musst du dich entspannen. Wenn du zu viel Erhitzendes konsumierst, solltest du das reduzieren. Dazu gehören insbesondere scharfes, pikantes und fettiges Essen. Was dir hingegen guttun kann, sind bittere, saure und salzige Nahrungsmittel.

Hast du einen Erreger im Körper (Fieber = Hitze), muss dieser Infekt vollständig auskuriert werden. Auch chronische Entzündungen gehören dazu. Versuche das jedoch besser nicht allein, sondern lass dir von einem TCM-Experten helfen. Oft bewirken gute Kräuterrezepturen echte Wunder.

Ich erinnere mich an eine Phase, in der ich bei einer Kräuterexpertin in China lernen durfte. Ich hatte Einzelunterricht. Das war einerseits toll und andererseits unglaublich yangisierend, weil ich täglich mehrere Stunden sehr viele Informationen verdauen durfte. Von einer schwachen Mitte durchs Lernen war ich weit entfernt. Vielmehr zeigte sich eine Hitze im Herzen, wohl auch vor Begeisterung. Und eines Tages sagte diese Professorin nach circa der Hälfte der Zeit zu mir: »Wir hören nun auf. Deine Zungenspitze ist rot, du solltest dich mit einer Freundin treffen und dich mit ihr unterhalten. Berichte ihr von dem, was dich begeistert. Und morgen machen wir dann weiter.« Gesagt, getan, zusätzlich noch Yoga gemacht, und die Hitze war verschwunden. Es brauchte keine Behandlung und auch keinen Kräutertee. Ich musste meine Begeisterung einfach mitteilen, das Qi über die Sprache in besseren Fluss bringen und meinen Geist damit ein bisschen entlasten. So einfach kann es sein, krankheitsvorbeugend wieder ins Gleichgewicht zu kommen.

Der Überblick für dich

Entwickle und stärke dein Bewusstsein. Suche tiefgehende Gespräche.
Wofür brennst du wirklich?
Was macht dir Freude?
Wer bereitet dir und wem bereitest du Freude?
Wann und wie verschenkst du dich?

Herz-Blut/Yin-Mangel: Saures kann dir helfen, dich zu beruhigen und dein Blut zu bewahren. Außerdem solltest du so regelmäßig wie möglich schlafen. Nutze auch Lavendel, Hopfen, Passionsblume, Hanf, Melisse, um dich zu beruhigen.

Herz-Yang/Qi-Mangel: Bittere Nahrungsmittel stärken dein Herz. Tu Dinge, die dir Freude bereiten, und achte darauf, nicht zu frieren. Die TCM empfiehlt Tee von Zimtzweigen zur Stärkung deines Herz-Qis.

Du solltest täglich 10 bis 30 Minuten lang den Puls beschleunigen, sodass du schwitzt. Tanze, um deine Feuerenergie zu spüren.

Übe täglich den herabschauenden Hund und den Baum und versuche, im Schneidersitz mit der Stirn Richtung Knie zu streben.
Massagen können dir guttun, um in Balance zu kommen.

Übermäßige Hitze beseitigen, insbesondere vom 28. Juli bis 15. August
Innere Hitze – emotional beruhigen und entspannen mit sauren Lebensmitteln, Kräutern, Meditation, Sport, Natur, guten Gesprächen

Äußere Hitze – Erreger mit der Hilfe eines Experten behandeln
Bittere, saure und salzige Nahrung der scharfen, pikanten und fettigen vorziehen

Weitere Tipps findest du im Kapitel über die Dojozeiten.

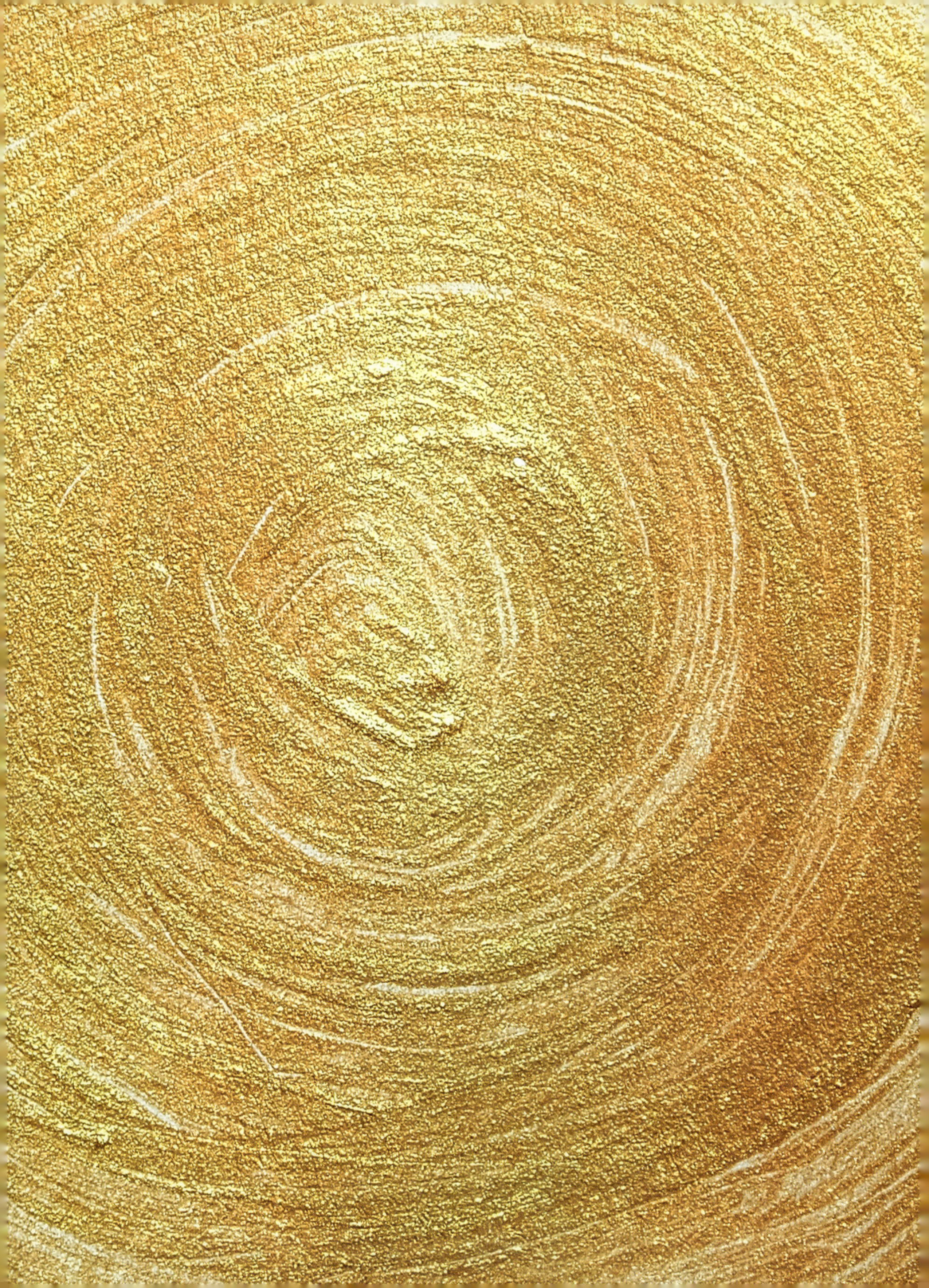

DIE WANDLUNGSPHASE ERDE: YIN UND YANG IN BALANCE

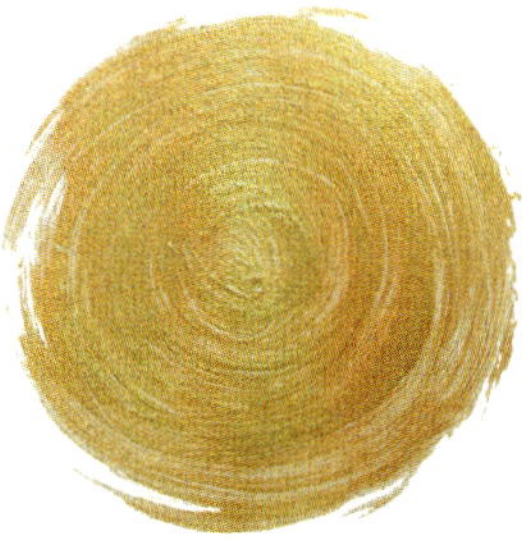

Zeiten, Lebensthemen und Aufgaben

Die besonders ausgeglichenen Momente des Tages sind die Übergangszeiten. Dann sind Yin und Yang in der Waage, in Balance. Im Laufe eines Jahres werden die Zeiten der Erde allen jahreszeitlichen Übergängen zugeordnet, den Dojozeiten.

Die Erde nährt symbolisch gesehen alle Dinge der Natur und so auch alle Organe und Gewebe deines Körpers. Deshalb entspricht ihr keine bestimmte Jahreszeit. Sie beeinflusst vielmehr alle anderen Wandlungsphasen. Es gibt Zeiten, die besonders geeignet sind, um deine Erde zu unterstützen. Im Hinblick auf dein Leben gilt für die Erdqualität: Wenn du eine Lebensphase abgeschlossen hast, kommt die Reifung. In dieser Phase finden manche Menschen Frieden mit ihrem Körper und beginnen, ein beschaulicheres Leben zu führen. Andere wiederum gründen eine Familie. In Erdphasen stabilisieren sich viele Aspekte deines Lebens. Natürlich kannst du zu verschiedenen Zeitpunkten deines Lebens diese Phasen mit mehr oder weniger Muße und Harmonie erleben. Nichts im Leben ist absolut. Sämtliche Übergänge bestimmter Lebensabschnitte beinhalten immer auch eine Zeit des Sammelns, der Verarbeitung und Stabilisierung. Das alles beinhaltet Erdqualität.

Im Yin-und-Yang-Zeichen findest du diese ausgeglichene Mitte im Nullpunkt der Sinuskurve. Mit der Erde wird eine Kraft verbildlicht, die Struktur bringt. Sie steht für Integrität und Vertrauenswürdigkeit, ist das zentrale Element zwischen allen Gegensätzen und Widersprüchen. Mit einem Leben in Balance ist deshalb auch gemeint, ohne Anhaftungen und alte Denk- oder Handlungsmuster zu

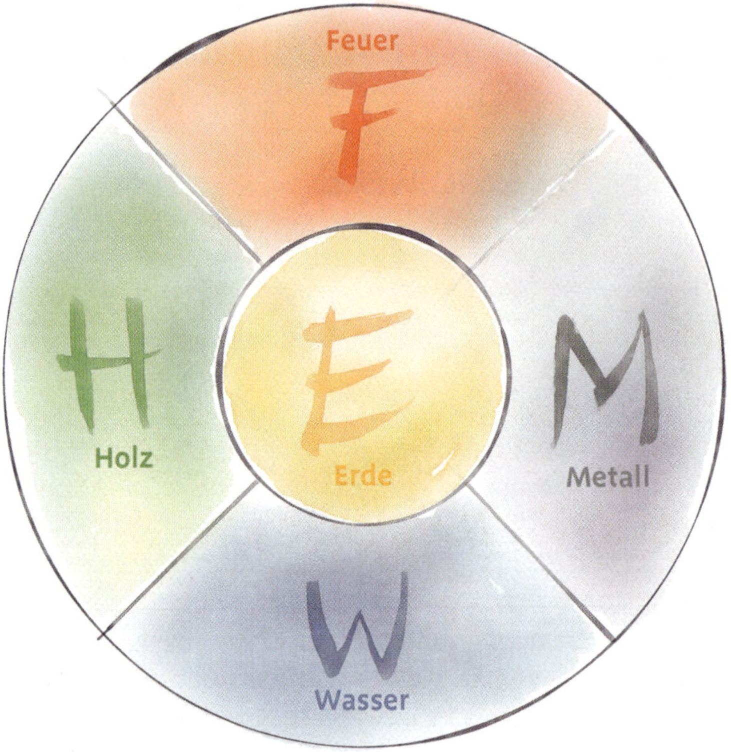

sein. Um das immer wieder zu erleben, darfst du dich im stetigen Reifungsvorgang von deinen festen Vorstellungen befreien. Das bedeutet auch, alle Bewertungen, die du über dich, andere und das Leben generell hast, zu hinterfragen. Stelle nur zur Übung eine feste Überzeugung zumindest gedanklich einmal komplett auf den Kopf. Denn dadurch löst du dich von deinen Mustern. So kann scheinbar Unverdauliches (körperlich, geistig oder seelisch) an Brisanz, Schwere und Absolutheit verlieren. Denn du stellst es infrage. Wenn du zum Beispiel glaubst, du seist nicht liebenswert oder nicht gut genug, dann stelle das Gegenteil davon genauso als Behauptung auf.

Zum Beispiel: *Du bist nicht liebenswert. - Du bist liebenswert.* Oder: *Du bist nicht gut genug. - Du bist gut und genau richtig.* Vielleicht trifft beides auf dich zu? Oder die Wahrheit liegt mal mehr auf der einen, mal mehr auf der anderen Seite?

Und was wahnsinnig wichtig ist: Die Erschaffung von Balance ist etwas gänzlich anderes als das sogenannte positive Denken. Wenn du etwas nicht magst und du sollst dann einfach positiv denken,

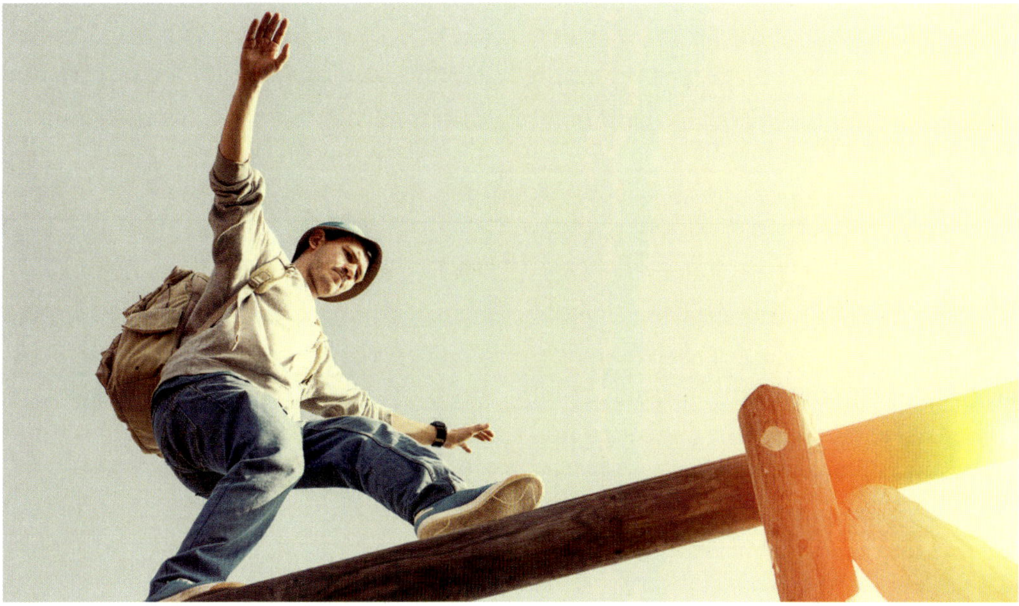

arbeitest du ja gegen dein Gefühl. Und wenn du Methoden anwendest, um dir das negative Gefühl erträglicher und positiver erscheinen zu lassen, erschaffst du wiederum ein Denk- und Verhaltensmuster. Von genau diesen darfst du dich jedoch befreien. Denn so erreichst du wirklich Balance.

Zeit der Reife

Der Erde werden alle Übergänge zugeordnet. Darunter kannst du alle Zeiten verstehen, in denen du von einer Lebensphase in die nächste gehst, aber auch alle jahreszeitlichen Übergänge, die Dojozeiten. Die Zeit der Ernte im Spätsommer wird ebenfalls als Zeit der Erde betrachtet. Und als Abschluss aller Übergangszeiten gibt es aus Sicht der Mitte, der Erde immer eine Zeit der Reife. Du darfst dich mit deinen Erfahrungen auseinandersetzen und sie verdauen.

Insbesondere im Spätsommer, dem Übergang zwischen Sommer und Herbst, ist das regionale Marktangebot meistens sehr groß. Alles, was im Sommer gewachsen ist, kann ausgereift geerntet werden. Und wie du selbst durch die Erfahrungen deines Er-wachsens reifen darfst, kommst du nach und nach dazu, die Früchte deines Lebens zu ernten. Das ist das Prinzip der Erde: Du kannst etwas in den Boden stecken, einen Blumensamen, Gemüse, Früchte. Und mit ein bisschen Fürsorge wirst du etwas zurückbekommen.

Letztlich bedeutet Reifung auch, sich dem Leben zu öffnen wie ein Kelch, der empfängt. Und das, was dir im Leben widerfährt, so anzunehmen, wie es ist. Manchmal braucht es länger und gestaltet sich schwierig, manchmal geht es schnell und leicht mit der Verarbeitung aller Einflüsse. Reifung bedeutet auch das Anerkennen und Annehmen aller Herausforderungen, die dir das Leben bietet. Und du kannst in schwierigen Situationen lernen, dir körperlich und emotional möglichst viel Gutes zu tun. So nimmst du aktiv Einfluss auf deine Balance und Erdung und ermöglichst dir damit das Verdauen deiner Erlebnisse.

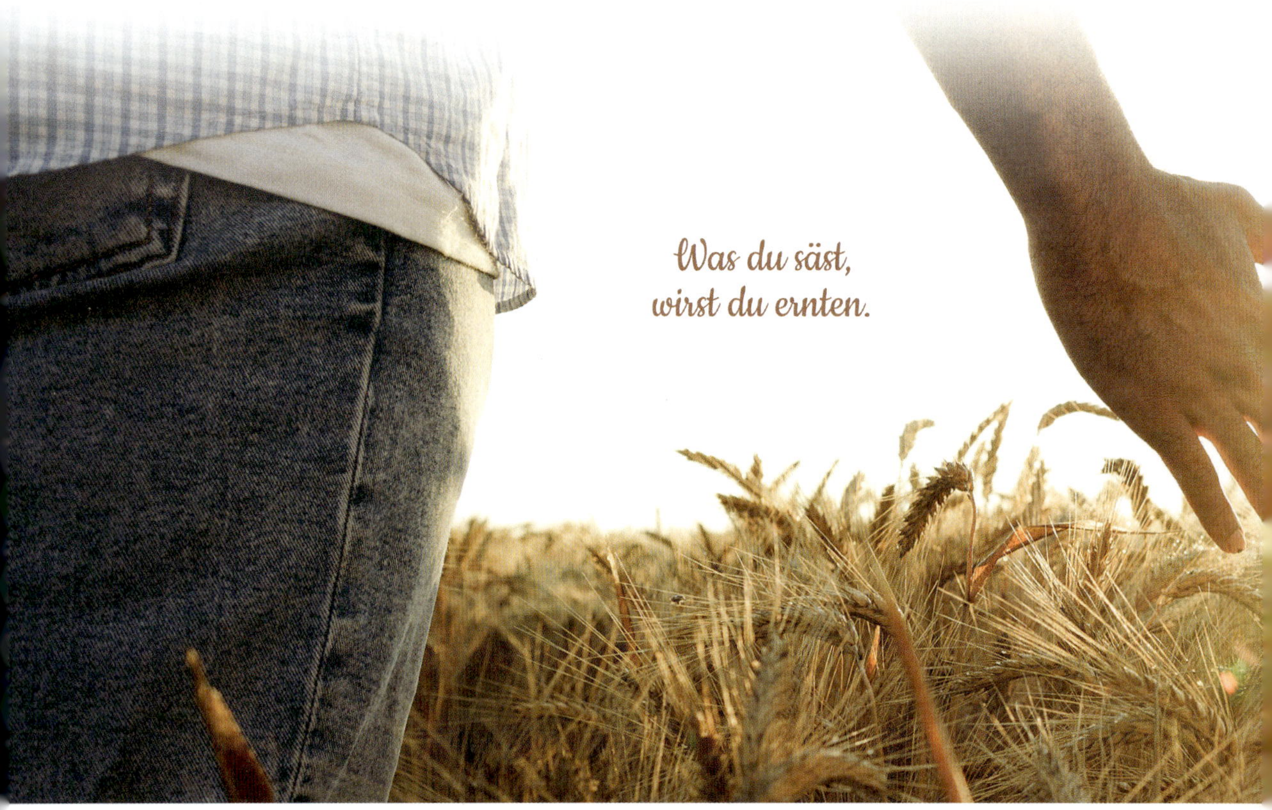

Gute Nahrung und Genuss erden dich

Wenn du weiter gereift bist, hast du verstanden, dass du dich selbst gut versorgen und auf dich aufpassen darfst. Das entspricht der Anerkennung deiner selbst. Mit Maß genießt du dann dein Leben in jeder Hinsicht: körperlich, geistig und seelisch. Es ist für dich selbstverständlich, dass du dich so immer wieder harmonisierst. Denn so kannst du stark und balanciert aus deiner Erde agieren. Du hast dann gelernt, dich selbst zu versorgen wie eine Mutter.

Die Erde funktioniert wie die Nahrungsaufnahme. Je leichter das zu verdauen ist, was du kochst und zu dir nimmst, desto leichter und schneller nährt es dich. Wenn du schwer Verdauliches isst, brauchst du länger, um Energie, Qi, daraus zu gewinnen. Und vor allem brauchst du erst einmal Qi, um es verdauen zu können. Das trifft auf jede Form der Nahrung zu. Auf schwer zu verdauender Nahrung, auch Informationen, kaust du unter Umständen lange herum. Geschieht das zu häufig, erschöpft dich die schwere Nahrung. Dadurch werden deine Milz und die Verdauungskraft geschwächt. Das kann sich auf dein Gewicht auswirken, auf deine Konzentrationsfähigkeit und deinen Intellekt. Die Qualität deiner Selbstfürsorge sowie die Versorgung anderer wird dadurch ebenfalls ungünstig beeinflusst. Darum ist es wichtig, gut Verdauliches zu dir zu nehmen.

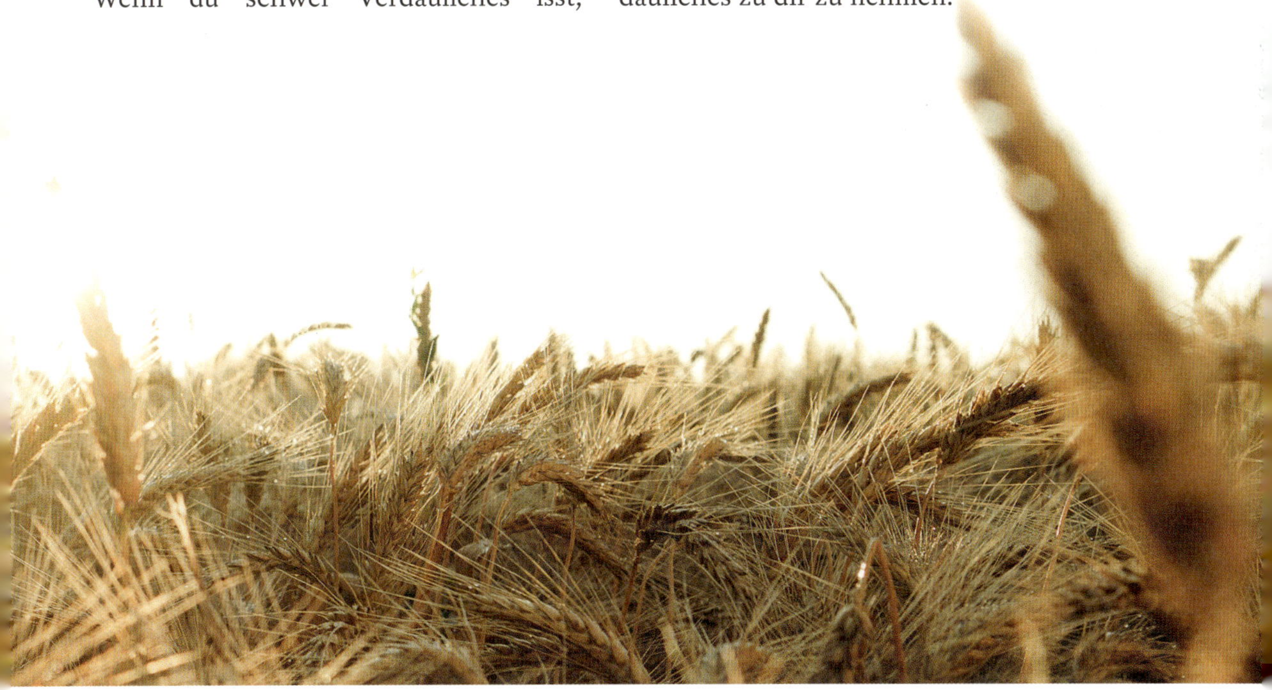

Das Geräusch der Erde ist das Singen

Wenn du deine Erde stabilisieren möchtest, kann dir das Singen helfen. Das Singen ist ein versorgendes Geräusch. Das Bild einer ihr Kind wiegenden Mutter finde ich dazu sehr passend. Nur dass du als Erwachsener nicht mehr gewiegt wirst, sondern dich selbst wiegen und stabilisieren darfst. Wenn du in die Natur gehst und dich zum Beispiel einfach mal ins Gras setzt oder legst, kannst du üben, dich zu erden. Du kannst das Gefühl des Getragenseins sogar immer spüren. Nämlich dann, wenn du dich der Schwerkraft hingibst. Das schafft die Voraussetzung dafür, dass du deine Gefühle und Erfahrungen in dein Leben integrieren kannst.

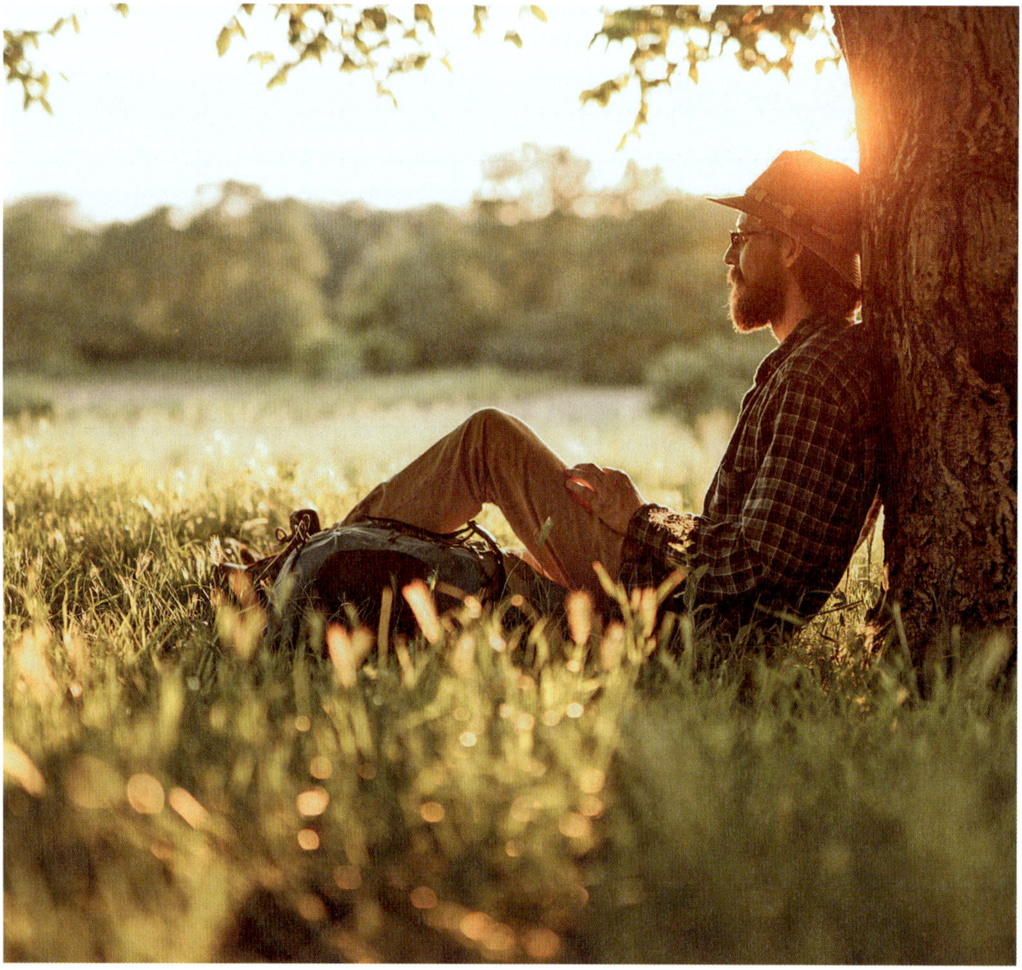

Überall ist der Mittelpunkt der Welt.

Bist du in deiner eigenen Erde angekommen, verweilst und genießt du. Zumindest in diesem, *deinem* Moment. Bevor es weitergeht im stetigen Wandel des Lebens und du erneut die Balance für dich suchst und findest.

Der versorgende Erdetyp

Als Erdetyp mit ausgeglichenem Qi bist du bodenständig und stehst mit beiden Beinen im Leben. Du bist ein zuverlässiger Mensch mit klarem Verstand und einer guten Konzentration. Deiner Fürsorge und Hilfsbereitschaft geben sich andere gerne hin. Dabei strahlst du eine angenehme Großzügigkeit und manchmal auch Geselligkeit aus. Du liebst es, wenn du mit deiner Familie oder deinen Freunden gemeinsam genießen kannst und dabei eine stabilisierende und nährende Funktion übernimmst.

Meistens sind Erdetypen gütig und ge-

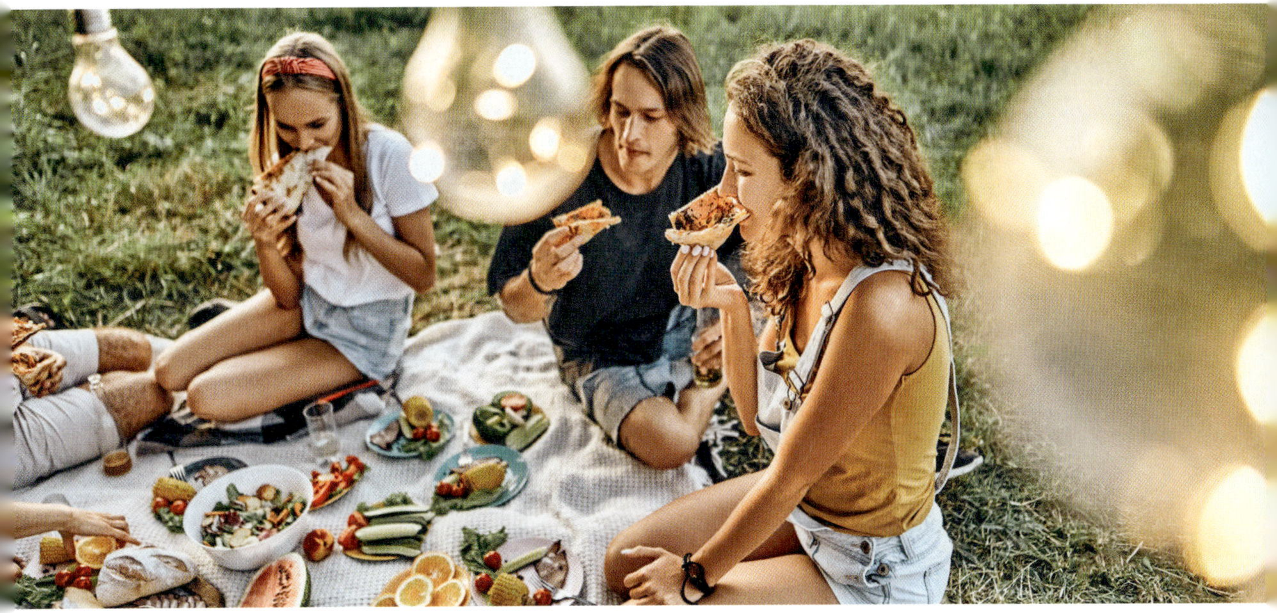

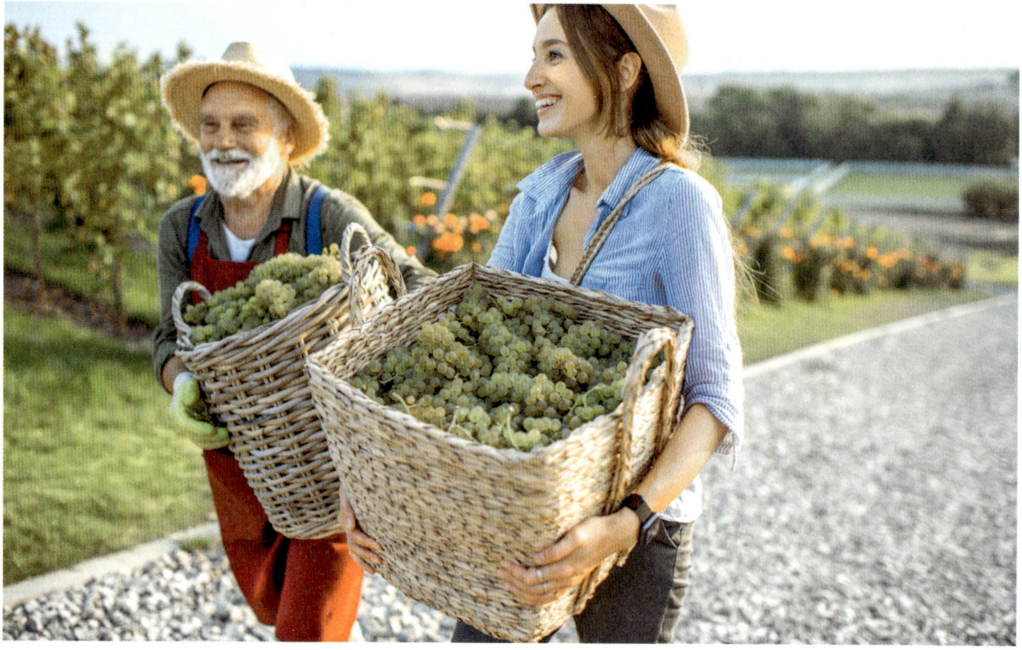

mütlich, und dadurch kannst du negative Emotionen oder Situationen in positive verwandeln. Das kannst du dir so vorstellen wie eine Mutter oder Großmutter, die in ihren Kindern und Liebsten überwiegend die positiven Eigenschaften und Charakterzüge sieht und diese dadurch stärkt. Das Wichtige: Du tust dies sowohl für dich als auch für die anderen. Es geht hier nicht nur ums Geben und Versorgen anderer, sondern auch um dich und dein Wohlgefühl. Du darfst dich selbst betrachten und versorgen wie ein gemütlicher Honigbär. Ich denke da oft an Baloo aus dem Dschungelbuch.

Du hast einen praktischen Verstand, weißt, wie du deine Talente nutzt und geschickt einsetzt. Als Erdetyp kannst du schwere Verantwortungen schultern – das ist eine echte Stärke. Du kümmerst dich außerdem klaglos um die vielen kleinen Handgriffe, die im Alltag und familiären Zusammenleben zu tun sind. Dabei bleibst du solide, freundlich, vertrauenswürdig und aufrichtig anderen gegenüber. Ein klassischer Erdetyp ist ein die Familie versorgender Mensch. Du bist damit glücklich, anderen zu dienen und zu helfen, stellst dich selbst in der Prioritätenliste meistens hintenan und fühlst dich damit gut. Du nährst dich und dein Umfeld zuverlässig, und so können die anderen, so kannst aber auch du gedeihen. Erdequalitäten zeigen sich eventuell auch in der Beschäftigung als Landwirt, Winzerin oder Restaurantkritiker.

Die Erde nährt die zehntausend Dinge

Körperbau

Als Erdetyp hat dein Körper eine rundliche Form, insbesondere unterhalb deiner Taille. Du wirkst weich und gemütlich. Auch dein Gesicht könnte eine eher runde Form haben, und wenn du emotional bewegt bist, hat deine Haut eine Tendenz zu gelblicher Färbung. Deine Bewegungen wirken langsam, manchmal stockend. Aber du bist körperlich zäh, dich wirft nichts so schnell um. In Balance ist dein Bindegewebe stark und hält die Organe an ihrem Platz.

Deine Stimme ist solide, kraftvoll, du sprichst langsam. Jedes deiner Worte hat Gewicht. Dabei neigst du zu einer nasalen Stimme.

Die Organe und Gewebe der Erde

Milz und Magen

Die Organe Milz, Bauchspeicheldrüse und Magen gehören zur Wandlungsphase Erde. Die Milz ist das strukturell kompakte Yin-Organ, der Magen das hohle Yang-Organ. Der Milz wird auch noch die Bauchspeicheldrüse zugeordnet und mit ihr viele verdauungsfördernde Säfte und Substanzen. Die Milz nährt alle anderen Yin-Organe, also Herz, Nieren, Lungen und Leber.

Der Magen ist das Yang-Organ, das Hohlorgan, das auf schwer Verdauliches mit viel Säure reagiert, den Nahrungsbrei knetet und weitertransportiert. Im Falle absolut unverdaulicher Nahrung gibt der Magen das Einverleibte auch retour und leitet es nicht weiter in den Verdauungstrakt. Dann übergibst du dich.

Das muss ich erst einmal verdauen.

Wenn du ein »Loch im Bauch« hast, hast du Hunger: deine Milz und dein Magen wollen etwas zum Nähren deines Körpers haben.

Wenn dir etwas schwer im Magen liegt, dann belastet es dich körperlich oder psychoemotional.

Milz, Pankreas (Bauchspeicheldrüse)

Aufgabe der Milz ist es, die Essenz aus der Nahrung umzuwandeln und zu transportieren. Sie ist im Staatsgefüge so etwas wie ein Getreidespeicher, aus dem nährende Kraft für den gesamten Körper geschöpft werden kann. Von hier fließt das Qi nach oben und versorgt so das Herz und die Lunge. Im Herz wird das Qi der Nahrung im Blut angereichert mit frischem Sauerstoff aus der Lunge und dann deinem gesamten Körper zur Verfügung gestellt.

Die Milz mag es warm und trocken, denn so kann das feinste Qi aus dem Nahrungsbrei extrahiert und Nahrung in Energie transformiert werden. Die menschliche Qualität der stetigen Arbeitskraft und mentalen Konzentrationsfähigkeit kommt von der Milz. Mit einer starken Milz ermüdest du nur langsam.

Magen

Der Magen wird aus Sicht der TCM auch als Quelle der Körpersäfte bezeichnet. Von hier aus fließt das Qi nach unten. Der Magen mag es kühl und feucht; scharfe Nahrung oder zu viel Hitze stören hier. Neben entsprechenden Nahrungsmitteln können auch Gedanken und Emotionen für solch eine Hitze sorgen. Und nach der Nahrungsaufnahme hilft es sehr, ein paar Schritte zu gehen. Gönn dir eine Pause und spaziere eine Viertelstunde.

Wenn du lange auf etwas herumkaust, scheint deine Nahrung schwer verdaulich zu sein, und du transformierst wenig. Und wenn du ständig im gleichen Brei rührst, ist deine Nahrung zu trüb, zu schwer und schenkt dir wenig Energie. Im Gegenteil, dann belastet dich zu viel Feuchtigkeit, die sich bei einer schwachen Verdauungsfunktion als Schleim verfestigen kann.

Das Magen-Qi nimmt ab durch mangelhafte Ernährung, lange Krankheit und radikale Abnehmkuren. Sportliche Überanstrengung oder Extremsportarten können das Magen-Qi außerdem nachhaltig schwächen.

Binde- und Fettgewebe, Muskeln und Faszien

Das Bindegewebe, die Muskeln und Faszien sind Gewebearten, die deinen Körper stabilisieren. Sie sind die Gewebe der mittleren Schicht zwischen den Hautschichten, Organen und Knochen.

Die Faszien halten, wie schon in der Wandlungsphase Holz beschrieben, deine Muskeln, Knochen und das Bindegewebe auf engstem Raum voneinander getrennt. So kannst du dich problemlos bewegen und erlebst einen ungestörten Energiefluss. Das Bindegewebe mag es, gedehnt zu werden, damit sich die Faszien und Muskeln richtig entfalten und gut arbeiten können.

Das Bindegewebe ist wie ein Speicher, der sich erinnert, wie du dich in deinem Leben bisher versorgt hast. Alle Emotionen, die nicht fließen durften, werden im Binde- und Muskelgewebe gespeichert, weil sie als E-motion nicht in Motion, in Bewegung sein durften. Hier besteht ein sehr enger Zusammenhang zur Leber und dem freien Fluss des Qi. Dich zu dehnen oder mit einer Faszienrolle zu arbeiten, kann dir helfen, alte, lang unterdrückte Emotionen zu bewegen und dein Gewebe zu lockern. So kann das Nähr-Qi wieder besser fließen, und deine Muskeln können besser arbeiten. Dadurch wird dein Gewebe der Erde stabilisiert und gestärkt. Das Bindegewebe, die Muskeln und Faszien sind Gewebe der Erde und geben deinem Körper Struktur und Halt.

Eigenschaften, Emotionen und Sinne

Sei dir selbst die beste Mutter

Struktur bedeutet auch, dass dein Alltag eine gewisse Regelmäßigkeit hat. Diese soll nicht starr und einengend sein, sondern stabilisierend. Deshalb werden in der ganzheitlichen Medizin oftmals wohltuende Rituale empfohlen. Das können Gewohnheiten sein wie regelmäßige Schlafenszeiten und besondere Pausen mit einem leckeren Tee. Oder du schreibst täglich Tagebuch. Diese Regelmäßigkeiten geben dir geistig und emotional Struktur. Dadurch fühlst du dich wie durch eine liebende Mutter stabilisiert und geerdet. Das Gute ist auch hier wieder, dass du das in jedem Alter für dich lernen kannst. Hast du auch Rituale, die dir wichtig sind?

Als typischem Erdetyp ist es dir ein Bedürfnis, deinem Körper Gutes zu tun. Du magst Berührungen und Streicheleinheiten. Menschliche Nähe ist in unserer Leistungsgesellschaft für viele seit der Kindheit nichts Alltägliches. Dabei braucht jedes Kind, ebenso wie du, die Berührung. Kinder gedeihen viel besser und lernen, sich in ihrem Körper zu Hause zu fühlen, wenn dieser gut versorgt wird. Und mit Versorgung meine ich insbesondere gesunde, liebevolle körperliche Nähe. So kann der aufwachsende Mensch lernen, sich selbst zu versorgen und nicht mehr abhängig zu sein von der Fürsorge anderer.

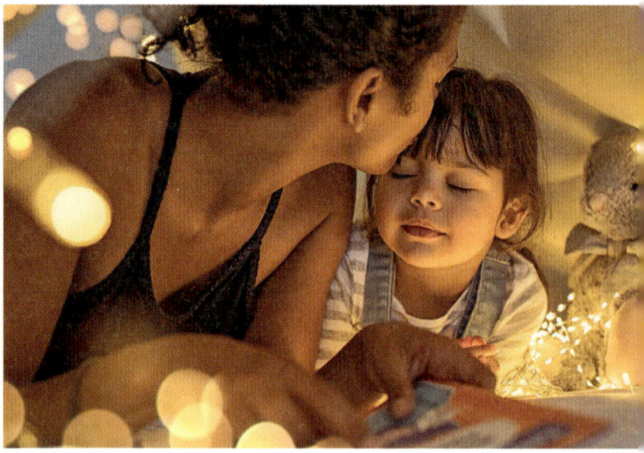

Ver-Sorgung gibt dir Balance

Ich finde, das Versorgen ist weniger eine Emotion als ein Grundbedürfnis. Du willst versorgt sein, in jedem Moment. Und als Erdetyp versorgst du auch andere sehr gern. Das ist für dich selbstverständlich. So strahlst du dann eine Balance und Harmonie aus, die auch anderen guttut und sie anstecken kann, die Süße des Lebens einfach zu genießen.

Genieße die Süße des Lebens!

Süß ist der Geschmack, der der Erde zugeordnet wird. Süße Lebensmittel wirken nährend und harmonisierend. Mit der Süße ist eine natürliche Süße gemeint, wie sie in komplexen Kohlenhydraten vorhanden ist oder im einzigartigen Geschmack wirklich ausgereifter Früchte und Gemüse. Solch gute Nahrung stärkt den ganzen Körper.

Kommt dann noch gute Seelennahrung hinzu, kannst du zu deiner besten Version gedeihen.

Ein gesunder Geist in einem gesunden Körper

Dein Mund schmeckt alle Aromen des Lebens

Der Mund ist das Sinnesorgan der Erde. Im Mund schmeckst du das Leben. Und wenn du dich rundherum wohlfühlst, dann macht es dir in der Regel auch Spaß, dich mit gutem Essen zu versorgen. Nimmst du etwas Ungenießbares in den Mund, erkennst du es sofort und spuckst es wieder aus. Genauso ist die Aufgabe der Erde zu verstehen. Du erfasst intellektuell die unterschiedlichsten Seiten des Lebens und beziehst idealerweise Stabilität daraus.

Deshalb ist es wichtig, sehr differenziert zu schmecken. Vielleicht hast du auch schon die Erfahrung gemacht, dass sich dein Geschmack im Laufe verschiedener Lebensphasen verändert hat. Darin zeigen sich die wechselnden Bedürfnisse ebenso wie geistige und emotionale Prioritäten.

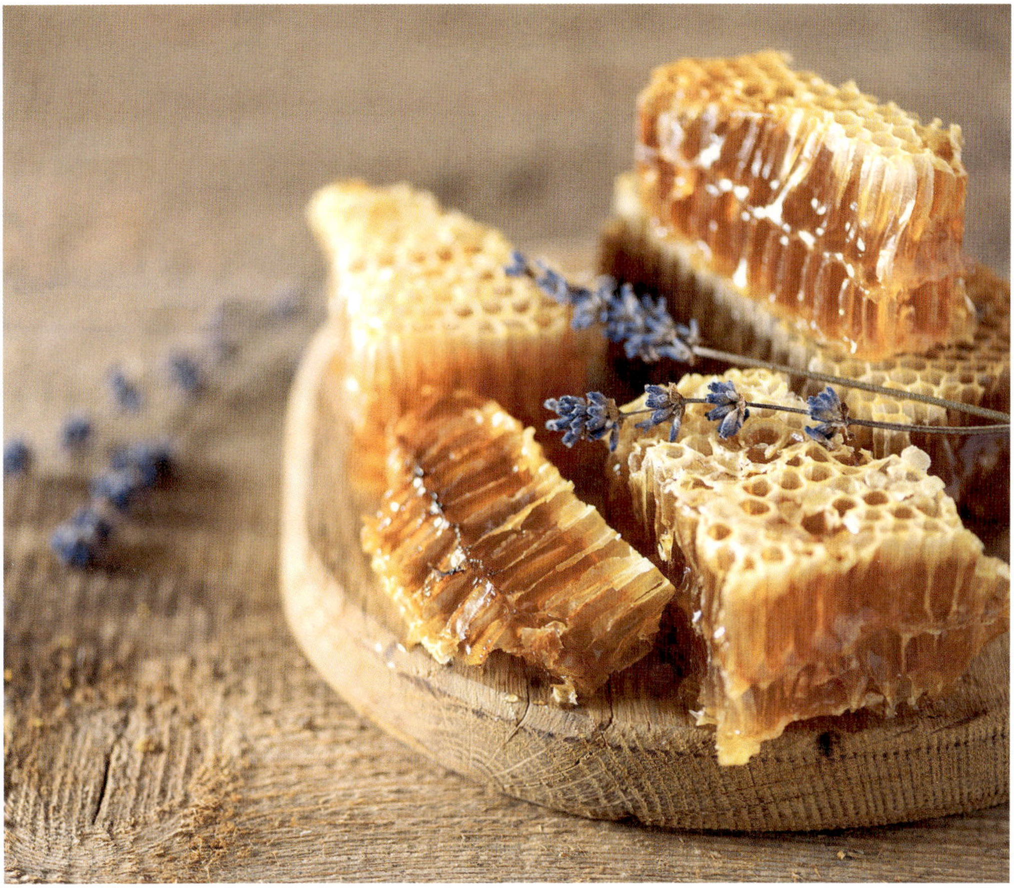

Feuchtes Klima und feuchte Nahrung nähren oder verschleimen dich

Grundsätzlich gilt, dass Feuchtigkeit den Körper nährt. Feuchtigkeit ist wichtig, wenn du möchtest, dass etwas wächst und gedeiht.

Steckst du einen Samen in die Erde und gießt ihn regelmäßig und mäßig, wird er gedeihen. Gießt du ihn zu viel, wird er verschimmeln; ohne Feuchtigkeit wird er vertrocknen und nicht treiben. Feuchtigkeit im richtigen Maß, regelmäßig und in der richtigen Verteilung, ist also sehr wichtig für deine Erde und damit für deinen gesamten Körper.

Bei zu viel Feuchtigkeit geht es in der TCM um Flüssigkeitsansammlungen, die sich auch als Schleim zeigen können. Beides deutet stets auf eine Dysbalance der Erde, auf einen Mangel an Yang und einen Yin-Überschuss hin.

Aus der Sicht der Erde, die die Natur und deinen Körper nähren möchte, ist es dementsprechend wichtig, die Flüssigkeiten im Körper optimal zu verteilen. Dafür brauchst du ein starkes Yang: Energie, die alle Flüssigkeiten ideal umverteilen kann. Außerdem solltest du darauf achten, nicht zu viel Flüssigkeit in Form kalten Wassers und kalter, feuchter Nahrung im Körper anzusammeln.

Feuchtigkeit, die sich im Körper ansammelt und den Qi-Fluss verlangsamt, wird oft zu Schleim. Als Schleim bezeichnen wir in der TCM alle den Qi-Fluss behindernden Substanzen.

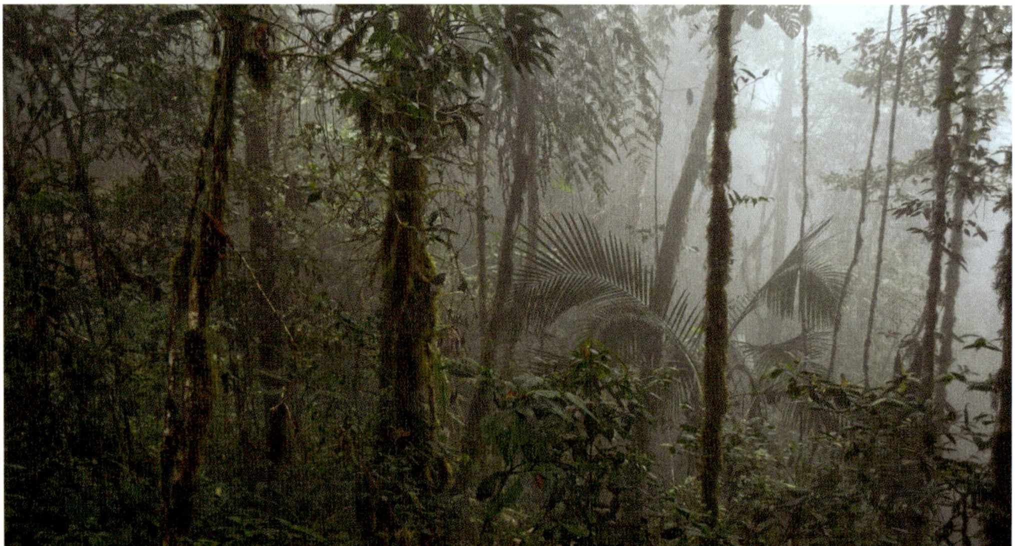

Der Geist Yi

Die Stärke deiner Erde sind dein klarer Verstand und dein Intellekt. Deshalb wird der seelische Aspekt Yi der Erde zugeordnet. Yi regiert das logische Denken und die Vernunft. Wenn du dich regelmäßig gut nährst, hast du beste Voraussetzungen, Nahrhaftes zu integrieren und gut zu verdauen. Aus ganzheitlicher Sicht hast du bestimmt schon einmal davon gehört, dass das Denken und die Gehirngesundheit mit der Fähigkeit zusammenhängen, gut zu verdauen.

Das Gegenteil ist sprichwörtlich bekannt, indem wir sagen:

Ein voller Bauch studiert nicht gern.

Wenn du gerade viel denken oder studieren musst, solltest du nicht auch noch schwer Verdauliches essen. Und umgekehrt solltest du nach einem üppigen Mahl nichts Kompliziertes lernen wollen.

Wenn du deinen Geist in Ordnung bringst,
ergibt sich der Rest von selbst.
Laotse

Die Wandlungsphase Erde im Überblick

- Übergänge – Yin und Yang sind in Balance
- Spätsommer und alle Übergänge/ Dojozeiten
- Reifung
- Mitte
- Feuchtigkeit
- Süß – nährt
- Goldgelb –Farbe der Erde
- Milz – transformiert Nahrung in verwertbare Energie und hält die Organe an ihrem Platz
- Magen – Quelle der Körperflüssigkeiten und Aufnahme aller zu verdauenden Massen und Sinneseindrücke
- Mund, Lippen – Geschmäcker unterscheiden
- Bindegewebe, Muskeln, Fettgewebe
- Sorge – sich und andere Versorgen
- Yi – das Denken, dein Intellekt

Dysbalance in der Erde

Schlechter Appetit, Schluckauf und Verdauungsprobleme mit Völlegefühl, Durchfall oder Blähungen, ein fahles Aussehen, Krampfadern, Schwellungen und Ödeme deuten auf eine Schwäche deiner Erde hin. Schuldgefühle, mangelndes Vertrauen und zu negative Gedankenmuster können nichts im positiven Sinne nähren. Ich finde es in diesem Zusammenhang hilfreich, mir das englische »to worry« in seiner Wortbedeutung und seinen Wortverwandtschaften anzuschauen. *To worry* nutzen wir meistens im Sinne von Grübeln, sich sorgen. Das bedeutet so viel wie das mühsame Verdauen unverdaulicher Informationen oder Probleme. *To worry* ist nahe dem »Würgen«, dem wiederkauenden Versuch, eine Sorge oder Befürchtung hinunterzuschlucken. Mental und emotional bedeutet es Stress und überfordert unter den heutigen Lebensbedingungen sehr viele Menschen. Die Folgen sind Müdigkeit, Konzentrationsschwäche und Trägheit, und letztlich bildet sich damit für viele ein Teufelskreis, der nur schwer zu durchbrechen ist. In dieser Negativstimmung kannst du von deiner Fähigkeit, alles zum Positiven zu wenden, überhaupt nicht Gebrauch machen. Eine angenehme Struktur und Stabilität können so weder in dir noch in anderen entstehen.

Außerdem brauchst du in deiner Erde die richtige Temperatur und mäßige Feuchtigkeit, damit dein Körper versorgt werden kann.

Milz-Yang-Mangel

Wenn du zu wenig Yang in der Erde, deiner Mitte hast, neigst du zum übertriebenen Grübeln. Dabei bist du tendenziell selbstmitleidig und auch überbesorgt. Wenn du dies mit einem Zuviel an Essen auf dich selbst projizierst, könnte es sein, dass du ständig allergisch reagierst und an Gewicht zunimmst, emotional oder auch körperlich. Wenn du dich scheinbar gerne für andere aufopferst, liegt dein Fokus im Außen, um von dir selbst abzulenken. Du versteckst dich dann hinter angeblicher Selbstlosigkeit, bist dabei eher zwanghaft strukturiert und detailversessen.

Das macht dich stur und störrisch, obwohl du in Wahrheit Harmonie suchst. Eine gewisse Maßlosigkeit in jeder Hinsicht fördert es dann, dass du dich im Kreis drehst, dir die Dinge auf den Magen schlagen und du den Appetit verlierst. Vielleicht hast du sogar diverse Verdauungsprobleme wie Erbrechen, Durchfall, Druckgefühle und Krämpfe. Deine Bewegung ist träge und deine Haltung zusammengekauert und nachdenklich. Du neigst dazu, Ödeme an Armen und Beinen zu entwickeln.

Milz-Qi-Mangel

Mit einer Energieleere in der Erde bist du unsicher und unselbstständig. Dir fehlt die Erdung, du leidest an stetiger Angst vor dem Mangel, und dadurch wirst du geizig dir selbst und anderen gegenüber. Deine Verdauung ist sehr schwach, und du hast morgens selten Appetit. Insgesamt verträgst du nur kleine Portionen, weil deine Milz sehr geschwächt ist, und bist müde nach dem Essen. Du gerätst schnell in eine Opferhaltung, auch dann, wenn du dir Dinge selbst aufgehalst hast und dann im Nachhinein beginnst, darüber zu klagen. Gedanklich und in deinen Äußerungen rührst du ewig im gleichen Brei herum und beginnst nicht wirklich, etwas für dich zu tun. Nicht selten gehen Organsenkungen, Krampfadern, Leistenbrüche, Bandscheibenvorfälle und Ähnliches einher mit diesem Zustand. Dein Bindegewebe kann die Organe und Gewebe nicht an ihrem Platz halten - eine der Kernaufgaben der Erde.

Chronische Blutungen und Allergien, das Gefühl von Bedürftigkeit und Abhängigkeit fördern die Schwäche deiner inneren Instabilität und Unsicherheit.

Übersicht einiger Dysbalancen der Erde

Milz-Yang-Mangel	Milz-Qi-Mangel
Grübeln, Selbstmitleid, Sorgen, zwanghaft, Maßlosigkeit	Unsicher, unselbstständig, Angst vor Mangel, Geiz, Opferhaltung, kreisende Gedanken
Allergien, Gewichtszunahme, Ödeme, Magenprobleme, Erbrechen, Durchfall, Bauchdruck und Krämpfe	Verdauungsschwäche, Appetitlosigkeit, Müdigkeit nach dem Essen, Organvorfälle, -senkungen, Krampfadern, Bandscheibenvorfälle, Allergien

Neue Balance für deine Erde

Schau strikt nach innen, wenn du die unangenehmen Gefühle der schwachen Erde loswerden und dein Bindegewebe nachhaltig stärken willst.

Wenn du deine Erde-Qualitäten harmonisieren möchtest, gilt ebenfalls, dass du dich von deinen alten Mustern befreien darfst. Nicht willkürlich, sondern indem du deine festen Glaubenssätze und Strukturen konsequent zu beobachten beginnst, innerlich und äußerlich. Dieses Beobachten ist der Beginn von Achtsamkeit und Meditation. Außerdem ist es sehr wichtig, dass du immer wieder übst, nicht zu jammern oder dich über die Umstände deines Lebens zu beschweren. Erkenne, dass du allein durch deine Geisteshaltung der Achtsamkeit Sicherheit erreichen kannst. Denn so kannst du in jedem Moment voll da sein, ihn erleben und die in diesem Moment für dich richtige Entscheidung fällen. Dann brauchst du dir weder große Sorgen um mögliche Szenarien in der Zukunft zu machen, noch ist es sinnstiftend, bereits Geschehenes zu hinterfragen à la »hätte, wenn und aber«. Wenn du für dich wichtige Veränderungen bereits erkannt hast und du weißt, was du ändern möchtest, dann tu es.

Was dich unterstützen kann, deine Erde zu balancieren

Fragen für deinen Intellekt

Was müsste sich in deinem Leben ändern, damit es ein gutes und für dich zufriedenstellendes Leben wäre? Um das zu beantworten, nimm dir Zeit. Und auch für die Antworten auf folgende Fragen kannst du dir immer wieder etwas zum Schreiben nehmen, einen Spaziergang machen oder meditieren.

- Wann entwertest du dich oder andere?
- Welche Gedanken hast du über dein Leben?
- Was genießt du? Wie oft hast du das in den letzten Tagen getan?
- Wer ist der wichtigste Mensch in deinem Leben?
- Wie fühlst du dich gerade? Ist das zu 100 Prozent wahr?

Immer, wenn du auch nur 1 Prozent unsicher bist, ist es ein Gedanke, der einer Anhaftung entsprungen ist. Erst wenn du es weißt, ist es wahr - und selbst das kann sich ändern, je bewusster du wirst. Ein großer Teil deiner Glaubenssätze entspricht nur kleinsten Teilen der Wahrheit, sicher niemals der ganzen Wahrheit. Mach dir das bewusst und finde heraus, welche Wahrheit du jetzt gerade lebst und in welcher du leben möchtest. Welche Geschichte erzählst du dir gerade?

Unser Bauchgefühl ist ein Geschenk und unser Verstand ein Diener.
Albert Einstein

Ernährung

Der Geschmack der Erde ist süß. Damit ist kein Industriezucker gemeint, sondern Nahrungsmittel mit vielen komplexen Kohlenhydraten und natürlicher Süße. Natürliche Süße harmonisiert den Qi-Fluss und ist reichlich vorhanden in ausgereiftem Gemüse und Obst. Lange gekochte Suppen und Eintöpfe, Wurzelgemüse und gekochtes Vollkorngetreide sind leicht verdaulich und geben deinem Körper viel Qi. Klare Suppen und Brühen stärken nicht nur deine Milz, sondern insbesondere auch deinen Magen.

Ginseng als mehrfach aufgegossener Tee oder Tee mit roten chinesischen Datteln stärken ebenso dein Milz-Qi.

Wenn du ein schwaches Milz-Yang und dadurch zu viel Feuchtigkeit im Körper hast, kann Scharfes und leicht Bitteres helfen, die Stagnation zu beseitigen. Dazu gehören zum Beispiel Mandarinenschalen. Salzige Nahrung hilft indirekt, deine Milz zu stärken. Dazu gehören schwarze Bohnen, Sojabohnen, wenig Schweinefleisch, Kastanien. Rohes, Süßes und Saures hingegen sind absolut tabu.

Essen hält Leib und Seele zusammen.

Bewegung

Alle Bewegungen des Wiegens, Wippens oder Schaukelns sind zentrierend. Das Schwingen der Arme um deine Hüften, indem du dich nach links und rechts drehst, wirkt zentrierend und erdend. Hula-Hoop-Bewegungen in beide Richtungen zu üben, wirkt ebenfalls zentrierend. Deine Muskeln zu stärken, strafft wiederum grundsätzlich dein Bindegewebe und stärkt die Mitte, deine Erde.

Wenn du deine Erde balancieren möchtest, dann empfehle ich dir die folgende Yoga-Übung: Den Heldensitz.

Wenn du dich nicht schmerzfrei nach hinten legen kannst, bleib aufrecht mit dem Oberkörper oder stütze dich auf deine Hände oder Unterarme. Erzwinge nichts.

In einer anderen Übung zur Stärkung deiner Erde grätschst du stehend deine Beine und versuchst, deine Hände an deine Fußknöchel zu bringen. Wenn du regelmäßig übst, berührt dein Kopf vielleicht irgendwann den Boden?!

Entspannung

Wenn du in die Natur gehst und dich zum Beispiel einfach mal barfuß aufs Gras stellst, setzt oder legst, kannst du üben, dich zu erden. Du kannst das Gefühl des Getragenseins durch Mutter Erde ständig spüren, wenn du dich der Schwerkraft hingibst. Eine Geh-Meditation kann dir zum Beispiel auch helfen, den stabilisierenden Aspekten durch den Boden unter deinen Füßen mehr Aufmerksamkeit zu schenken.

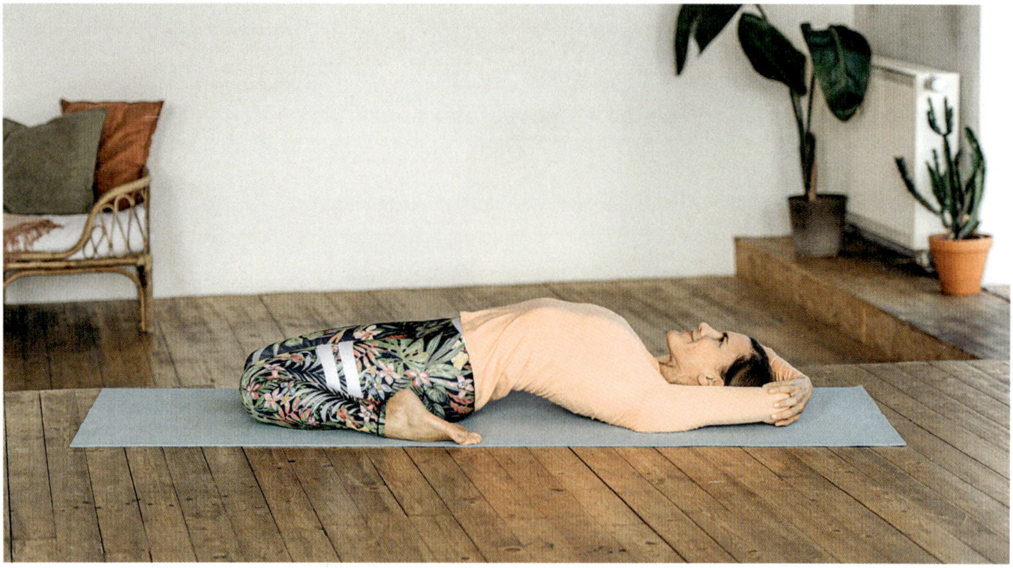

Und noch eine interessante Information kann dich vielleicht unterstützen, deine Erde aktiv zu harmonisieren: Wenn du nur dreißig Minuten am Tag auf natürlichen Boden gehst, zum Beispiel auf ein Feld, eine Wiese, in einen Wald, dann kann sich dein Körper viel leichter von schädlichen Schwingungen und Frequenzen befreien, denen du zuvor ausgesetzt warst. Erdung ist so etwas Wichtiges! Wenn du warme Füße hast - aber nur dann! -, kannst du dich barfuß auf den natürlichen Boden stellen. Das verstärkt den Effekt. Kalte Füße jedoch schwächen dein Yang im Allgemeinen, deshalb solltest du diese unbedingt vermeiden.

Grundsätzlich geht es beim mentalen und psychischen Stärken deiner Erde um die Achtsamkeit. Achtsamkeit schult deine Wahrnehmung dessen, was gerade ist. Deswegen ist der seit einiger Zeit zu beobachtende Achtsamkeitstrend grundsätzlich gut. Leider wird dabei unwissentlich auch viel Falsches gelehrt. Aber eben auch wundervoll viel Großartiges.

Um was geht es dabei wirklich? Es ist simpel: Beobachte, was ist. Beobachte deine Gedanken, beobachte deinen Atem, beobachte deine Gefühle. Und dann? Nichts weiter. Das ist der Trick der Achtsamkeit: Beobachten und nicht aktiv verändern. Das ist schon alles. Wenn du merkst, dass du etwas bewertest, positiv oder negativ, beobachte auch das. Und lass es sein. Sein lassen im Sinne von »es darf sein«, das ist eine den Intellekt schulende Achtsamkeit. Du er-lebst das, was ist.

Aus Sicht des Taoismus nennt sich das auch Wu Wei.

Die Kunst des Nicht-Handelns:
Umarme den Fluss (des Lebens),
anstatt etwas erreichen zu wollen.

Feuchtigkeit beseitigen in der Dojozeit

Die Symptome von sich ansammelnder Feuchtigkeit oder Schleim sind Trägheit, Müdigkeit, Verdauungsschwäche, Allergien, Pilzerkrankungen, Ekzeme, Asthma, Übergewicht und manchmal sogar Tumore oder Zysten. Sie entsteht durch den Konsum schwer verdaulicher Nahrung, eine feuchte Umgebung, Bewegungsmangel und Medikamente wie die Antibabypille, Allergiemittel und Antibiotika.

Personen, die unter zu viel Feuchtigkeit leiden, haben einen Heißhunger auf Süßes, Weizen, Milchprodukte und teils fettige Speisen. Das jedoch verstärkt das

Problem der Feuchtigkeit. Und ohne das Verständnis der TCM und deren bewusster Umsetzung wird es sehr schwierig, die Feuchtigkeit loszuwerden. Ernährungsmäßig ist es ratsam, fettarm, warm und gekocht, vollwertig und hin und wieder leicht austrocknend zu essen. Bitteres und Scharfes helfen, Nässe zu beseitigen. Saures darf nur in Maßen konsumiert werden, denn es nährt genauso wie das Süße die Feuchtigkeit im Gewebe.

Folgende Nahrungsmittel wirken austrocknend und helfen, die Feuchtigkeit zu transformieren: Adzukibohnen, Endiviensalat, Löwenzahn, Zwiebeln, Rettich, Meerrettich und Senf, Jasmintee und Salbei in jeder Form.

Was die Feuchtigkeit weiterhin beheben kann, ist mal wieder: Bewegung! Bewegung in Form von Sport, reichlichem Dehnen und Strecken. Auch Massagen mit Ölen, die wärmen (Salbei, Wacholder) oder die Verdauung unterstützen (Kardamom, Fenchel) helfen, die Feuchtigkeit umzuwandeln. Aber sag deinem lieben Schweinehund einen herzlichen Gruß - Massagen sind nur dann angesagt, wenn du körperlich auch etwas geleistet hast.

Um genau zu verstehen, was dir letztlich guttut, schau dir am besten noch mal das Kapitel über die Drei-Erwärmer-Ebenen an.

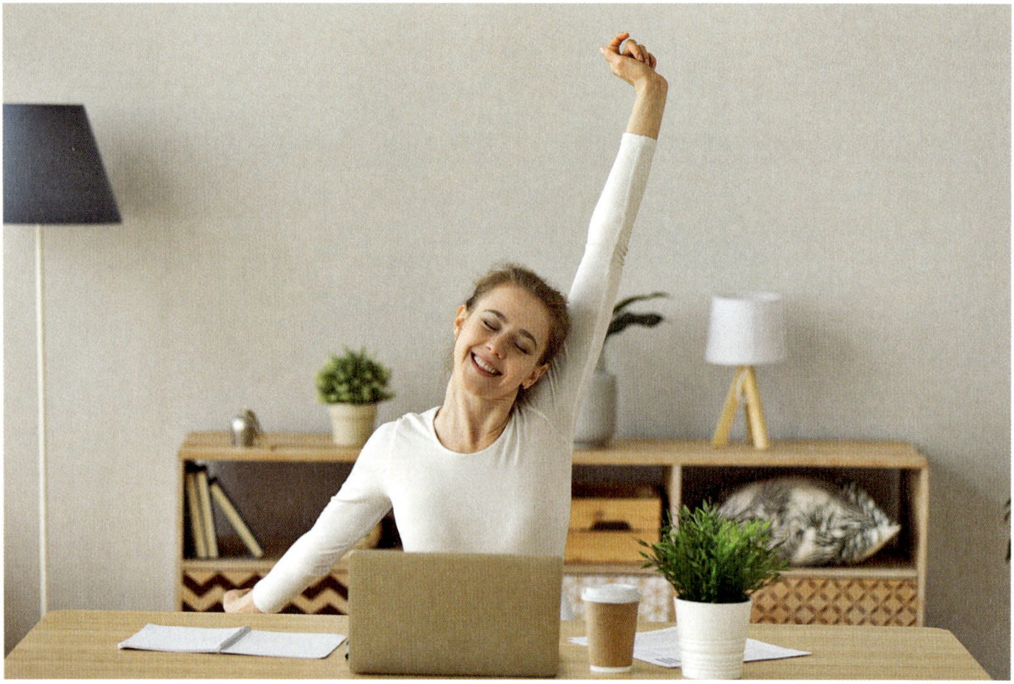

Der Überblick für dich

Stärke deinen Intellekt!
Wann entwertest du dich oder andere?
Was und wie oft genießt du?
Wie fühlst du dich gerade? Ist das zu 100% wahr?

Milz-Yang-Mangel: Scharfes und leicht Bitteres kann dir helfen, die entstandenen Stagnationen zu beseitigen. Dazu gehören zum Beispiel Mandarinenschalen, Rettich und Senf.

Milz-Qi-Mangel: Süßes wie rote chinesische Datteln stärken dein Milz-Qi. Ginseng stärkt das Qi des gesamten Körpers und kann deswegen auch hier eingesetzt werden.

Natürliche Süße, lange gekochte Suppen und Eintöpfe stärken deine Erde und damit dein Qi. Vermeide Rohkost, Zucker und Saures und achte darauf, dich keiner feuchten Kälte auszusetzen bzw. schütze dich dagegen durch Wärme. Iss regelmäßig.

Muskelaufbau stärkt deine Stabilität und Erdung. Alle Bewegungen, die zentrieren, wie Wippen, Wiegen und Schaukeln, können guttun.

Halte dich täglich für mindestens 30 Minuten auf natürlichem Boden auf.

Beobachte, was ist.

Übermäßige Feuchtigkeit beseitigen, in allen Dojozeiten:
Innere Ursachen erfordern Gedankenhygiene: Erkenne deine Muster und sich wiederholende Gedanken.

Äußere Ursachen: Vermeide Rohes, Süßes und Saures und bevorzuge Gekochtes, Bitteres und Scharfes.

Bewegen, bewegen und nochmals bewegen!
Massagen zur Belohnung, ggf. mit wärmenden Ölen.

Weitere Tipps findest du im Kapitel über die Dojozeiten.

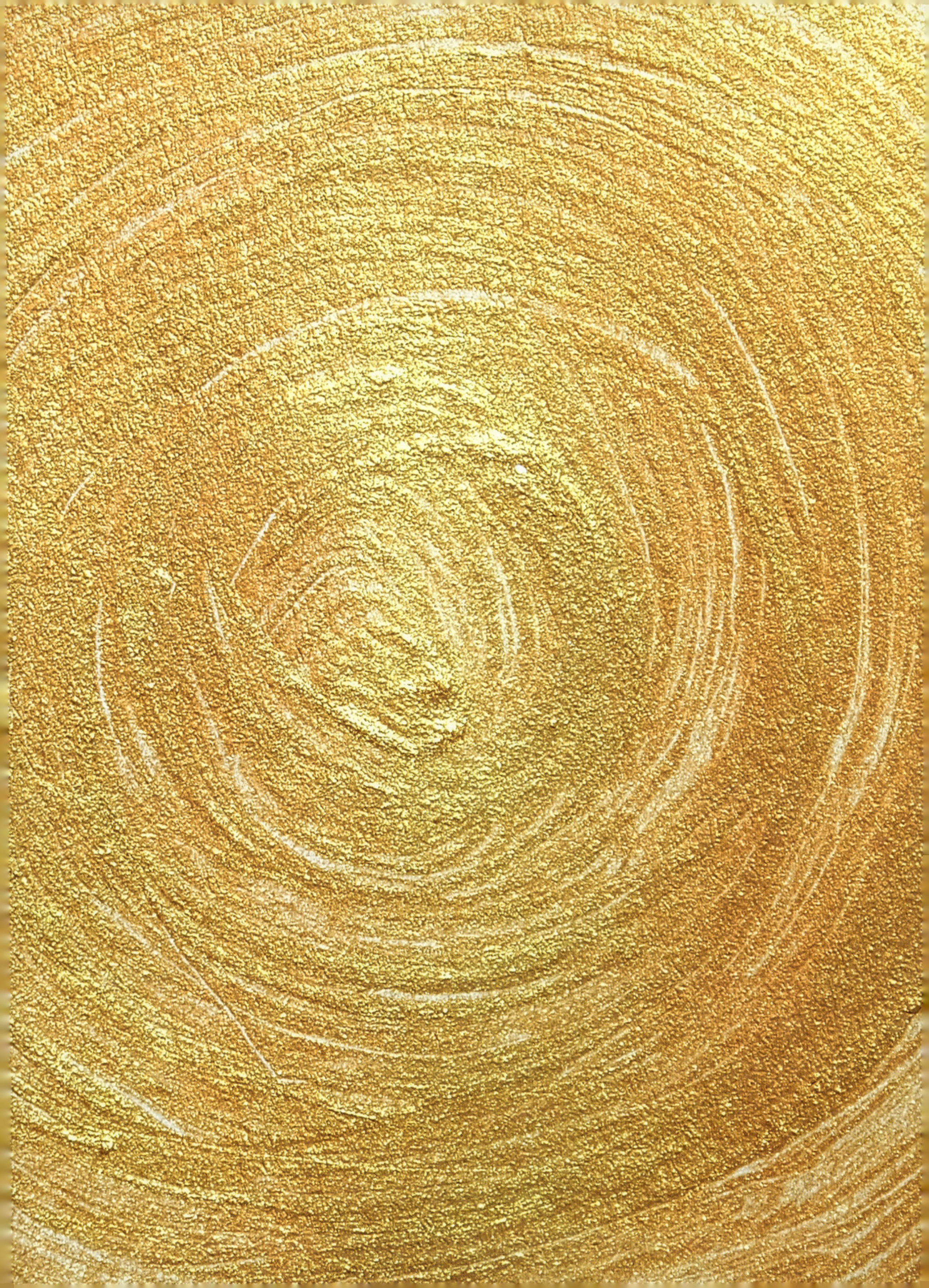

DIE WANDLUNGSPHASE METALL: DAS KLEINE YIN

Zeiten, Lebensthemen und Aufgaben

Das Metall steht für den Beginn des Abends, die Dunkelheit und die mit einem bunten Farbenspiel untergehende Sonne im Westen. Der Tag ist zu Ende, das Yin beginnt langsam zu wachsen. Die Wandlungsphase Metall symbolisiert den Herbst im Zyklus der Jahreszeiten, wenn die Natur verblüht und trockener wird. Und es greift in den alten chinesischen Zeichen den Aspekt der Goldfärbung der

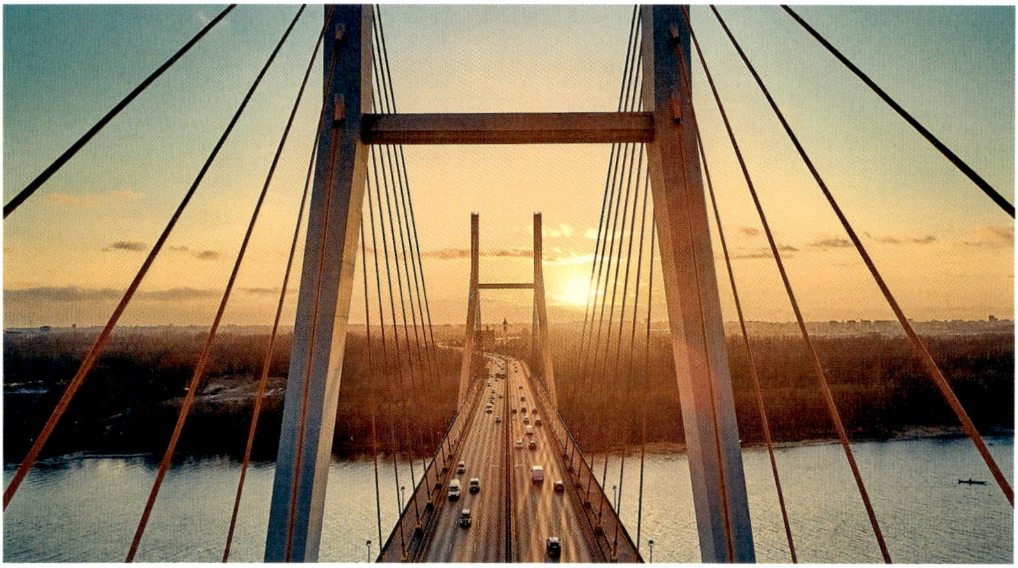

Natur auf. Ebenso ist aber auch das Metall gemeint, das sich im Gestein bildet. Weiterhin steht es für das fortgeschrittene Erwachsenenalter im Laufe eines Lebens. Aber der Metallaspekt ist nicht zwingend an das physische Altern geknüpft. Jeder Abschied, jedes Loslassen kann die Qualität des Metalls beinhalten. Die Bewegung des Metalls ist der Rückzug. Das Metall zieht sich zusammen.

Zeit des Konsolidierens

Die Zeit des Metalls bedeutet einen Rückzug, ein Verabschieden und ein Sich-Verfestigen der Informationen des Lebens. Nicht nur im höheren Erwachsenenalter, dem Herbst des Lebens, zieht sich mancher zurück, um sich zu stabilisieren. Resultat deiner Bewusstseinsarbeit ist auch, dass du mit etwas mehr Abstand auf die Dinge schauen kannst. Metall kann reflektieren und sensibel mit dem Umfeld resonieren.

Deshalb ist Weiß die Farbe des Metalls.

Weiß reflektiert, deshalb findest du in heißen Ländern oftmals weiß getünchte Häuser. Sie heizen sich einfach langsamer auf und halten die Hitze ab.

Weiß behält nichts zurück, nimmt nichts auf, lässt alles los. So erklärt sich das farblose Weiß symbolisch für das Abschiednehmen und Loslassen, aber auch als Schutzkleidung bei der Arbeit mit Kranken.

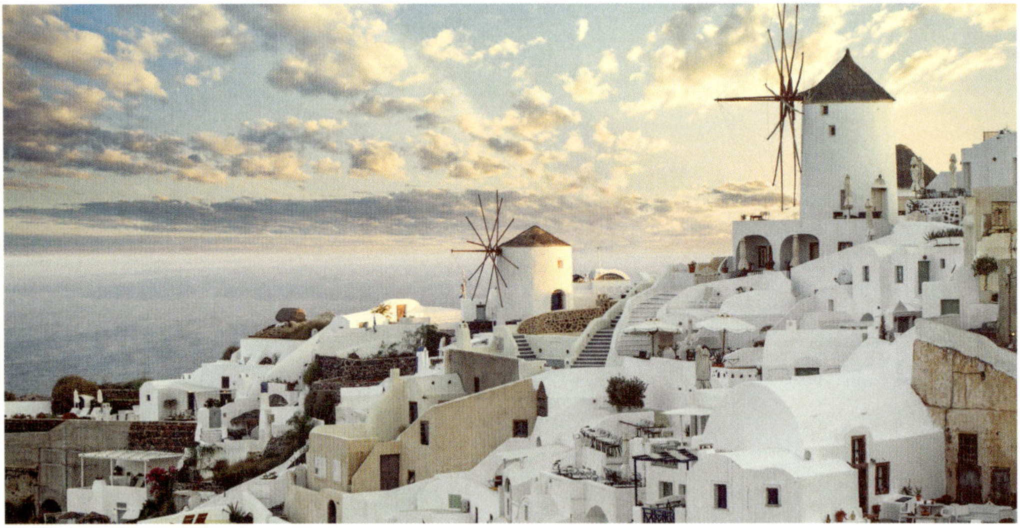

Klare Grenzen stärken deine innere Autorität

Im Durchleben deiner Lebenserfahrungen kannst du dich wandeln. Du kannst Reinheit durch Wandel und Läuterung erreichen und erlebst die Kraft deiner inneren Autorität, die es dir erlaubt, klar Ja oder Nein zu sagen. Denn in einer Phase des Metalls ist es dir wichtig, deinen geistigen Führer zu finden. Dieser ist eng verknüpft mit deinem männlichen Vorbild oder einer Vaterfigur in deinem Leben.

Es geht darum, diese Klarheit in dir selbst zu finden, um die Fähigkeit zu stärken, die Dinge mit Abstand zu betrachten.

Dazu kannst du unter Umständen einige oder viele Dinge anders machen, als du sie bei deinen Eltern oder Bezugspersonen gelernt hast. Du brauchst manchmal eine Veränderung und einen Abschied, um für dich herauszufinden, welche Verhaltensweisen und welche Dinge wirklich zu dir gehören. Ein gesunder Abstand zu anderen und anderem in deinem Leben ist essenziell, um von den Eindrücken und Informationen des Alltags und des Lebens allgemein nicht erdrückt zu werden.

Nicht selten erlebe ich es, dass mir Menschen berichten, wie sie es endlich geschafft haben, sich von einer eingebläuten Gewohnheit zu befreien. Sie wussten schon lange, dass das nicht zu ihnen gehört, trauten sich jedoch nicht, eine Veränderung zu leben. Aber irgendwann war dann ihre innere Autorität gewachsen (Feuer), gereift (Erde), und sie konnten klar unterscheiden (Metall), was zu ihnen gehört und was nicht.

Weniger ist mehr.

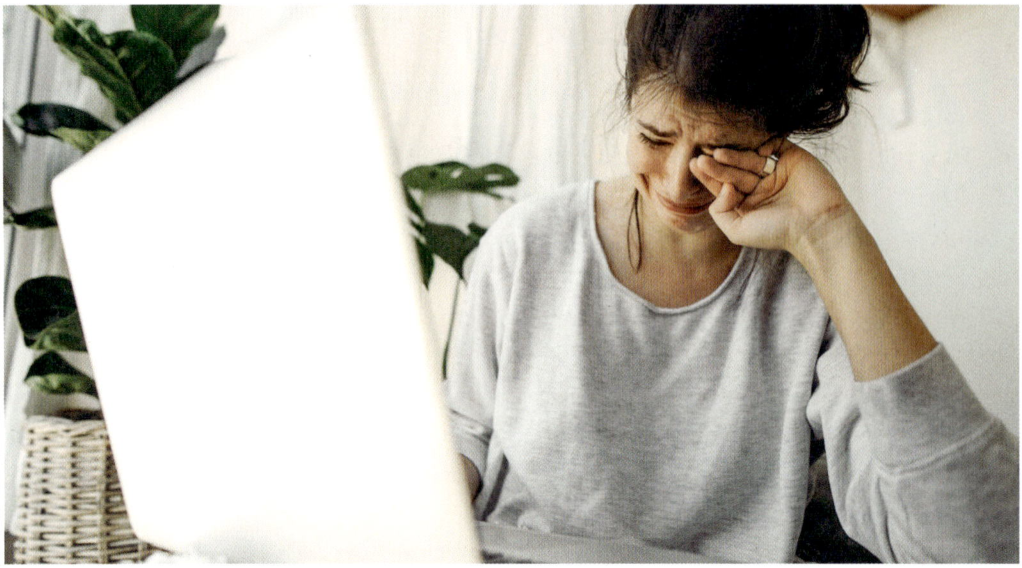

Das Geräusch des Metalls ist das Weinen

Sich zu verabschieden, Dinge oder Menschen loszulassen, kann wehtun. Du kannst von Geburt an nichts festhalten im Leben. Und es ist vom ersten Atemzug an klar, dass es auch einen letzten geben wird.

Dennoch versuchen viele Menschen immer wieder, das Leben in und um sich herum festzuhalten, zu kontrollieren und zu sichern. Dabei atmen wir täglich viele Male ein und aus. Wir haben unseren größten Lehrer in Sachen Loslassen, die Atmung, stets bei uns.

Das Weinen hilft dir, wenn du den Schmerz eines Abschieds durchlebst. Tränen sind sehr befreiend - sie befreien von festgehaltenen Emotionen und nicht zugelassenen Gefühlen. Das kann sogar eine nicht gelebte Freude sein. Wenn Emotionen nicht fließen dürfen (siehe auch Holz/Leber und Erde/Milz), kannst du dich irgendwann mit vertiefter Atmung und Tränen davon verabschieden. Dann gibst du dir körperlich die Chance, dass sich deine Zellen an die gesunde und freie Version ihrer selbst erinnern. Und so kann gestaute Energie wieder zum Fließen gebracht werden. Als Kind hast du vielleicht gehört, dass Jungen nicht weinen (und große Mädchen auch nicht). Darum fällt es dir möglicherweise schwer, Tränen zuzulassen. Dabei ist es so gesund und befreiend, zu weinen, wenn dir danach ist!

Der klare Metalltyp

Wenn du ein Metalltyp bist, bist du sensibel, hast die Fähigkeit, dich zurückzunehmen und anderen den Vortritt zu lassen. Du bist ordentlich und magst klare Strukturen, zum Beispiel in deinem Wohnraum. Aber auch im Denken und Fühlen bist du klar, erfasst Zusammenhänge und bist mit gesundem Weitblick ausgestattet.

Es entspricht deiner Natur, anderen zu erklären, um was es geht. Du kannst gut das große Ganze erklären, ohne dabei dich selbst in den Vordergrund zu spielen. Denn darum geht es dir nicht. Dir geht es wirklich um die Analyse und die Erklärung der Inhalte als Dienst am Nächsten oder an der Gemeinschaft. So können beispielsweise die Bedürfnisse aller erkannt und berücksichtigt werden. Idealerweise wärst du ein Lehrer. Du bleibst beim sehr präzisen Erklären freundlich, sodass jeder Zuhörer einen Überblick erhält. Durch diese gute Kommunikationsfähigkeit hört man dir gerne zu. Bei Schwierigkeiten oder Konflikten behältst du die klare Sprache bei, ohne zu verletzen.

Das Metall hat Antworten auf die zehntausend Dinge des Tao.
Der Gelbe Kaiser

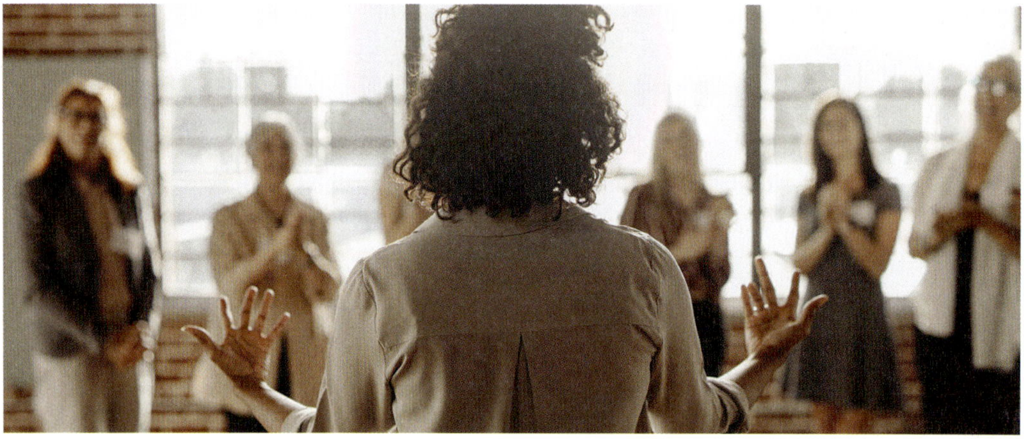

Körperbau

Der Körperbau von Metalltypen ist schlank und zart, weniger muskulös. Dennoch wirken alle Bewegungen sehr lebendig und aktiv. Die hellen Gesichter haben klare Linien, sind nicht markant, sondern fein und glatt. Nicht zuletzt wird das betont durch definierte Augenbrauen und eine attraktive Erscheinung.

Wenn du ein Metalltyp bist, hast du wahrscheinlich auch eine angenehm ausstrahlende, tragende Stimme. Die Stimmbildung geschieht dann mit den Lippen.

Die Organe des Metalls

Lunge und Dickdarm

Die beiden Organe Lunge und Dickdarm gehören zur Wandlungsphase Metall. Die Lunge ist das Yin-Organ, der Dickdarm das Yang-Organ. Durch beide ist unverkennbar klar, dass du in diesem Leben mit deiner Umwelt verbunden bist. Ein physischer Austausch ist unabdingbar. Du atmest die Luft deiner Umgebung, um Sauerstoff zu bekommen, und du musst dich entleeren, um Unbrauchbares loszuwerden. Allerdings ist der zunächst rein physisch aussehende Austausch viel mehr als das. Denn wenn du nicht mehr atmest, geht es nicht um einen rein physischen Tod. Vielmehr trennen sich die Materie und deine Seele voneinander. Wenn du schon einmal jemanden in den Tod be-

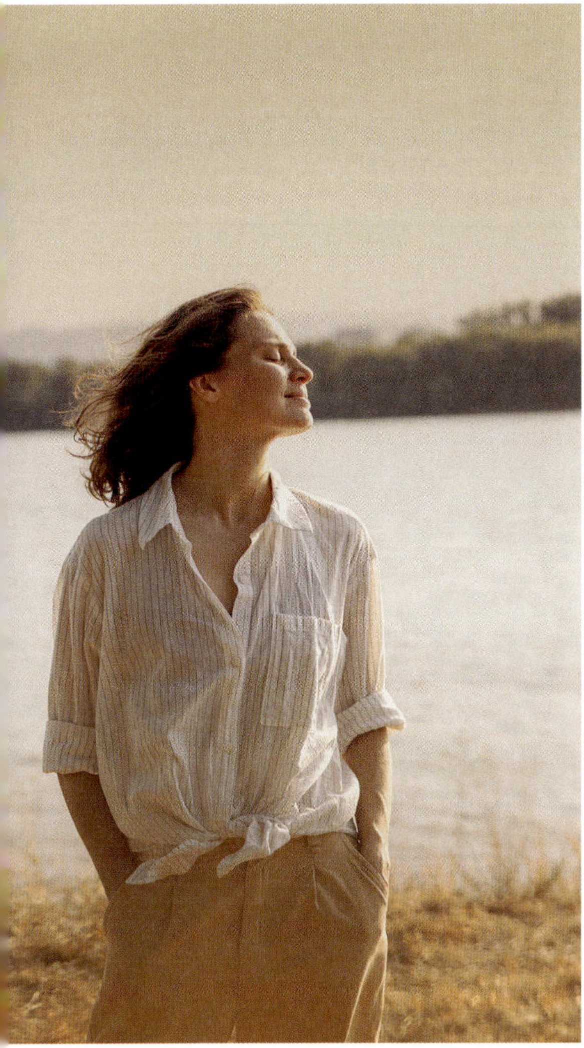

gleitet hast, hast du das vielleicht mitbekommen. Oder hast du dich schon einmal von einem Verstorbenen verabschiedet, als er aufgebahrt war? Nach spätestens zweiundsiebzig Stunden - die Zeit der heute kaum noch durchgeführten Totenwache - bleibt der Körper wirklich als leblose Hülle zurück.

Lunge

Die Lunge ist ein verletzliches Yin-Organ und hat ausgebreitet durchschnittlich die Fläche eines Tennisplatzes. Auf dieser Fläche findet binnen kürzester Zeit ein sehr präziser und effektiver Stoffwechsel statt, der dein Blut mit Sauerstoff anreichert und vom Kohlendioxid befreit. Deshalb ist die Lunge auch wichtig, um das reinste Qi zu gewinnen und gemeinsam mit dem Herz bereitzustellen. Die Lunge liegt an oberster Stelle der inneren Organe. Sie ist aus chinesischer Sicht so etwas wie ein Minister, ein Ratgeber des Herzens. Die Lunge wirkt über die Atmung regulierend auf den Qi-Fluss. Wenn du etwas langsamer einatmest, schlägt auch dein Herz langsamer. Wenn du schneller einatmest, beschleunigt sich auch dein Herzschlag. Eine starke Lunge steht so auch für eine starke innere Autorität und Ordnung einer Person. Diese kann sich gesund manifestieren, indem du gute Ordnungen für dich und dein Umfeld verfolgst. Oder ungünstig, indem du dich zu destruktiven Organisationen hingezogen fühlst.

Die Lunge mag es, wenn du dich bewegst und tief atmest. Langes Liegen und Bewegungsarmut mag sie gar nicht.

Dickdarm

Dein Dickdarm ist das Ausscheidungsorgan. Alles, was bis dorthin gelangt, wird eingedickt, indem Wasser und Mineralien herausgefiltert werden. Der Rest wird entsorgt. Um dieser Aufgabe nachzukommen, braucht auch der Dickdarm unglaublich viel Fläche, nämlich die eines Fußballplatzes. Idealerweise schaffst du den übrigen Ballast direkt morgens weg und gehst zur Toilette. So kannst du den neuen Tag aufgeräumt starten.

Ist der Dickdarm geschwächt, kommt es oftmals zur Verstopfung. Dann funktioniert die Entleerung nicht optimal. Im übertragenen wie auch im sehr konkreten Sinne fällt es dir dann nicht leicht, loszulassen. Immer wieder erzählen mir Menschen, dass sie nach einer Veränderung ihrer Gewohnheiten, zum Beispiel im Urlaub, morgens nicht zur Toilette gehen können. Das ist ein sehr klares Zeichen für eine geschwächte Dickdarmfunktion.

Haut, Körperhaare

Die Lunge regiert die Haut und das Körperhaar. Am leichtesten ist das vielleicht so zu merken, dass die Haut deine sicht- und spürbare äußere Grenze darstellt. Wenn du dich nicht wohlfühlst in deiner Haut, dann trittst du auch weniger gern in Kontakt mit anderen, bist vielleicht dünnhäutiger. Fühlst du dich hingegen wohl, könnte man von dir sagen, dass du ein »dickes Fell« hast. Jedenfalls ist die Haut ein großes Organ, das mit deinem Umfeld in Verbindung steht. Du spürst den Regen auf der Haut, einen

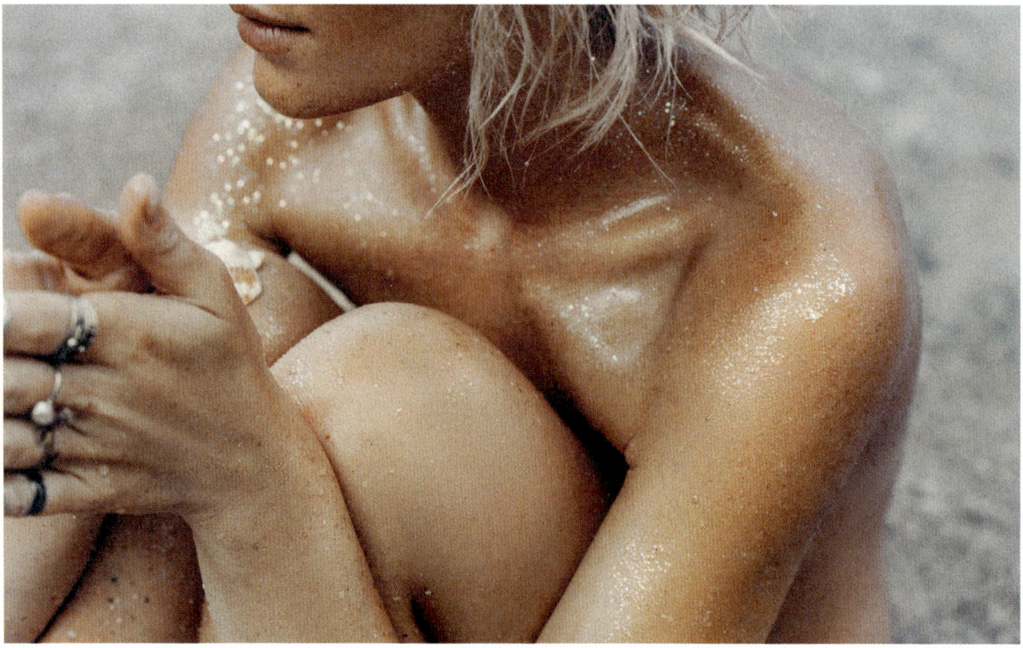

Windhauch oder Sturm und kannst dich dank deiner Hautporen kühlen, indem du schwitzt. Deine Haut speichert jede Form der Kritik. Und damit ist nicht nur die Kritik von außen, von anderen gemeint. Vielmehr geht es auch hier um deinen inneren Kritiker, der dir an dich herangetragene Dinge unter die Haut gehen lässt oder eben auch nicht. Die Haut zeigt auch, ob du vielleicht nicht berührt werden möchtest oder ob dir nach Umarmung ist. Damit meine ich nicht die flüchtige Umarmung, sondern den echten Kontakt. Echte Berührbarkeit.

Nach Ansicht der TCM zirkuliert dein Abwehr-Qi in der Haut. Hast du eine gesunde Haut und Körperbehaarung, ist deine Abwehr in Ordnung. Dann juckt es dich nicht, was von außen auf dich einwirkt, weil du es gut abwehren und Grenzen ziehen kannst. Zeigen sich hingegen Unregelmäßigkeiten in der Funktion der Lunge, der oberen Schleimhäute, des Dickdarms, der Haut oder deiner Nase und Nebenhöhlen, leidest du vermutlich unter einer Abwehr-Qi-Schwäche. Dann kann es sein, dass du mit einem grippalen Infekt nach drei bis vier Tagen nicht wieder fit und gesund wirst. Der krankheitsauslösende Faktor wird dann von deiner Lungenenergie nicht erfolgreich abgewehrt und dringt tiefer in den Körper ein.

Eigenschaften, Emotionen und Sinne

Ein geordnetes Leben schenkt dir Klarheit

Als echter Metalltyp hast du ein selbstloses Charisma, äußerst Kritik an anderen nur selten und hast ein eher introvertiertes Gemüt. Du bist zu dir selbst streng, nach außen zeigst du das aber kaum. Deine Sensibilität empfindest du selbst oft als störende Last. Du ordnest dein Innenleben sehr klar und findest Halt in deiner Ordnung und Struktur. Außerdem schaust du sehr aufs große Ganze - soweit das einer einzelnen Person möglich ist - und versuchst, zunächst hingebungsvoll an die anderen zu denken, dann erst an dich.

Mit deinem starken Bedürfnis, dich spirituell auszurichten, bist du häufig auf der Suche. Du suchst tiefe Einsichten, indem du dich mit Religionen, Philosophien oder Lebenskonzepten auseinandersetzt. Diese verlangen dir nicht zuletzt Disziplin und Ausdauer ab. Beide Herausforderungen nimmst du demütig an.

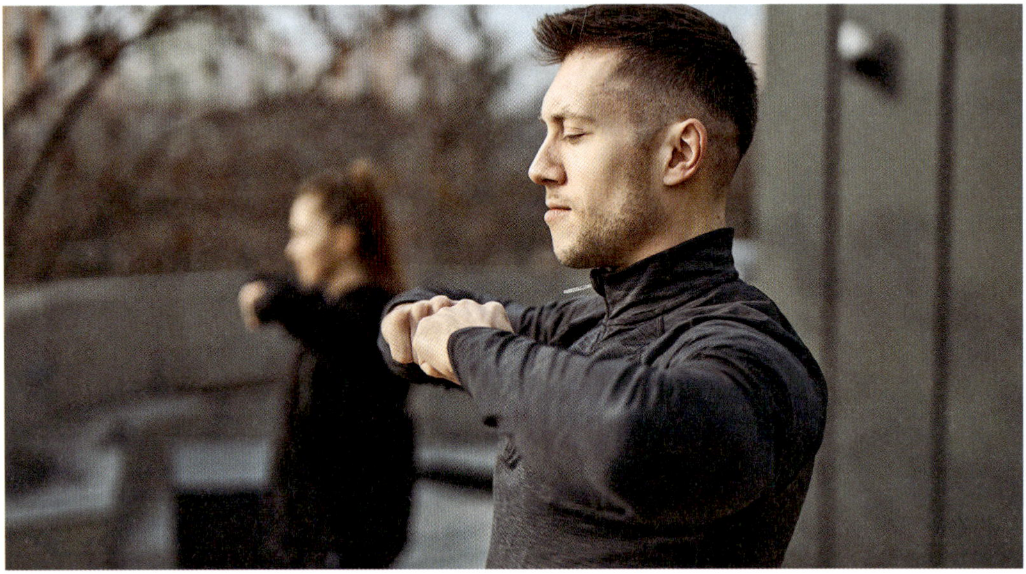

Spiritualität erfordert Disziplin!

Trauer und Vergänglichkeit haben ihre Zeit

Wenn du Altes loslassen und entsorgen darfst, wirkt das wohltuend, entlastend und befreiend. Altes ist oft Ballast, den du sonst unnötig mitschleppen würdest. In diesen Fällen wirkt das Loslassen reinigend und befreit gebundene Lebensenergie. Schon das Sortieren eines Schrankes und das Ausmisten helfen dir, dich wieder wohler zu fühlen. Geht es beim Loslassen und Verabschieden jedoch um Liebgewonnenes, um dir wichtige Angewohnheiten oder sogar Menschen, wirst du natürlich traurig werden. Das ist so lange gut und gesund, wie du nicht völlig bestimmt wirst durch deine Trauer.

Die Trauer darf in Schüben kommen und gehen, vor allem sollte sie aber nach und nach weniger werden beziehungsweise so in dein Leben integriert sein, dass du mit einer gewissen Wehmut, aber auch Dankbarkeit Schritt für Schritt loslassen kannst. Denn eine langfristig anhaltende tiefe Trauer produziert Kälte, und dadurch wird dein Körper anfälliger für Erkrankungen. Hier gilt es zu lernen, dass Trauern in der Regel ein egoistischer

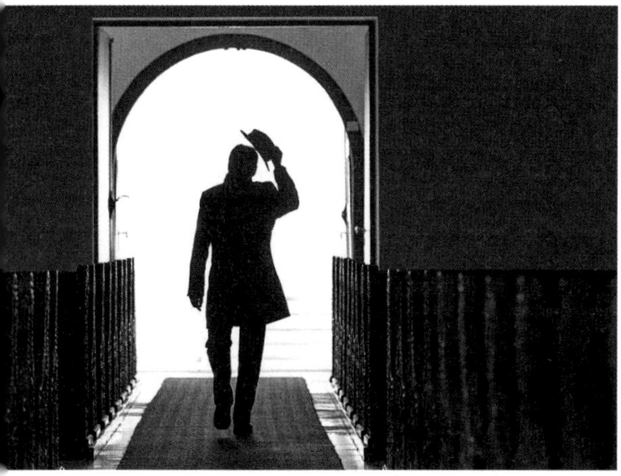

Prozess ist, der dir zeigt, dass jeder Moment deines Lebens ein geschenkter ist. Die Konfrontation mit den nicht klar gelebten Grenzen gegenüber anderen ist dann der größte Lernprozess. Außerdem ist die Vergänglichkeit deines menschlichen Seins dein und unser aller natürlicher Begleiter. Alle Prinzipien, Regeln und Anschauungen, die diese Vergänglichkeit nicht zulassen, widersprechen der (menschlichen) Natur.

Vertraue deinem Näschen

Das Metall und die Lunge öffnen sich in der Nase. Die Nase ist ein feines Riechorgan. Mit ihr nimmst du nicht Sichtbares wahr und entscheidest binnen Sekundenbruchteilen, ob du etwas magst oder nicht. Unweigerlich besteht hier der enge Bezug zu deinen Instinkten. Du kannst in wenigen Augenblicken sagen, ob du jemanden riechen kannst oder nicht. Und dazu brauchst du noch nicht einmal eine Geruchsprobe. Wenn es irgendwo stinkt, gehst du diesem Geruch gerne aus dem Weg. Und das geht noch weiter, denn das Riechen kommt dem Wittern einer Gefahr oder einer angenehmen Situation gleich. Du hast bestimmt öfter schon den Braten von Weitem gerochen. Wenn du in einen Raum kommst, nimmst du wahr, ob eine gute Atmosphäre herrscht oder nicht. Dein Instinkt lässt sich nicht so leicht an der Nase herumführen, wenn die Luft angespannt oder zum Schneiden ist.

Vertraue deinem Instinkt!

Trockenheit macht spröde

Trockenheit ist Gift für die Schleimhäute und somit für Lunge und Dickdarm. Eine trockene Haut ist nicht so widerstandsfähig und bringt manchmal Erkrankungen hervor wie Ekzeme, Allergien, Rötungen.

Wenn die Lunge zu trocken wird, wird folglich das Abwehr-Qi schwach. Die Schleimhäute der Atemwege werden trocken und wehren Krankheitserreger nicht mehr so erfolgreich ab. Deswegen kann es durch eine schlechte Flüssigkeitsverteilung und Austrocknung durch Heizungsluft und Klimaanlagen zu Husten und anderen Atemwegserkrankungen kommen. Insgesamt werden irgendwann alle Gewebe etwas trockener, wenn du dem Alterungsprozess unterliegst. Und dementsprechend gilt es, dich noch bewusster für eine gute Flüssigkeitsverteilung in deinem Körper einzusetzen. Trockenheit ist eine Form der Yin-Schwäche, weil dir flüssige Substanz fehlt.

Die Körperseele Po

Die Körperseele Po steht für die Seele, die vom Spirit genährt wird und durch die Atmung in deinen Körper gekommen ist. Für den Teil der Seele, der dir eingehaucht wurde und der mit dem letzten Atemzug von dir weicht. Po sensibilisiert dich mit allen Instinkten, dem Spüren und körperlichen Fühlen. Po verbindet dich über die Ein- und Ausatmung, die Inspiration und Expiration mit dem Spirit, anderen Sphären, dem Yang, das von oben kommt, aber auch mit dem deines Umfeldes, »conspirare« - zusammen sein und zusammen atmen mit anderen.

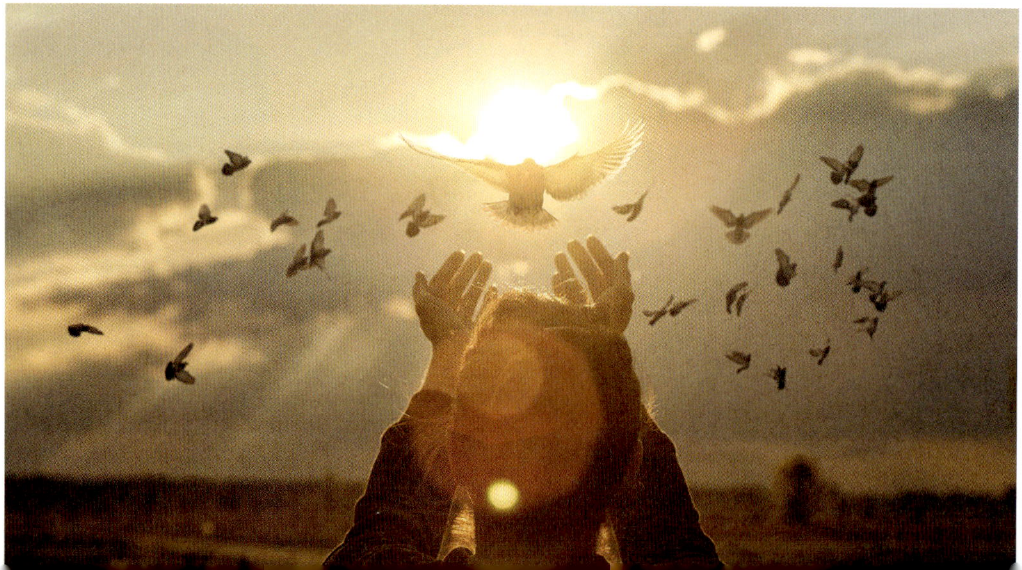

Das gesamte Leben ist ein Wechselspiel zwischen Inspiration und Expiration.

Spirare heißt zu Deutsch atmen, und Spirit bedeutet so viel wie Geist. Deine Fähigkeit, deinen Instinkten zu folgen und dich mit einem höheren Geist auf spiritueller Ebene zu verbinden, ist also die ureigenste Funktion von Po. Deine übersinnlichen Erfahrungen werden insbesondere durch die Qualität deiner Atmung und deines Pos mitbestimmt. Sie sind die Verbindung zwischen dem Feinstofflichen (dem Äther) und dem Grobstofflichen (deinem Körper). Und wenn du dir vorstellst, wie viele Menschen in sitzenden Tätigkeiten mit Bewegungsarmut nicht regelmäßig tief atmen, dann wird dir möglicherweise spätestens jetzt klar, wie stark das die Instinkte, das Beseeltsein und die spirituellen Aspekte des Lebens beeinflussen kann. Schon bei dieser Information stockt dir vielleicht ein wenig der Atem. Darum ist es absolut richtig, wenn du dir zwischendurch immer wieder sagst: Erst mal tief durchatmen!

Die Wandlungsphase Metall im Überblick

- Abend – das Yin wächst langsam
- Herbst
- Abschied, Vergänglichkeit
- Westen
- Trockenheit
- Scharf
- Weiß – ist keine Farbe und steht für die Reflexion
- Lunge – kontrolliert die Atmung, Aufnahme des Atmungs-Qi und verantwortlich für dein Abwehr-Qi
- Dickdarm – gibt Ballast ab, Grenzen ziehen
- Nase – Riechen, Instinkt
- Haut und Körperhaar
- Trauer
- Körperseele Po – Empfinden und Wahrnehmen, Tapferkeit

Dysbalance im Metall

Dein Lungen-Qi kann schwach werden durch chronische Erkrankungen. Vor allem dann, wenn du dich hinlegen musst, um zu genesen. Das mag die Lunge gar nicht. Deshalb ist es wichtig, dass du dich weit nach oben streckst, sobald das möglich ist, und tief ein- und ausatmest.

Doch auch durch mehrfache Erkältungen oder Erkrankungen mit Schmerzen, bei denen du nicht frei atmen kannst, wird dein Lungen-Qi beeinträchtigt. Du sprichst dann eventuell mit leiserer Stimme, wirst schnell kurzatmig und bist einfach schwach auf der Brust. Das zeigt sich in Atemwegserkrankungen, Schweißausbrüchen, meistens sind gleichzeitig eine Milz- und Nieren-Schwäche vorhanden.

Dir fällt es schwer, Grenzen gegenüber anderen zu setzen, obwohl diese Grenzen für dich nun umso wichtiger wären. Psychoemotional suchst du nach dem väterlichen Aspekt in deinem Leben, nach einer Autorität. Diese findest du normalerweise in gesundem Zustand zunehmend in dir selbst. Aber wenn dein Metall und deine Lunge schwach sind, bist du leicht zu beeinflussen und vielleicht sogar anfällig für den Missbrauch durch Institutionen, die

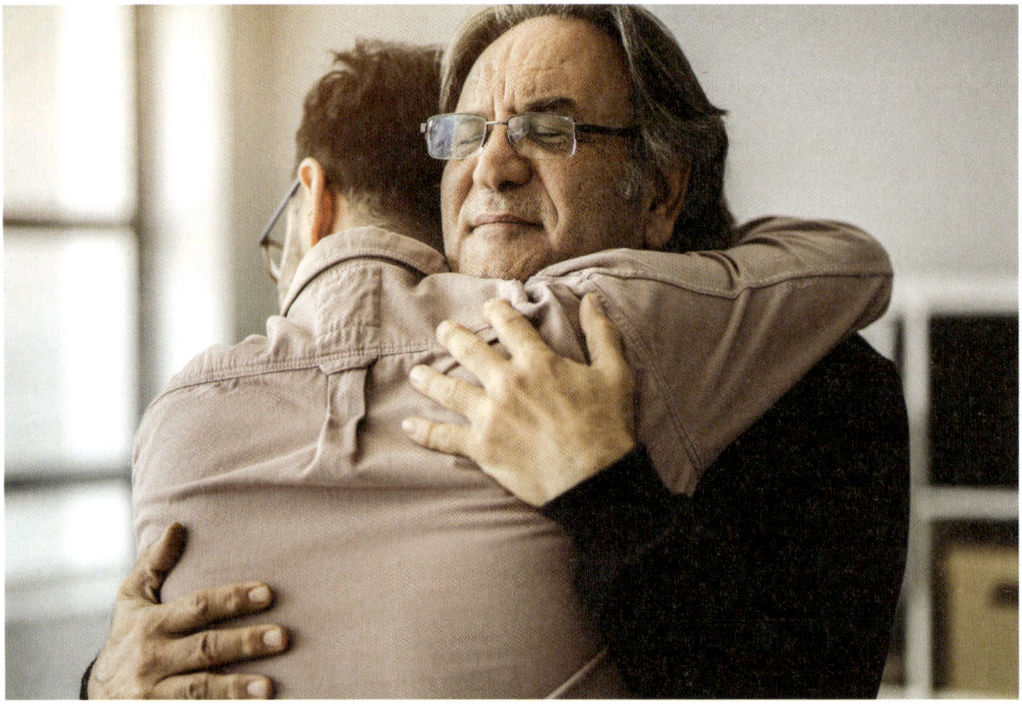

mit ihrer Autorität Macht und Geld verdienen wollen. Weitere Symptome eines geschwächten Metalls können sein: Blässe - deine Haut ist dann regelrecht weiß -, Hauterkrankungen, Neurodermitis, Ekzeme, Erkältungen, Atembeschwerden, trockene Haut, Allergien mit Hautproblemen.

Als Metalltyp, der nicht in seiner Balance und Kraft ist, neigst du dazu, dich von anderen abhängig zu machen. Dir mangelt es an Selbstwert, deshalb wirst du sehr leicht eifersüchtig. Außerdem scheint es geradezu ein Hobby von dir zu sein, Schlechtes über andere zu hören und es höchst interessant zu finden, wenn andere durch den Dreck gezogen werden. Du wirkst arrogant (was ja stets ein Mangel an Selbstwert ist) und bist mit einem falschen Stolz eingekleidet. Deine Kritik gegenüber anderen ist mindestens ironisch, doch leider verfehlst du auch das sehr häufig und wirst sarkastisch bis zynisch.

Ein nicht balanciertes Metall kreiert Trennung. Du ziehst also oftmals enge Grenzen und hast das Potenzial, zerstörerisch in gut funktionierende Organisationen oder Gemeinschaften einzugreifen. Was ehemals rundlief, funktioniert dann nicht mehr.

Eigentlich bist du sensibel genug, um das wahrzunehmen, aber du redest dich mit Argumenten gerne um Kopf und Kragen. Außerdem wirst du verletzend anderen gegenüber. Deine Differenzierungsfähigkeit wird zur puren Hölle für alle Beteiligten, wenn du in solchem Mangel in eine Machtposition kommst. Du schaffst es, den Schwachpunkt jedes Einzelnen aufzuspüren und punktgenau mit dem Messer in die Wunde zu stechen. Ganze Institutionen können zusammenbrechen unter solchen Menschen.

Das Wesentliche, was dir helfen könnte, das Ruder herumzureißen, wäre eine Dankbarkeit deinen Eltern, wohlgesinnten Menschen und dem Universum gegenüber - Dankbarkeit einfach nur für dein Leben! Keine logischen Argumente, nur Dankbarkeit. Daraus wiederum kann Mitgefühl (Feuer, Herz) entstehen und die Kälte in der Lunge wieder anwärmen und vertreiben.

Lungen-Qi-Mangel

Wenn du dich in einem Yang-Mangel des Metalls befindest, sprichst du wahrscheinlich eher wenig und sehr leise. Außerdem atmest du eher flach und oberflächlich und neigst zu Atemaussetzern im Schlaf (Schlaf-Apnoe). In deinen Atemwegen und deiner Lunge sammelt sich leicht Schleim, und du bist anfällig für Erkältungen und Asthma. Du hast vielleicht auch Schmerzen des oberen Rückens, schwitzt öfter mal spontan und verlierst dadurch kostbare Flüssigkeit und Energie. Vielleicht schmerzen sogar ab und zu deine Extremitäten.

Emotional wirkst du gefühlskalt, getrennt von der Umwelt, bist kontrollierend, pedantisch, perfektionistisch und kleinkariert. Du findest nicht so leicht die richtige Grenze zwischen dir und deiner Umwelt.

Lungen-Yin-Schwäche

Eine Substanzschwäche, also Yin-Schwäche, zeigt sich in der Lunge mit trockenem Hals, trockenem Reizhusten, Kurzatmigkeit und eventuell wenig trockenem Schleim.

Die Kurzatmigkeit bei Belastung entsteht vor allem durch die trockenen Atemwege, denn für die Sauerstoffaufnahme in der Lunge ist ein kleines bisschen Feuchtigkeit nötig.

Ein geschwächter Instinkt, eine Trauer nach dem Verlust eines geliebten Menschen oder Tiers können ebenfalls Ursachen einer Lungen-Yin-Schwäche sein. Wird diese Trauer nicht nach und nach behoben, wirst du zunehmend undiszipliniert, chaotisch und unstrukturiert. Du bist ständig melancholisch oder traurig, hast Angst vor Veränderungen und zweifelst an allem und jedem. Schlimmere Fälle von Lungen-Yin-Schwäche wären beispielsweise Lungengewebe zerstörende Erkrankungen wie Emphyseme oder eine Fibrose.

Übersicht einiger Dysbalancen im Metall

Lungen-Qi-Mangel	Lungen-Yin-Schwäche
Leise Stimme, flache Atmung, pedantisch, kleinkariert, perfektionistisch, erschwerte Abgrenzung	Instinktschwäche, undiszipliniert, unstrukturiert, melancholisch, traurig
Apnoephasen bei Nacht, Schmerzen des oberen Rückens, Spontanes Schwitzen	Trockene Atemwege, Reizhusten, Kurzatmigkeit, Emphysem, Fibrose

Neue Balance für dein Metall

Zur Balancierung deines Metalls brauchst du erst mal einen Überblick. Du musst dich und dein Leben immer wieder sortieren und loslassen, was nicht mehr zu dir gehört. Das, was dir außerdem helfen wird, ist eine klare Auseinandersetzung mit deinen inneren Autoritäten. Hinterfrage den Ursprung deiner Autoritäten und verabschiede dich getrost von nicht mehr dienlichen Stimmen aus deiner Erinnerung. Dann fällt es dir auch leichter, verantwortungsvoll und selbstbestimmt zu handeln.

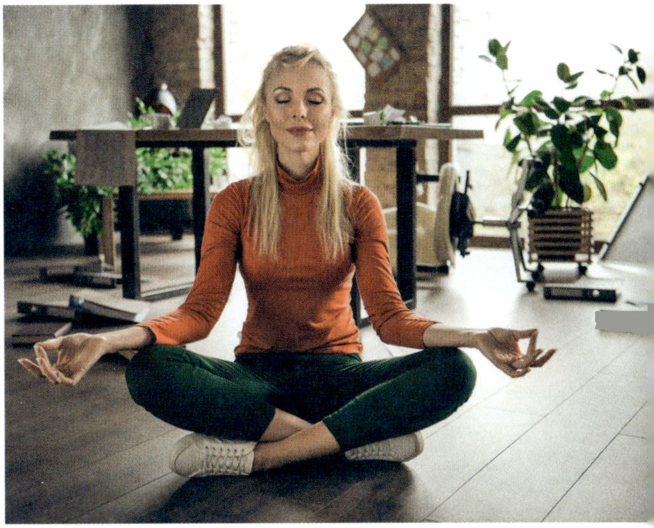

Was dich unterstützen kann, dein Metall zu balancieren

Fragen für deinen Instinkt

Wenn du dein Lungen-Qi, deine Metallqualitäten stabilisieren möchtest, kann es hilfreich sein, die Themen zu verstehen, die dich zur Zeit belasten. Darum bekommst du auch hier ein paar Fragen, die dir helfen können, dir selbst auf die Schliche zu kommen. Bist es wirklich du, der dir das eine oder andere vorgibt? Oder ist es die Stimme einer ehemaligen Bezugs- oder Respektperson, die in dir klingt? Du darfst hier und jetzt deine innere Autorität neu erfahren.

Beantworte für dich folgende Fragen:

- Wovon hast du die Nase voll?
- Was in deinem Leben ist nicht in Ordnung?
- Wofür darfst du gerade mehr Disziplin aufbringen?
- Wie fühlst du dich am Abend? Am Ende eines Projektes, einer Lebensphase?
- Welche Sehnsucht schlummert schon lange in dir?

Ernährung

Scharfe, pikante Nahrungsmittel stärken dein Lungen-Qi. Sie vertreiben Kälte sowie Feuchtigkeit und transformieren Schleim. Deshalb sagen wir auch, dass sie trocknend wirken und zerstreuen. Denn die körperliche Reaktion auf Schärfe ist eine Mehrdurchblutung, eine Porenöffnung und dadurch austretender Schweiß. Das müssen nicht spürbar große Mengen sein, aber du kennst das vielleicht, wenn du am Anfang einer echten Erkältung stehst: Scharfes wie Ingwer, Pfefferminze oder Chili helfen dann, die Kälte zu vertreiben. Aber nur zu Beginn ist dies sinnvoll! Ist die Erkältung weiter fortgeschritten, solltest du auf scharfe Nahrungsmittel verzichten und besser Warmes und Klares wie Gemüsebrühen und Tees zu dir nehmen.

Sind deine Atemwege und deine Haut durch Heizungsluft, Klimaanlagen oder sehr trockenes Klima permanent massiver Trockenheit ausgesetzt, brauchst du tendenziell süß-warme Nahrung: Milz-stärkende Nahrung, die dir hilft, mehr feinste Flüssigkeit in deine Atemwege und zu deiner Haut zu befördern.

Zur Stärkung deiner Lunge helfen dir außerdem bittere Speisen, um die Leber beim Zerstreuen pathologischer Qi-Ansammlungen zu unterstützen. Dazu gehören Weizen (als ganzes Korn, nicht als Weißmehlprodukt), Lamm, Aprikosen, Kerne und Samen, Knoblauch und Zwiebeln.

Zur Stärkung des Lungen-Qi allgemein sind folgende Nahrungsmittel gut: Hafer, Melasse, Möhren, Süßkartoffeln, Milchreis, Senf, Ingwer, Knoblauch, Mandeln, Walnüsse, Datteln, Weintrauben, Meerrettich, Radieschen, Rettich. In der Kräuterheilkunde wird oftmals die Wurzel der Ballonblume verschrieben, um das Lungen-Qi zu stärken. Aber auch Ginseng gilt als ein wichtiges Qi-Tonikum. Zur Stärkung des Dickdarm-Qi trinke warmes Wasser am Morgen.

Das Lungen-Yin wird gestärkt durch Feuchtigkeit auf den Schleimhäuten der Atemwege. Natürlich süße Nahrung stärkt neben reichlich warmem Wasser dieses Lungen-Yin, und außerdem wird in der TCM zum Beispiel der Raupenpilz Cordyceps zur Stärkung des Lungen-Yin empfohlen.

Bewegung

Die Atmung hast du immer bei dir. Deshalb ist es sinnvoll, sie täglich bewusst durchzuführen. Stärke deine Lunge und dein Metall, indem du täglich mehrfach bewusst ein- und ausatmest.

Wenn du das mit entsprechenden Bewegungen unterstützen möchtest, empfehle ich dir, dich gleich morgens beim Einatmen mit den Armen nach oben Richtung Himmel zu strecken und beim Ausatmen die Arme zu senken. Dabei gehst du in die Knie und lässt die Arme nach hinten schwingen. Dann streckst du dich erneut und führst die Arme kraftvoll nach oben. Mach das drei Mal in Folge, deine Lunge wird es dir danken und dein Dickdarm ebenso.

Zur intensiveren Unterstützung deiner Lungen- und Dickdarm-Leitbahnen empfehle ich dir die folgende Übung.

Wenn du deine Arme nicht gut nach hinten strecken kannst, dann übe auch, sie an einer Wand zu dehnen. Dazu legst du die Handfläche mit gestrecktem Arm an die Wand und drehst dich Zentimeter für Zentimeter von der Wand weg. So werden die Muskeln um deine Schultern immer beweglicher.

Außerdem kann es sinnvoll sein, dass du regelmäßig sehr bewusst auf eine gute Atmung achtest. Das solltest du in verschiedensten Situationen tun: beim Sport, am Schreibtisch, in der Pause und beim Einschlafen. Achte darauf, tief in den gesamten Brustkorb und deinen entspannten Bauch zu atmen.

Entspannung

Jede Form von Atemmeditation kann dir helfen, dein Metall zu balancieren. Wenn du möchtest, dann teste einmal, ob es für dich angenehmer ist, einzuatmen oder auszuatmen. Nicht selten stimmt das überein mit dem Bedürfnis nach neuer Inspiration bei angenehmerer Einatmung

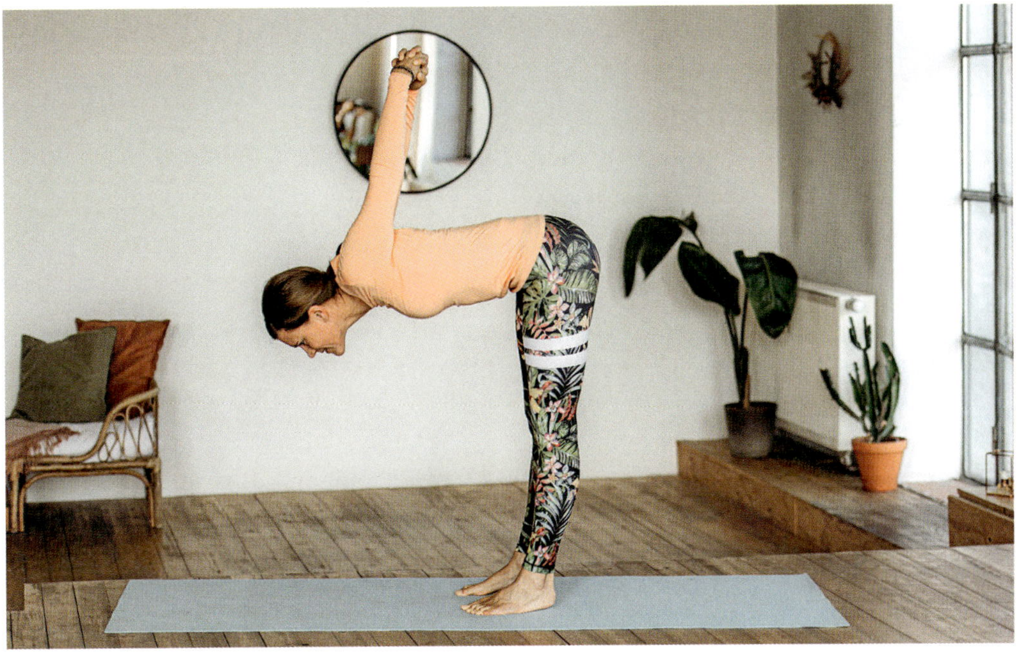

beziehungsweise dem Bedürfnis nach Ruhe und Entspannung mittels Rückzug beim Ausatmen.

Höre auf deinen Instinkt und deinen Körper!

Wenn du beispielsweise öfter etwas herunterschluckst, anstatt etwas zu sagen oder ein Gefühl zu durchleben, dann übe Folgendes: Vermeide es, beim Yoga, Qigong, bei einer Massage, Cranio-Sacral-Therapie oder Osteopathie zu schlucken. Es kann sein, dass dir dann die Tränen in die Augen steigen oder sich ein Schluchzen den Weg nach oben bahnt. Lass das zu. Dein Körper hilft dir zurück in deine Kraft, indem er stagniertes Qi wieder fließen lässt.

Trockenheit beseitigen in der Dojozeit

Wenn du unter trockenen Schleimhäuten oder einer trockenen Haut leidest, solltest du darauf achten, dass du dein Yin stärkst. Und du darfst auch deine Erdenergie stärken, weil deine Mitte so wichtig ist für die Umsetzung der Nahrung und die Verteilung der Flüssigkeiten.

Eine Ernährung, die viel Obst, viel warmes Wasser und Suppen beinhaltet, ist sehr gut geeignet, um deinen Körper mit Flüssigkeit zu versorgen. Und du solltest natürlich keine Stoffe konsumieren, die den Körper austrocknen. Dazu gehören scharfe und pikante Lebensmittel, Kaffee und starker Alkohol. Weiterhin solltest du unbedingt Klimaanlagen und Heizungsluft vermeiden, wann immer es möglich ist.

Ganz ideal wäre ein Aufenthalt am Meer, sodass du feuchte Luft direkt am Strand einatmen kannst. Ist dir das nicht möglich, empfehle ich dir feuchte Inhalationen.

Wenn deine Haut sehr trocken ist, solltest du das direkte Sonnenbaden vermeiden und auf ausreichend warme Flüssigkeitszufuhr achten. Vorsicht mit zu sehr kühlenden und rohen Lebensmitteln. Sie können kurzfristig konsumiert werden, aber langfristig und regelmäßig verschlechtern sie meistens die Flüssigkeitsverteilung im Körper, und damit ändert sich an der Trockenheit nichts.

Lies mehr dazu über die drei Erwärmer (Kapitel Feuer) und im Kapitel über die Dojozeiten.

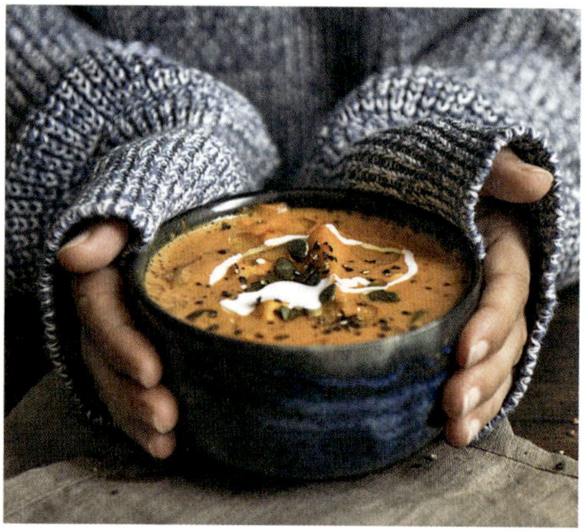

Der Überblick für dich

Stärke deinen Instinkt.
Wovon hast du die Nase voll?
Wofür darfst du gerade mehr Disziplin aufbringen?
Welche Sehnsucht schlummert schon lange in dir?

Lungen-Qi-Mangel: Scharfes stärkt dein Lungen-Qi. Die Wurzel der Ballonblume wird in der chinesischen Kräuterheilkunde ebenso wie Ginseng zur Stärkung des Lungen-Qi empfohlen.

Lungen-Yin-Schwäche: Natürlich süße Nahrung hilft, zu befeuchten. Der Raupenpilz Cordyceps wird in der Kräuterheilkunde zur Stärkung des Lungen-Yin verabreicht.

Recke und strecke dich, atme regelmäßig tief und sehr bewusst. Dein Metall braucht Bewegung, klare Luft und Abstand.

Meditiere regelmäßig, vermeide es, hinunterzuschlucken, was nicht gut für dich ist. Befreie dich, du darfst traurig sein.

Trockenheit beseitigen, insbesondere vom 28. Oktober bis 15. November
Innerlich: Befeuchte deine Schleimhäute mit gut gekochter Nahrung und milder Würze. Gekochtes Wasser ist der beste Flüssigkeitslieferant.

Äußerlich: Atme feuchte Luft, am Meer, im Sole- oder Dampfbad, durch Inhalationen. Meide stark geheizte Räume und Klimaanlagen.

Weitere Tipps findest du im Kapitel über die Dojozeiten.

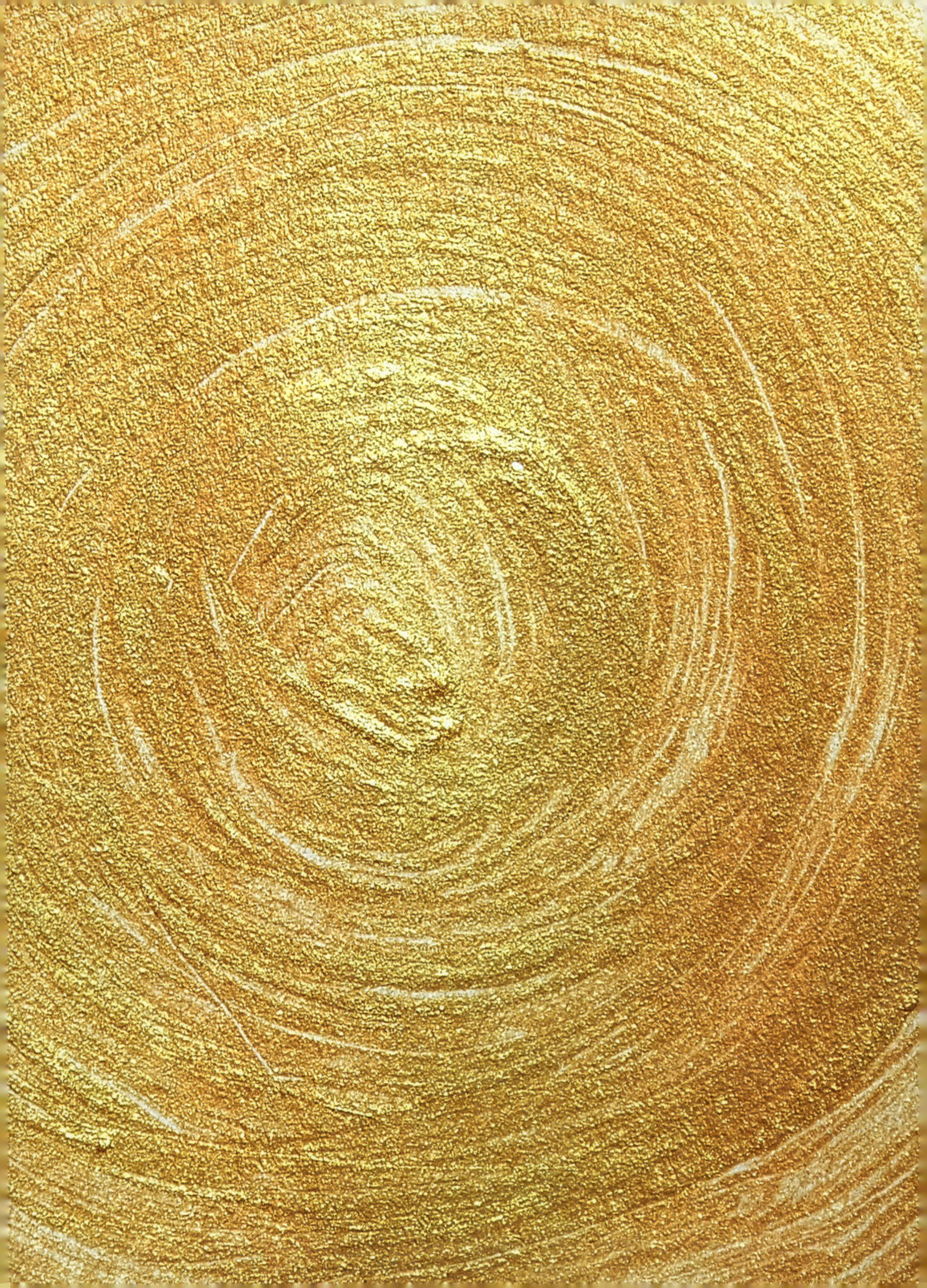

DIE WANDLUNGSPHASE WASSER: DAS GROSSE YIN

Zeiten, Lebensthemen und Aufgaben

Das Wasser steht für die Nacht, die absolute Dunkelheit und den Zeitpunkt des geringsten Lichts. Die Nacht ist gewachsen und hat ihren Höhepunkt erreicht. Die Wandlungsphase Wasser symbolisiert den Winter im Zyklus der Jahreszeiten, wenn die Natur kälter geworden ist, sich zurückgezogen hat und ihre Kräfte und Säfte speichert. Genauso steht das Wasser für das wirklich hohe Alter, das Greisentum im Laufe eines menschlichen Lebens. Aber der Wasseraspekt ist nicht zwingend an das physische Greisenalter geknüpft. Jeder Rückzug, jedes Alleinsein, jede Form des Kräftesammelns wie zum Beispiel zu Beginn des Lebens im Mutterleib oder nach einer zehrenden Lebensphase kann die Qualität des Wassers beinhalten. Du, ich, wir alle sind einzelne Tropfen im großen Ozean des Lebens, und nur zusammen formen wir ebendiesen Ozean. Wir sind alle eins.

Ich mag es, dieses Bild mit dem Wortspiel des All-ein(s)-seins zu verbinden. Du bist in gewisser Weise immer all-eins und niemals allein.

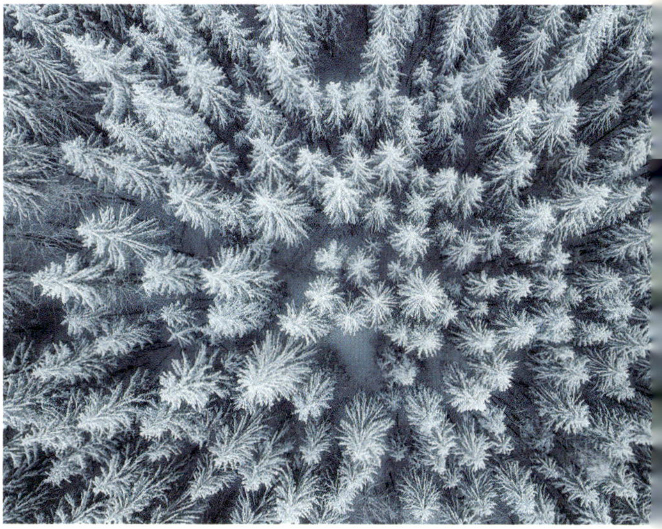

Zeit der Speicherung

In der Nacht sammeln wir neue Kraft, verarbeiten die Tageserlebnisse. Im Winter speichern wir unsere Kräfte idealerweise, so wie es uns die Natur vormacht. Die wesentlichen Informationen des Lebens sind gespeichert in unserer DNA. Sie wird von den Eltern an das Kind vererbt und ist die Voraussetzung für ein neues Leben. Wenn wichtige Ereignisse stattfinden, die das Überleben beeinflussen, werden sie genetisch gespeichert und wiederum weitergegeben.

Im Wasser finden wir die Urkraft, den Ursprung allen Lebens. Wasser ist erdverbunden, fließt nach unten, und es ist von immenser Kraft, obwohl es so weich fließend daherkommt.

Wenn wir große Meere und Ozeane betrachten, dann kann dort an der Oberfläche der schlimmste Sturm toben. In der Tiefe werden wir jedoch immer nur eine Strömung, keinen Sturm oder größere Unruhe finden. Das ist echte Wasserqualität aus Sicht der TCM.

Weichsein macht dich weise

Außerdem steht das Wasser symbolisch auch für deine geistige Ruhe und Entschlossenheit. Die kannst du schon ausgeprägt mitbringen oder im Laufe deines Lebens erlernen. Sie ist nicht zwangsläufig an ein hohes Alter geknüpft. Allerdings sind Ruhe und Entschlossenheit eher introvertierte als extrovertierte Qualitäten. Sie entspringen einem tiefen Wissen.

Der Bach entspringt der Quelle, plätschert über unwegsames Gelände bis hin zum Fluss, mündet in einen großen Strom

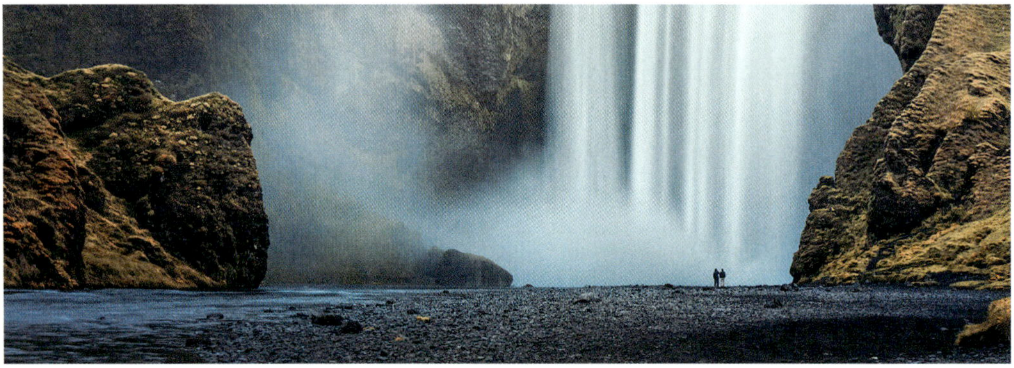

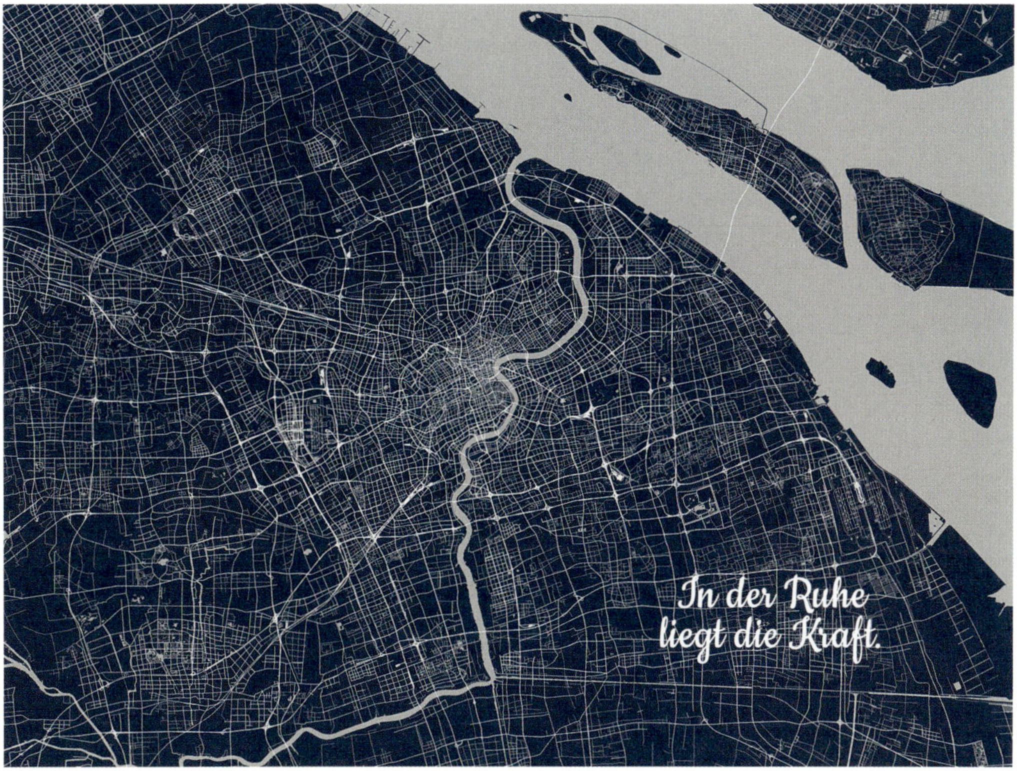

und dieser wiederum über Meere in den großen Ozean. Es verdunstet, und es regnet wieder herab. Das Leben nimmt seinen Lauf, wie das Wasser sich den Weg sucht. Wenn du das einmal zutiefst verinnerlicht hast, kannst du ruhig werden. Denn du weißt um die Kraft des Weichseins, des nicht-aktiven Kämpfens und Wütens. Des Geschehenlassens und Kräftesammelns.

Auf der Welt gibt es nichts,
was weicher und dünner ist, als Wasser.
Doch um Hartes und Starres zu bezwingen,
kommt nichts diesem gleich.
Dass das Schwache das Starke besiegt,
das Harte dem Weichen unterliegt,
jeder weiß es, doch keiner handelt danach.
Laotse

Das Geräusch des Wassers ist das Stöhnen

Wenn dir etwas an die Nieren geht, an deinem Fundament rüttelt, wenn du Schmerzen spürst, die tief in den Knochen, Gelenken oder Nerven liegen, dann stöhnst du. Das sind tiefe fundamentale Momente, die dich daran erinnern, dass dein Leben mit dem Tod endet. Und dass das theoretisch jeden Moment passieren kann.

Erfahrungen, die sich auf der Ebenen des Wassers manifestieren, verändern unser Erbgut, also deine DNA, die du an deine Kinder weitergibst. Und jede Form der Erkrankung der dem Wasser zugehörigen Organe und Strukturen lässt dich ächzen und stöhnen.

Letztlich stimmt diese Form des Geräuschs mit den schmerzlichen, das Yin beeinträchtigenden Zuständen überein. Geht es um die auch mit dem Wasser verbundene Sexualität und Fortpflanzung, kann das Stöhnen einem eher freudvollen Akt entspringen. Dieser ist allerdings niemals schmerzverbunden und stellt deshalb grundsätzlich kein Problem dar. Ein exzessives oder konsumorientiertes Sexualleben hingegen ist sehr schädlich und laugt die Nieren auf Dauer aus.

*Wasser kann
die zehntausend Dinge
nähren!*

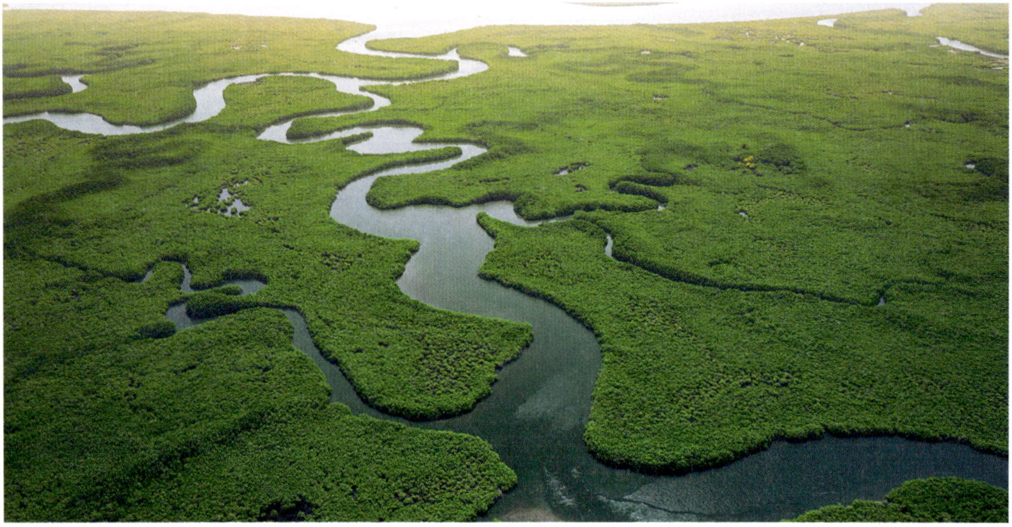

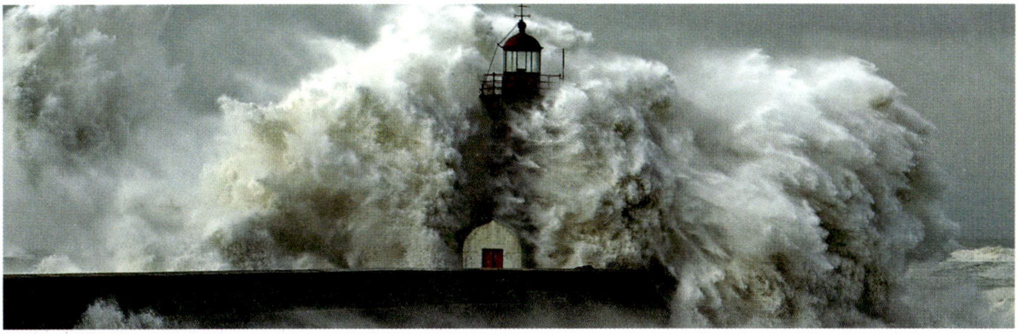

Der in sich ruhende Wassertyp

Wenn du ein Wassertyp bist, dann stehst du wie ein Fels in der Brandung. Du vertraust dem Leben und wagst deshalb auch immer wieder so manchen Sprung ins kalte Wasser.

Darum machst du jedoch nicht viel Aufhebens, du bleibst dir treu und bescheiden. Stille Wasser sind tief! Deine Mitmenschen empfinden dich als Ruhepol und Kraftquelle. Dabei bist du nicht nur ruhig, sondern gleichzeitig einfallsreich und clever. Du hast eine gewisse Weisheit, mit der du deine Pläne umsetzt. Nicht selten sind Wassertypen brillante Erfinder, Techniker, Wissenschaftler oder Kosmologen.

Körperbau

Als typischer Wassertyp hast du starke Knochen, einen kräftigen Rücken, tendenziell breite Schultern und ein ausgeprägtes Kinn. Dein starkes Rückgrat lässt dich die Dinge kraftvoll anpacken. Dein Gesicht ist dick und manchmal auch rundlich und nicht selten hast du auch Züge des Erdetyps. Deine Augen sind meistens groß und rundlich, und deine Augenbrauen sind ausgeprägt. Wenn dich etwas emotional packt, dann neigst du zu grau-schwarzen Schattierungen in deinem Gesicht, nicht selten unter den Augen. Mit deiner tief aus dem Rachen kommenden sanften Stimme schaffst du leicht eine Atmosphäre der Ruhe und Entspannung. Dabei bewegst du dich konsequent langsam und gemächlich.

Niere und Blase

Als Organe werden dem Wasser die Niere und die Blase zugeordnet. Die Niere ist das Organ mit mehr Masse und entspricht dem Yin. Die Blase ist ein Hohlorgan und entspricht so dem Yang.

Niere

Die Niere ist der Beamte, der die Wasserwege freihält, und damit eine wichtige Instanz für den Fluss der Lebensenergie und aller Flüssigkeiten deines Körpers. Die Niere, das Gehirn und das Herz sind die Organe, die stets durchblutet werden müssen und den Menschen beispielsweise bei Kreislaufproblemen einmal »in die Knie zwingen« oder spontan umfallen lassen, damit in liegender Position der Blutzufluss und -abtransport leichter ermöglicht wird.

Die Niere speichert alle Erbinformationen, die lebensnotwendig sind. In deiner Entwicklung im Mutterleib sind auch deine Geschlechtsorgane als Produkte der Nieren entstanden. Und in deinen Genen ist dein persönlicher Bauplan für alle Zellen, Organe und Strukturen deines Körpers vorgegeben. Deswegen nennen wir die Niere auch das Organ, das Struktur und Halt gibt. Wenn dir hingegen etwas an die Nieren geht, dann handelt es sich um etwas sehr Fundamentales oder Tragisches. Nicht immer ist das mit körperlichem Schmerz verbunden, es kann sich auch um emotionale und seelische Themen handeln, die einen bleibenden Eindruck hinterlassen und die Intensität haben, sich genetisch zu manifestieren.

Einen körperlich gespürten Nierenschmerz vergisst du nicht - und du weißt, was ich meine, wenn du ihn schon mal erfahren hast. Allerdings hat die Niere in der Ruhe eine gute Regenerationsfähigkeit. Das ist davon abhängig, wie stark deine Wasserqualität ausgeprägt ist. Wenn du dich von schweren Schicksalsschlägen, Erkrankungen oder einem Schock nur mühsam erholst, dann darfst du auf dein Wasser und deinen Nieren besonders gut aufpassen.

Die Nieren verdienen besondere Beachtung, denn ihre Funktionen werden in zwei Bereiche aufgeteilt.

Der eine Teil ist die Wasserniere, dem Yin zugeordnet und deine physische Substanz, auch Jing genannt. Das Jing steht für die Basis deines Wachstums und die Bildung all deiner Zellen. Um diese Funktion zu erfüllen, brauchst du regelmäßige Ruhephasen, genügend erholsamen Schlaf und Phasen der Meditation oder Kontemplation. Das Jing ist die Wurzel deines gesamten Yin, aller Strukturen deines Körpers. Und im Jing, in der Ruhe, sammelt sich die Kraft.

Der zweite Teil ist die Feuerniere. Sie steht für deine Aktivität, deine Dynamik und Vitalität, mit der du durchs Leben gehst.

Die Chinesen haben auch hierfür einen Begriff, nämlich das Mingmen oder Lebensfeuer. Das Mingmen wird genährt durch ausreichend Entspannung und zeigt sich in der Fähigkeit, neues Leben zu erschaffen: in der Sexualität und in der Reproduktion. Damit ist jedoch nicht gemeint, ein besonders ausschweifendes Sexualleben haben zu müssen oder besonders viele Kinder in die Welt zu setzen. Produktivität, die dich Neues erschaffen oder erfinden lässt, hat auch dieses Nieren-Yang als Basis. Dein Mingmen ist die Kraft, die aus der Ruhe kommt.

Blase

Die Blase ist ein wichtiges Ausscheidungsorgan. Alles, was du durch sie abgibst, hat einen Großteil deiner Organe und des Stoffwechsels durchlaufen. Alle Flüssigkeiten, die hierhin gelangen, wurden geprüft und gefiltert, zuletzt durch die Nieren. Der Urin ist das Yin der Blase, die Halte- und Öffnungsfunktion steht für das Blasen-Yang. Psychisch steht die Blase für die Stabilität in deinem Leben. Die darfst du immer in dir selbst finden. Und deshalb ist das Abgeben aller fein sortierten Stoffe die Konsequenz deiner inneren Struktur und der Fähigkeit, mit dem Leben und anderen Menschen umzugehen.

Knochen und Kopfhaar

Die Knochen mit ihrem Mark, die großen Gelenke und der Zahnschmelz sind die stärksten Substanzen deines Körpers. Sie sind das Grundgerüst für deine Statik und bilden einen Teil deiner physischen Konstitution. Wie du als Kind und im Lauf deines Lebens gestärkt wurdest und dich immer wieder und weiter aufgerichtet hast, zeigt sich in deiner Haltung, deiner inneren und äußeren! Um zu wachsen, brauchen Kinder Wärme (Yang). Diese Wärme erreicht in der Pubertät einen Höhepunkt. Ein gebrochenes Rückgrat zu haben oder durchs Leben gebeugt worden zu sein zeugt hingegen von schmerzlichen Erlebnissen. Du kennst bestimmt den Ausdruck »eine schwere Last tragen« oder: »Das geht mir durch Mark und Bein«. In diesem Zusammenhang werden meistens unschöne Situationen erzählt, die tatsächlich das Potenzial haben, fundamental anzugreifen. Solche Spuren können sich jedoch nicht nur genetisch, sondern in schleichender oder plötzlicher Erschöpfung deiner Lebensenergie zeigen. Dann gehen dir vielleicht die Kopfhaare aus. Das Yin wird dann schwächer. Wohingegen das Ergrauen deines Kopfhaares für das Nachlassen deines Mingmen, deines Nieren-Yang spricht. Außerdem zeigt sich ein Nieren-Yin-Mangel in Krankheiten wie Osteoporose, Karies, spontanen Knochenbrüchen oder neurologischen Problemen wie Atrophie von Nerven oder in Krankheiten wie Multipler Sklerose.

Eigenschaften, Emotionen und Sinne

Als Wassertyp hast du ein starkes Ich, bleibst ruhig und gelassen in den schwierigsten Situationen. Du bist ein geradliniger Mensch mit einer angenehmen Sanftheit und einem ruhigen Gemüt. Du magst es tiefgründig und beständig. Körperlich bist du mit einer guten Regenerationsfähigkeit beschenkt worden. Dir reichen oft guter Schlaf und entsprechende Ruhephasen im Alltag, um deine Akkus wieder voll aufzuladen. Allerdings liegt dieses rasche Auftanken auch teils in deiner etwas langsamen und stoischen Lebensart begründet. Du bist voller Kraft und großem Lebenswillen, fast furchtlos. Es fällt dir nicht schwer, Situationen einfach auszusitzen. Dabei ist es dir als empfindsamem, oftmals weich empfundenem Menschen ein Bedürfnis, durch eigene Erfahrungen, aber auch die Erfahrungen anderer zu lernen. Deine ausgeprägte Willensstärke bringt es mit sich, dass du absolut unabhängig bist von sämtlichen Entwicklungen deiner Umwelt. Deine Fähigkeit, komplexe Zusammenhänge und Situationen recht gut zu überblicken, stärkt dich in dieser Unabhängigkeit.

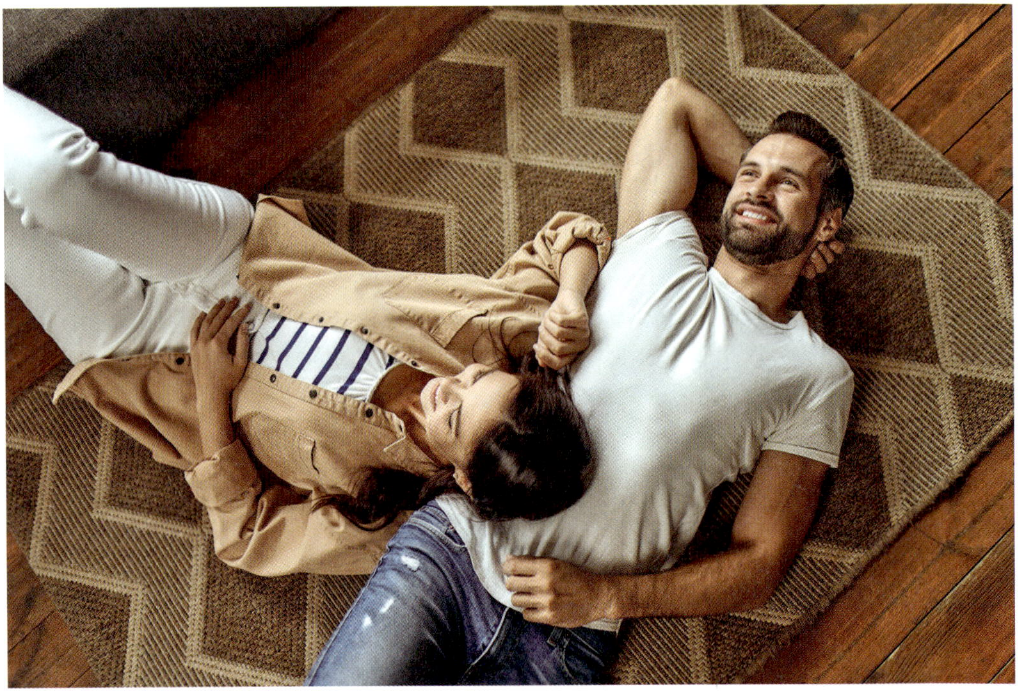

Hören und Lauschen

Die Niere öffnet sich ins Ohr. Wenn du ständig störenden Geräuschen ausgesetzt bist, stört das auch deine Nierenenergie, insbesondere dein Nieren-Yin. Wenn Geräusche oder Musik, die du hörst, nicht der natürlichen Harmonie entsprechen, verletzt dies auf Dauer deine Essenz, dein Jing. Gleiches gilt für ewig schimpfende, negativ gelaunte Menschen um dich herum. Solltest du allerdings das Gras wachsen hören, darfst du üben, ein wenig mehr bei dir selbst zu bleiben.

Im Schlaf sind die Ohren das einzige Sinnesorgan, dass nicht »herunterfährt«. Warum? Weil wir über die Ohren gegebenenfalls vor Angreifern gewarnt werden und damit unser Überleben sichern könnten. Die Niere würde in diesem Fall Unmengen an Energie bereitstellen, damit wir dem Prinzip »Fliehen oder Kämpfen« nachgehen können. Das bedeutet für deine Schlafumgebung und -gewohnheiten auch, dass du möglichst ungestört schlafen können solltest. Auch wenn du dich nach und nach an wiederkehrende Geräusche gewöhnst, stören sie deine Tiefenentspannung und somit deine Regeneration nachhaltig.

Angst kann Leben bewahren oder erstarren lassen

Die Angst ist eine sehr wichtige Emotion für dein gesundes Überleben, denn ohne sie würdest du zerstörerisch mit deinem Leben umgehen. Wenn du kurzfristig bedroht wirst, stellt deine Niere dir sehr viel Energie zur Verfügung, um dein Überleben zu sichern. Danach kannst du dich erholen und regenerieren. Solltest du jedoch unter häufig wiederkehrender Angst, Panikattacken oder chronischen Stresssituationen leiden, wird dich das dauerhaft auslaugen. Permanente Angst überfordert dein System absolut.

Ein Leben gänzlich ohne Angst hingegen ist unrealistisch. Denn es gibt Gefahren, jeden Tag. Doch es ist die Frage, wie du damit umgehst. Wenn du aufgrund kleinerer Gefahren buchstäblich zur Salzsäule erstarrst und jede Lebendigkeit einbüßt, hemmst du dein Yang, dein Mingmen in seiner Entfaltung. Dann wird dein Körper immer kälter, und die Angst zerfrisst dich. Deine Angst braucht als Gegenpol deine Willenskraft und dein Vertrauen ins Leben. Dann lässt du dich vom Wasser tragen und schenkst dem Leben das ihm gebührende Vertrauen. Außerdem ist es auch wichtig, den Ursprung deiner Angst zu erforschen. Viele Ängste werden erzeugt durch Regeln, die dir an-

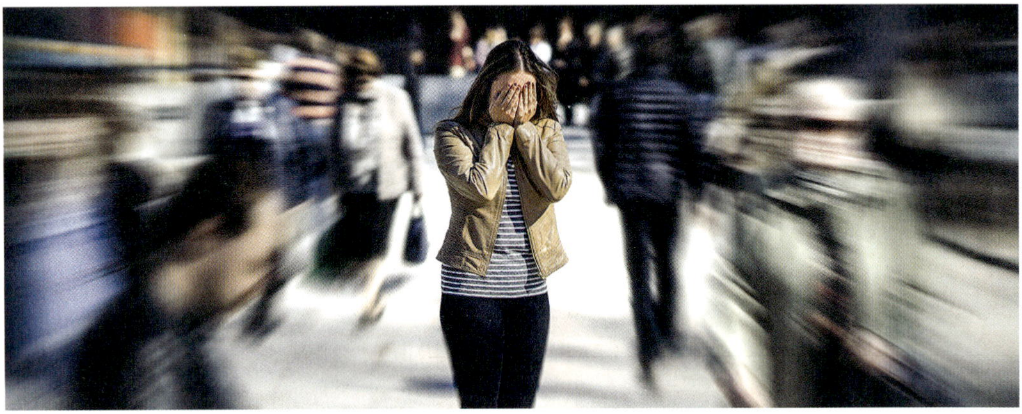

erzogen wurden - durch die Familie oder die Gesellschaft. Nicht alle Regeln jedoch sind lebensbejahend oder schützend, manche bewirken genau das Gegenteil.

Ängste können die Nieren stark angreifen. Die Auslöser sind in der zivilisierten Gesellschaft seltener körperliche Angreifer als Dauerstress und Schicksalsschläge. In der Entwicklung als Mensch ist es von ausschlaggebender Bedeutung, wie viel Vertrauen deine Eltern oder Bezugspersonen ins Leben hatten und wie viel in dich. Denn das prägt dich maßgeblich. Wurde dein Rückgrat gestützt und hattest du die Ruhe, deine Erdung und dein Urvertrauen zu entfalten und zu verinnerlichen? Oder wurdest du dabei gestört? Denn die Frage, ob dieses Vertrauen überhaupt existiert, ist längst beantwortet. Sonst hättest du es als so komplexes Wesen aus Körper, Geist und Seele nicht bis hierher geschafft.

Der klimatische Faktor Kälte

Kälte geht an die Nieren; deshalb hatten deine Mutter und Großmutter recht, wenn sie sagten, dass du nicht bauchfrei oder mit nackten Füßen rumlaufen sollst. Kalte Füße, Knie und Beine sowie Hüften stören dein Nieren-Yang und deinen Unterleib sehr. Denn bei einer starken Wasser-Konstitution kannst du zwar durch Wärme einiges ausgleichen, aber bei wiederkehrender Kälte in diesem Bereich kannst du ernsthaft geschwächt werden und erkranken.

Modetrends sind oftmals echt schädigend für die Nieren. Egal, ob bauch- und nierenfrei oder knie- und knöchelfrei, es ist einfach schlecht für dein Yang, deine

Nierenenergie, wenn diese Stellen kühl oder kalt werden. Ich weiß, wie schwer es sein kann, Menschen davon zu überzeugen, dass sie sich nichts Gutes tun, indem sie diese Mode mitmachen. Als Mutter appelliere ich hier insbesondere an die Eltern: Bitte zieht eure Kinder warm an, solange ihr noch Einfluss darauf habt! Die ersten ungesunden Mode-Experimente machen sie früh genug selbst.

Dem Winter wird die Kälte naturgemäß zugeordnet, und wenn zu viel davon in deinen Körper dringt, reagiert dieser spätestens im Frühling mit einer fiebrigen Erkrankung (Yang), die dann die Kälte (Yin) vertreibt. Sorgst du selbst dafür, dass die eingedrungene Kälte verschwindet, bleibt dir das Fieber erspart.

Weitere Ursachen für Kälte in deinem Körper können der Verzehr kalter Nahrungsmittel sein oder auch Medikamente wie Schmerztabletten, Antibiotika oder Beruhigungsmittel.

Kälte kann auch innerlich entstehen. Du hast bestimmt schon einmal erlebt, dass du Emotionen eine gefühlte Ewigkeit verdrängt hast. Das können eine un-

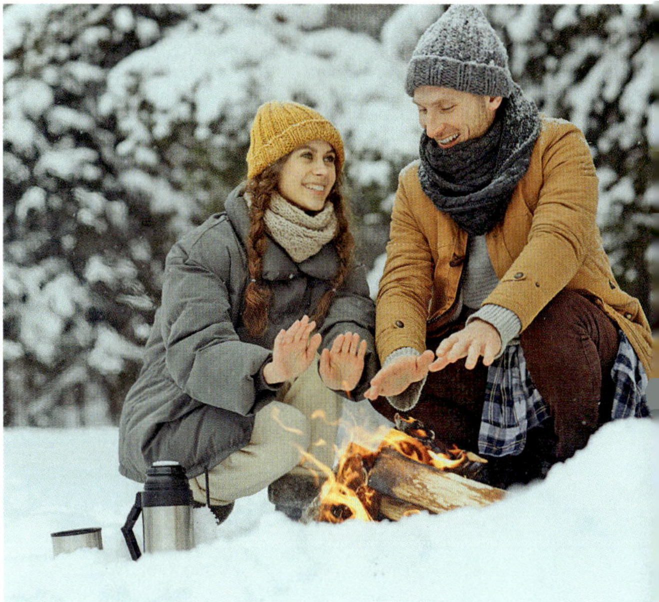

beantwortete Liebe, Trauer oder auch Verletzungen sein. Chronische Angst verursacht ebenfalls Kälteprobleme.

Die Symptome übermäßiger Kälte können unterschiedlich sein: Frieren, Bauchschmerzen und Verdauungsprobleme mit weichem Stuhl und viel klarem Urin, aber auch eine gewisse Antriebslosigkeit oder Blässe.

Die Willenskraft Zhi

Der spirituelle Aspekt der Wandlungsphase Wasser ist deine Willenskraft Zhi. Wie viel Zhi hast du vererbt bekommen, und wurde es in deiner Kindheit gestärkt oder hast du gelernt, dich zurückzunehmen? Nicht selten geht ein gestärktes Zhi mit einem stabilen Rückgrat und Standfestigkeit einher. Dein Zhi regiert deinen

Antrieb, deinen Ehrgeiz und Überlebenswillen.

Zhi beinhaltet schon so etwas wie Weisheit - eine angeborene Weisheit, weil sie sich über Generationen im Erbgut manifestiert hat. Deshalb kannst du auch hier für dich feststellen: Das, was du mitbekommen hast an Erbgut, ist grundsätzlich gut und weise, denn es hat deine Vorfahren überleben lassen. Manchmal ist es jedoch nicht mehr zeitgemäß.

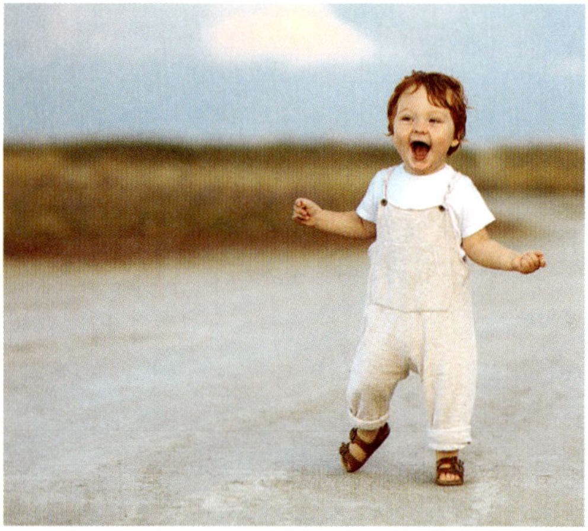

Die Wandlungsphase Wasser im Überblick

- Nacht – das Yin erreicht seinen Höhepunkt
- Winter
- Greisentum
- Norden
- Kälte
- Salzig
- Blauschwarz
- Niere – speichert Lebensenergie und alle Entwicklungsprozesse, Fortpflanzung
- Blase – gibt Flüssigkeiten frei
- Ohren – Hören und Überleben
- Knochen, Nerven, Mark
- Angst – bewahrt oder macht starr
- Zhi – deine Willenskraft

Dysbalance im Wasser

Wenn du eine Dysbalance in deinem Wasser, deiner Nierenenergie hast, ist es wahrscheinlich, dass du nicht in dir ruhst. Vielleicht bist du sprunghaft, brichst deine Aktionen abrupt ab und gehst manchmal nicht nur keinen Schritt vorwärts, sondern gleich mehrere rückwärts. Das ist im ärgsten Fall langfristig so und leider die entgegengesetzte Bewegung, die das Leben nimmt. Du bleibst einfach wie angewurzelt stehen. Dabei neigst du zu einer Opferrolle und wünschst dir, dass andere deine Aufgaben für dich übernehmen. Oft nervst du dich selbst, suchst die Schuld bei dir, kannst die Situation aber nicht gut überblicken. Du denkst dann Dinge wie: »Warum passiert mir so was, immer mir, immer wieder und wieder ...«. Du erkennst nicht, dass du dir selbst im Weg stehst und dass es nur deswegen nicht vorwärts geht. Wenn du von außen unabhängig auf dich und dein Leben schauen könntest, würdest du erkennen, dass es unsinnig ist, was du denkst und tust. Es wäre offensichtlich, dass das Wiederholen dieser Warum-Frage einfach nichts bringt. Wenn du beginnst, sinnlos aktiv zu sein, beginnst du, allen die Welt zu erklären. Und du bist (fälschlicherweise) davon überzeugt, dass du das besser kannst als die anderen. In Balance könntest du in der Wasserqualität allein durch deinen Willen und die dir entsprechende Ruhe die Dinge überblicken. Doch in der Dysbalance ist etwas Wesentliches alles andere als weise und intelligent: deine feste Überzeugung, besser zu sein als die anderen.

Körperlich zeigen sich Dysbalancen des Wassers gerne in Problemen mit den Zähnen, den Knochen, im Rücken, den Nerven, deinen Ohren, der Blase, der Harnwege und dem Kopfhaar.

Nieren-Yin-Mangel

Wenn das Yin der Niere schwach ist, dann sind oft die Substanzen angegriffen. Du hast dann viel Energie, aber nur für relativ kurze Zeit. Schnell brauchst du eine Erholungspause. Eine angegriffene Substanz kann zum Beispiel das Knochenmark sein, die Blutkörperchen betreffen oder die Qualität deiner Ei- oder Samenzellen. Möglicherweise hast du Rückenschmerzen, Gelenk- oder Knochenprobleme wie Arthrosen oder Arthritis. Deine Hörfähigkeit kann im Yin-Mangel schlechter werden. Ein chronischer Tinnitus zeigt ebenfalls die schwindende Substanz. Außerdem ist Nachtschweiß ein klassisches Symptom der Nieren-Yin-Schwäche, und oftmals fühlen sich deine Hände und Füße sowie dein Gesicht oder Brustkorb sehr warm oder sogar heiß an. Bei einem Yin-Mangel der Niere wirst du weltfremd, abgehoben, verlierst den gesunden Bezug zum Leben und schließt andere aus deiner Welt aus. Du fühlst dich vielleicht zerrissen, wirst dogmatisch, verschlossen, resignierend. Auch fatalistische Züge machen dich aus, und du legst ein waghalsiges oder tollkühnes Verhalten an den Tag.

Nieren-Yang-Mangel

Wenn das Yang deiner Nieren schwach ist, könntest du unter Ödemen, vor allem der Beine und Füße, leiden. Außerdem spürst du vielleicht eine geradezu bleierne Schwere im Körper. Das betrifft insbesondere die Zeit am Morgen, gleich nach dem Aufwachen. Deine Energie steigt dann meistens bis zum Mittag. Außerdem können nächtliches Wasserlassen, Blasenentzündungen und häufiges Frieren dazugehören. Eine emotionale Leere des Wassers zeigt sich in Ängsten, Schreckhaftigkeit, Erstarrung, fehlendem Vertrauen. Außerdem bist du oft misstrauisch, geistesabwesend, leidest unter Minderwertigkeitsgefühlen. Deine Willensstärke ist schwach, du bist vor Schreck gelähmt oder fühlst dich leicht bedroht.

Übersicht einiger Dysbalancen im Wasser

Nieren-Yin-Mangel	**Nieren-Yang-Mangel**
Zurückgezogen, dogmatisch, resignierend, waghalsig, chronische Erkrankung, zehrende Dauerbelastung	Schreckhaftigkeit, Ängste Weltfremd, Misstrauen, willensschwach,
Rückenschmerz, Arthrosen, Arthritis, Zeugungsunfähigkeit, chronischer Tinnitus, Hörschwäche, Hitze der Hände und Füße, Nachtschweiß	Ödeme, Schweregefühl, morgens müde, nächtliches Wasserlassen, Frösteln und Frieren, Blasenentzündung

Neue Balance für dein Wasser

Wenn du deine Wasserenergie stärken möchtest, brauchst du zweierlei: Ruhe und manchmal auch das Abenteuer. In keiner anderen Wandlungsphase sind Yin und Yang gleichermaßen so stark vertreten wie im Wasser. Deshalb ist es bei einer grundsätzlichen Dysbalance deines Yin und Yang auch immer sinnvoll, die Aspekte der Wasserqualität zu betrachten und auf Dysbalancen hin zu erforschen.

Wenn du mit dem Fluss des Lebens mitgehst und alle positiven Eigenschaften des Wassers in dir begrüßt, schaffst du schon eine wertvolle Voraussetzung für deine harmonisierte Wasserenergie. Übe dich in Ruhe, Entspannung und Regeneration auf allen Ebenen. Aber achte darauf, dass du nicht stehen bleibst oder Dinge vermeidest, die schön sein könnten, dir jedoch leise Angst einflüstern, ohne dass diese Angst wirklich lebenserhaltend wäre.

Lass Situationen zu, die dir grundlos Angst machen. Fordere dich ein bisschen heraus, nicht tollkühn, aber mutig. Denn das Vermeiden möglicher neuer Erfahrungen nährt deine (unbegründete) Angst und lässt sie wachsen. Das Überwinden deiner Angst hingegen stärkt dich in deinem Mut und Vertrauen.

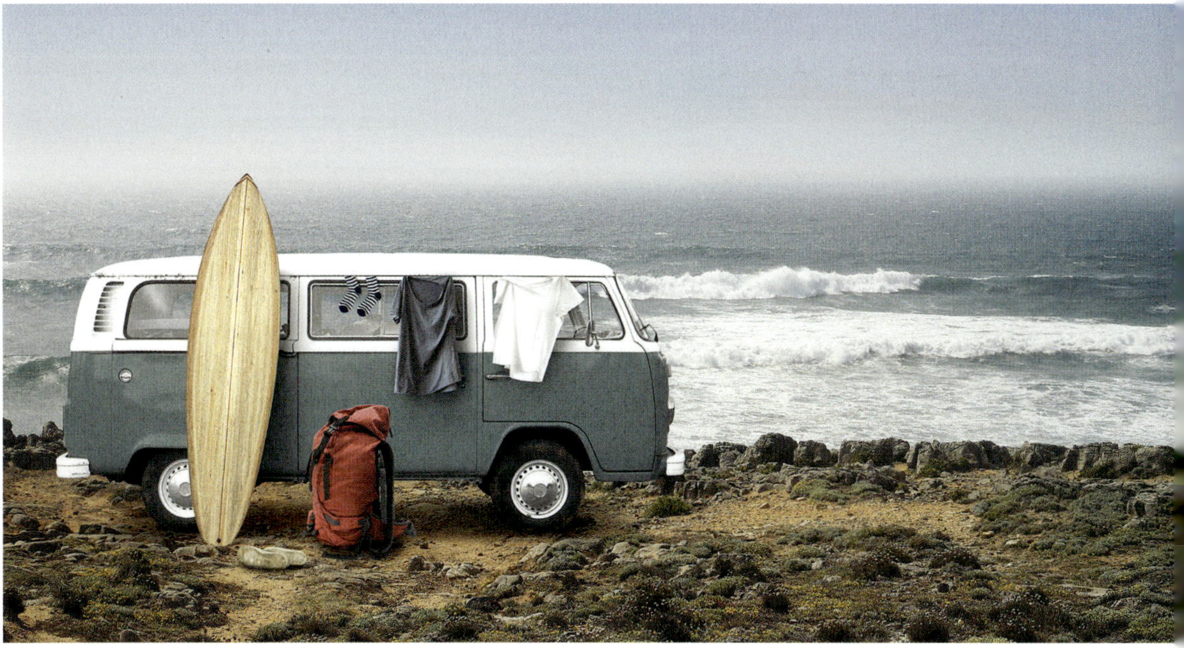

Was dich unterstützen kann, dein Wasser zu balancieren

Fragen für deinen Lebenswillen

- Wovon musst du dich erholen? – Geistig? Seelisch? Körperlich?
- Was macht dir Angst?
- Was würdest du tun, wenn du keine Angst hättest?
- Wie viel Zeit pro Tag, Woche, Monat verbringst du mit dir allein?
- Was, glaubst du, geschieht, wenn du deinen Körper verlässt?

Wenn du immer wieder übst, die Balance in der Wandlungsphase Wasser herzustellen, wirst du irgendwann belohnt werden. Diese Belohnung wird nicht laut und aufsehenerregend ablaufen. Aber sie wird dich fundamental berühren. Und sie wird deine Wahrnehmung verändern. Nicht im wesentlichen Kern deines Seins, nein, das ist ja nicht nötig. Denn alles, was und wer du im Kern bist, ist vollkommen. Du wirst diesem Kern ein Stück näher kommen. Und dann wirst du eine bessere Vorstellung davon haben, dass schon immer alles gut war.

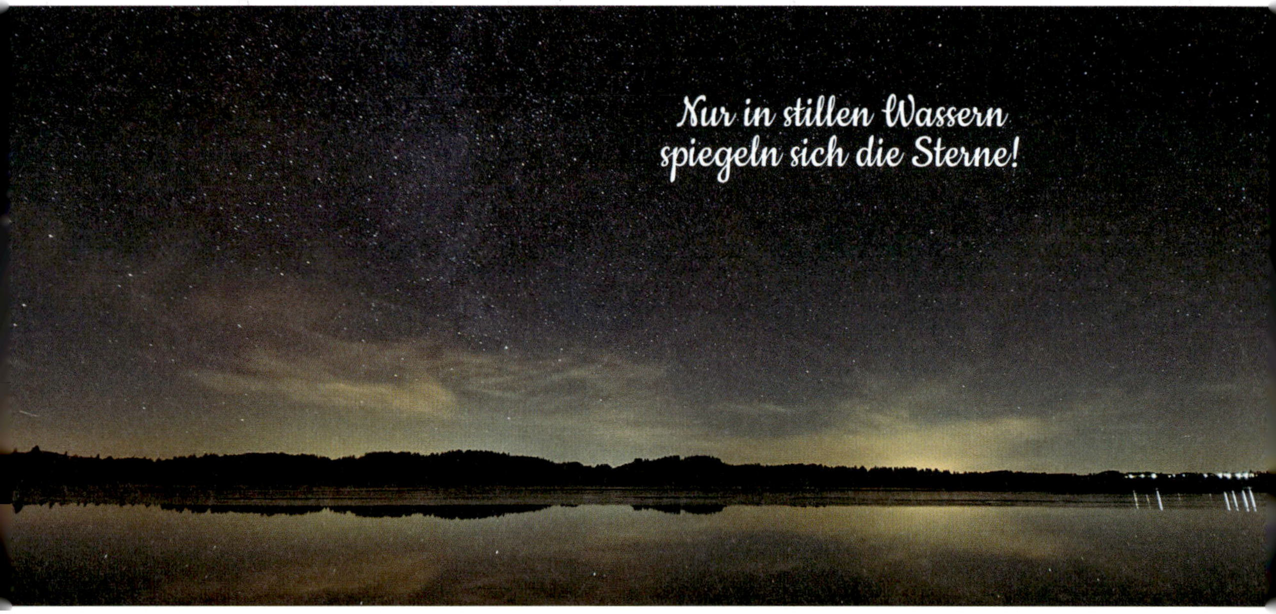

Um dein Vertrauen in diesem Prozess zu stärken, ist es sinnvoll, die Ernährungs-, Bewegungs- und Entspannungstipps dieses Buchs und insbesondere die des Wassers und der Dojozeiten immer wieder durchzuführen. Denn ein bewusster Umgang mit deinen Ressourcen stabilisiert die dir geschenkte Konstitution. Diese hast du ja vererbt bekommen. Und nun kommt es auf dich an. Stabilisierst du dein Yin und stärkst dein Yang, oder verbrauchst du sie sehr schnell? Beides und alle Varianten davon wären okay. Die TCM und der Taoismus schreiben dir nichts vor. Sie beschreiben nur, was im Wechselspiel zwischen dir und der Natur abläuft, welche Gegensätze es gibt und welche Harmonien. Folgendes ist dabei wahrscheinlich: Wenn du gegen dein Naturell lebst und nicht akzeptierst, wer du bist, dann verbrauchst du deine Energiereserven einfach schneller als nötig.

Geh es spielerisch an und nicht zu ernst. Und stell dir noch eine Frage: Wie möchtest du altern? Möchtest du weich älter werden oder hart? Die Antwort auf diese Frage kannst du nach der Lektüre sicher für dich passend beantworten.

Im Respekt deinen Vorfahren gegenüber ist es wichtig, dass du Dankbarkeit übst. Die wichtigsten Erfahrungen deiner Ahnen wurden in deiner DNA gespeichert und dir als Erbe mitgegeben. Dafür solltest du dankbar sein und deine Herkunft nicht infrage stellen. Sei dankbar für das Leben, das dir durch deine Eltern, Großeltern, Urgroßeltern und so weiter geschenkt wurde.

Ernährung

Salzige Nahrungsmittel machen dich geschmeidig. Dadurch bleibst du in gewisser Weise weich, das Wasser bleibt im Körper. Wenn nicht genügend Wasser in deinem Körper zirkuliert, kristallisieren die Salze und lassen dich starrer werden. Salz erhöht dein Nieren-Yang, und wenn du Lust auf Salziges hast, solltest du diesem Wunsch nachgeben. Nur bei einer chronischen Nierenbeckenentzündung mit wenig Urin und häufigem Harndrang solltest du auf Salz verzichten. Wenn du zu Trockenheit neigst und wenig trinkst, solltest du ruhig salziger essen. So wirst du durstiger, und das Salz hilft, das Wasser im Körper zu binden.

Ernährung für dein Nieren-Yin

Nahrungsmittel für dein Nieren-Yin sind meistens reich an Mineralien, salzig oder sauer, oft dunkel oder schwarz, aus dem Meer und thermisch kühlend bis neutral. Dazu gehören beispielsweise:

Adzukibohnen, Algen, besonders Wakame, Amaranth, Bohnen (schwarz oder dunkel), Brennnessel, Brombeeren, Butter, Ei, Meerestiere wie Aal, Garnele, Kabeljau, Kaviar, Krabbe, Scholle, Miesmuschel, Lachs, Sardine, Gerste, Heidelbeeren, Himbeeren, Hirse, Johannisbeeren,

Kirschen, Knochenmark (ausgekochte Knochen), Kokosnussfleisch und -milch, Linsen, Maulbeerfrüchte, Oliven, Rosinen, Rote Bete, Schwarzer Sesam, Sesamöl, Shiitake, Sojasauce, Sonnenblumenkerne, Tofu, dunkle Weintrauben, Weizen.

Aus der chinesischen Kräuterkunde gibt es zur Stärkung des Nieren-Yin beispielsweise den amerikanischen Ginseng.

Ernährung für dein Nieren-Yang

Das Yang deiner Niere wird gestärkt mit Scharfem oder Salzigem und braucht wärmende bis erhitzende Nahrung. Zu diesen Nahrungsmitteln gehören:

Frühlingszwiebeln, Ingwer, Karpfen, Lauch, Meerrettich, Nelken, Quinoa, Rotwein in kleiner Menge, Sardine, Schwarzwurzeln, Sternanis, Walnuss und Walnussöl, Wildreis.

Neben dem Verzehr von Walnüssen empfiehlt die TCM-Kräuterheilkunde auch Zimtrinde in Tees zur Stärkung des Nieren-Yang.

Ernährung für dein Nieren-Yin und -Yang

Deine Nahrung sollte warm sein. Und folgende Nahrungsmittel sind besonders geeignet für das Nieren-Yin und -Yang:

Bohnen, Hafer, Huhn, Kürbiskerne und -öl, Maroni (Esskastanien), Salziges wie Miso oder Sojasauce, Schwarzer Sesam, Walnüsse, wenig Süßes!

Bewegung

Um deine Wasserqualitäten zu unterstützen, kannst du dich ganz einfach im Wasser bewegen. Geh schwimmen, lass dich idealerweise vom Meerwasser tragen. Wenn du dich richtig anstrengen möchtest, kannst du neben Schwimmen auch Fitness im Wasser machen. Der Wasserwiderstand wird dann zur besonderen Herausforderung. Aber auch Yoga und Stretching kannst du auf die Bedürfnisse deines Wassers anpassen. Brauchst du ein forderndes Programm und Aktivierung für dein Yang, kannst du Yogaarten wie Bikram-Yoga, Vinyasa oder Ähnliches praktizieren. Dein Yin hingegen stärkst du mit Yin-Yoga oder sehr sanften anderen Yogarichtungen.

Um dich speziell einmal für die Niere und Blase zu dehnen, empfehle ich dir die einfache Vorwärtsbeuge im Sitzen. Nichts Besonderes, aber sehr effektiv, wenn sie ordentlich durchgeführt wird. Wenn du dich damit schwertust, dann beginne im

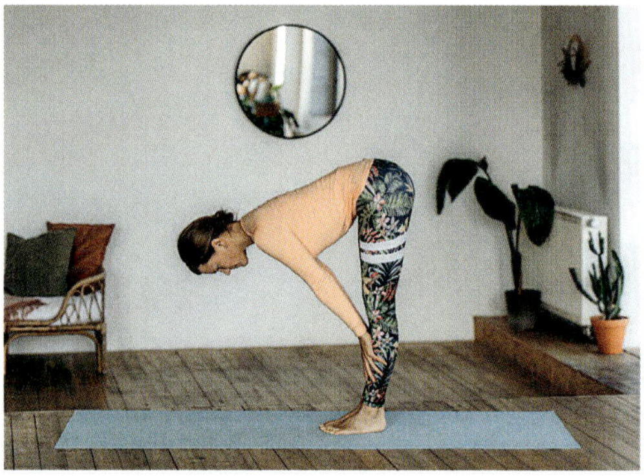

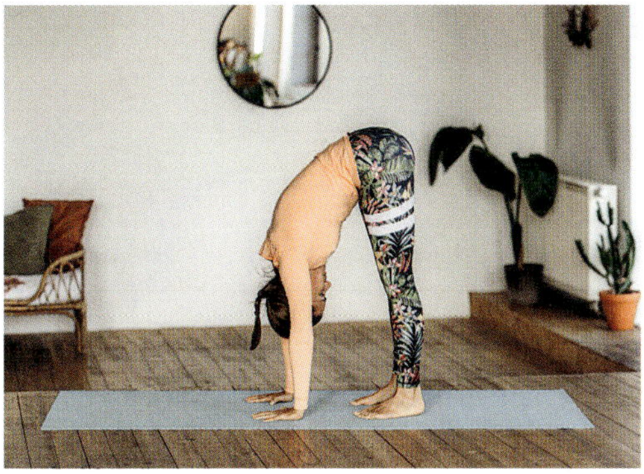

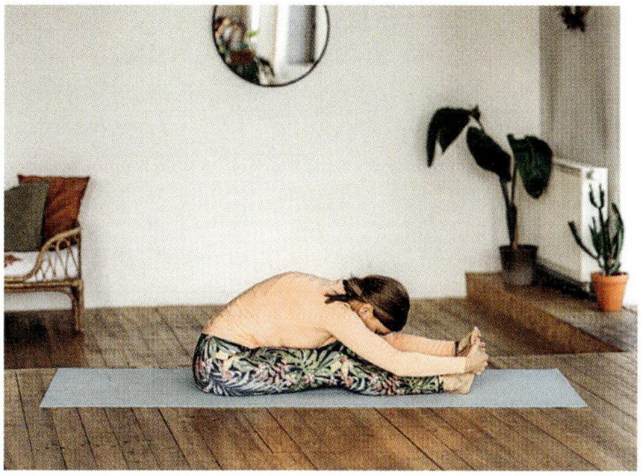

Stehen mit der Vorwärtsbeuge und achte darauf, dass dein Gesäß nicht nach hinten ausweicht. Nimm dir Zeit für diese Dehnung.

Entspannung

Leg dich ins Wasser.

Erde deine Füße und Beine, deinen Unterleib und spüre, wie dich von der Taille abwärts alles nach unten zieht. Spüre, wie dir die Erde unter den Füßen Halt gibt. Nur aus dem Abgeben deines Gewichtes nach unten kannst du dich stabilisiert fühlen. Das Abgeben nach unten, das Dich-Hingeben an die Schwerkraft, ermöglicht es dir, dich kraftvoll mit deinem Körper nach oben zu stemmen. Die Voraussetzung für die nach oben arbeitende Kraft, deine Aufrichtung, ist die Verbindung nach unten. So kann dein Leben zu einem wundervollen Tanz werden. Einem Tanz, dessen Choreografie allein du schreibst. Du bestimmst, welchen Schritt du als nächsten gehst. Wann du ihn gehst, wohin und in welcher Stimmung.

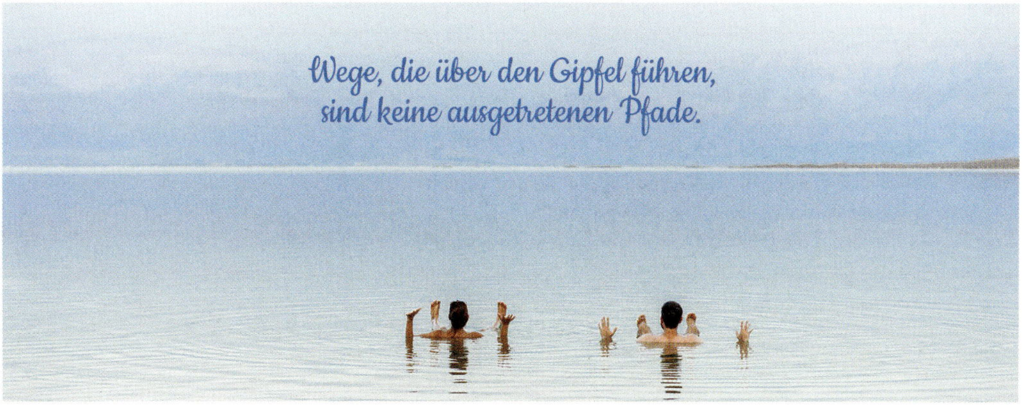

Wenn du einmal weiche Knie bekommst oder in die Knie gezwungen wirst, dann sammle dich, ruh dich aus und erhole dich. Vertraue darauf, dass das Leben weitergeht.

Frage dich, was das Schlimmste sein könnte, was jetzt passieren könnte. Und lass diesen Gedankengang komplett zu. Er hilft, realistisch möglichen Gefahren direkt ins Auge zu sehen. Meistens verlieren sie dann an Macht. Wenn du das einmal getan hast, wiederhole es nicht.

Was wäre das bessere Szenario? Spiel auch das einmal komplett durch. Und wenn dir später ein noch Besseres einfällt, dann denke auch das zu Ende. Viele Ängste werden genährt durch deine Vorstellungskraft und sind akut nicht wahrhaftig vorhanden.

Für mich steckt im folgenden Spruch so viel Wahres aus dieser Wasserqualität:

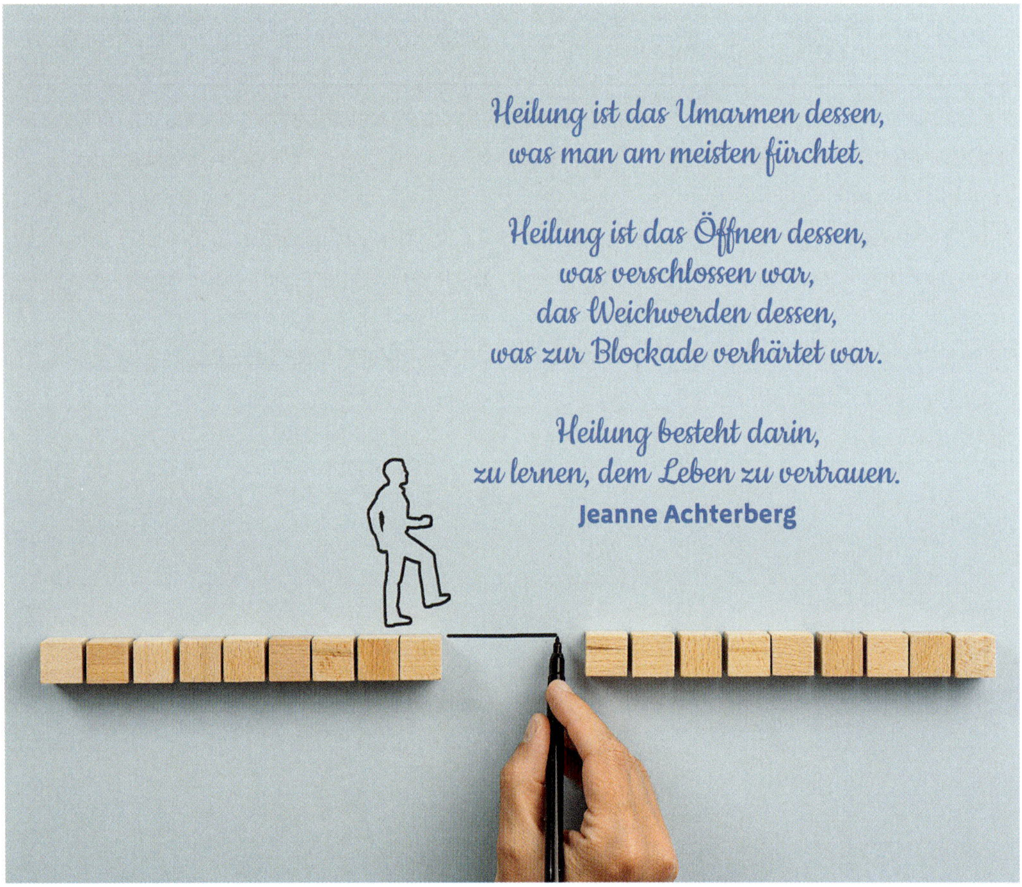

Kälte vertreiben

Kälte kann durch Wärme vertrieben werden. Wärme entsteht durch Bewegung, mithilfe wärmender Nahrungsmittel und in einer wärmenden Umgebung.

Wenn du also häufig frierst oder Kälte dein Qi verlangsamt, solltest du dich unbedingt regelmäßig und öfter bewegen. Am besten machst du ausreichend Sport, das bedeutet, viermal in der Woche für mindestens eine Stunde. Bikram-Yoga, Ausdauersport wie Indoorcycling oder irgendetwas, was dir richtig einheizt, sind gut geeignet. Hast du einen sitzenden Job, achte darauf, regelmäßig aufzustehen und die fehlende Bewegung auszugleichen.

Wärmende Nahrungsmittel sind in der Regel Nahrungsmittel, die das Yang und das Qi stärken. Und insgesamt geht es dann auch darum, den Stoffwechsel zu stärken, um dich und deine Organfunktionen zu aktivieren. Und wenn du in einer dauerhaft stressigen Situation bist, dann finde unbedingt deinen Weg zu deiner Lebenslust. Und bitte stärke deinen Willen und die Voraussetzungen, um ein fröhliches Leben zu leben.

Kälte und eine im Laufe des Lebens abnehmende Fähigkeit, Wärme zu produzieren, sind die Resultate unserer Lebensweise. Darum ist es nicht sinnvoll, wenn du dir angewöhnst, deine Wärmeproduktion und Aktivität durch Mittel wie Koffein, Alkohol und andere Stimulanzien anzukurbeln. In Wahrheit stärkst du auf diese Weise nicht deine Wärme oder dein Qi. Vielmehr verstärkst du das Problem, weil die Kraft deines Körpers nachlässt und dein Stoffwechsel nicht aus sich heraus vitaler wird. Du stärkst das Problem mehr, als es durch ein natürliches Altern gewöhnlich ist. In einer bäuerlichen oder an der Natur orientierten Lebensweise hingegen sind alle Voraussetzungen für ein stabil bleibendes Yang enthalten.

Dabei muss das Leben nicht so hart sein, dass es im Alter überfordernd wäre. Es geht vielmehr um die Anpassung deines Lebens an die Natur und ihre Zyklen.

Kälte ist eines der häufigsten Probleme unserer Gesellschaft - nicht nur körperlich, sondern auch emotional. Wie viel Wärme und Lebenskraft entwickelst du regelmäßig und verschenkst diese selbstlos?

Der Überblick für dich

Stärke deinen Lebenswillen.
Wovon musst du dich erholen?
Was würdest du tun, wenn du keine Angst hättest?
Was, glaubst du, geschieht, wenn du deinen Körper verlässt?

Nieren-Yin-Mangel: Salzige oder saure Nahrungsmittel, oft dunkel oder schwarz, aus dem Meer und thermisch kühlend bis neutral, nähren dein Nieren-Yin. Amerikanischer Ginseng stärkt dein Yin ebenso.
Mache Yin-Yoga, bade und lass dich, wenn möglich, vom Wasser tragen.

Nieren-Yang-Mangel: Die Nahrungsmittel sind größtenteils scharf oder salzig und auf jeden Fall wärmend. Zimtrinde stärkt dein Yang, auch (geröstete) Walnüsse werden gerne verordnet.
Zur Aktivierung für dein Yang kannst du Yogaarten wie Bikram-Yoga, Vinyasa oder andere sehr aktivierende Bewegungsformen durchführen. Bewege dich im Wasser zur Stärkung deiner Nierenenergie, spüre den Wasserwiderstand und -auftrieb.

Salzige Nahrungsmittel machen dich geschmeidig und binden Feuchtigkeit im Körper. Deine Nahrung sollte warm sein, am besten gekocht.

Achte darauf, dass du dich entspannst. Geh chronische Erkrankungen an, schütze dich vor Kälte, stärke deine Erde, deine Milz.

Kälte beseitigen, insbesondere vom 27. Januar bis 12. Februar
Warme Nahrung, Gekochtes, Bewegung und ausreichend warme Kleidung sowie Schutz vor emotionaler Kälte durch ausreichend zwischenmenschliche Beziehungen helfen dir, die Kälte zu vertreiben.
Vermeide Koffein, Nikotin, Alkohol und andere Drogen, die nur kurzfristig dein Yang stärken, dauerhaft jedoch deine Energie schwächen und es der Kälte leicht machen, sich auszubreiten.

Weitere Tipps findest du im Kapitel über die Dojozeiten.

Tabelle aller Wandlungsphasen

Element	Holz	Feuer	Erde	Metall	Wasser
Tageszeit	Morgen	Mittag	Nachmittag	Abend	Nacht
Jahreszeit	Frühling	Sommer	Übergang	Herbst	Winter
Lebensabschnitt	Geburt, Kindheit	Erwachsen	Reife	Alter	Greis, Tod
Himmelsrichtung Klima	Osten Wind	Süden Hitze	Mitte Feuchtigkeit	Westen Trockenheit	Norden Kälte
Geschmack	Sauer	Bitter	Süß	Scharf	Salzig
Farbe	Grün	Rot	Goldgelb	Weiss	Blauschwarz
Yin-Organ	Leber	Herz	Milz	Lunge	Niere
Yang-Organ	Gallenblase	Dünndarm	Magen	Dickdarm	Blase
Sinnesorgan	Augen	Zunge	Mund	Nase	Ohren
Gewebe, Struktur	Sehnen, Bänder	Gefäße	Muskeln Bindegewebe	Haut	Knochen
Emotion	Wut	Freude	Sorge	Trauer	Angst
Spirit, Geistige Qualität	Seele Hun Intuition	Lenkender Geist Shen Bewusstsein	Logik Yi Intellekt	Körperseele Po, Tapferkeit	Willenskraft Zhi

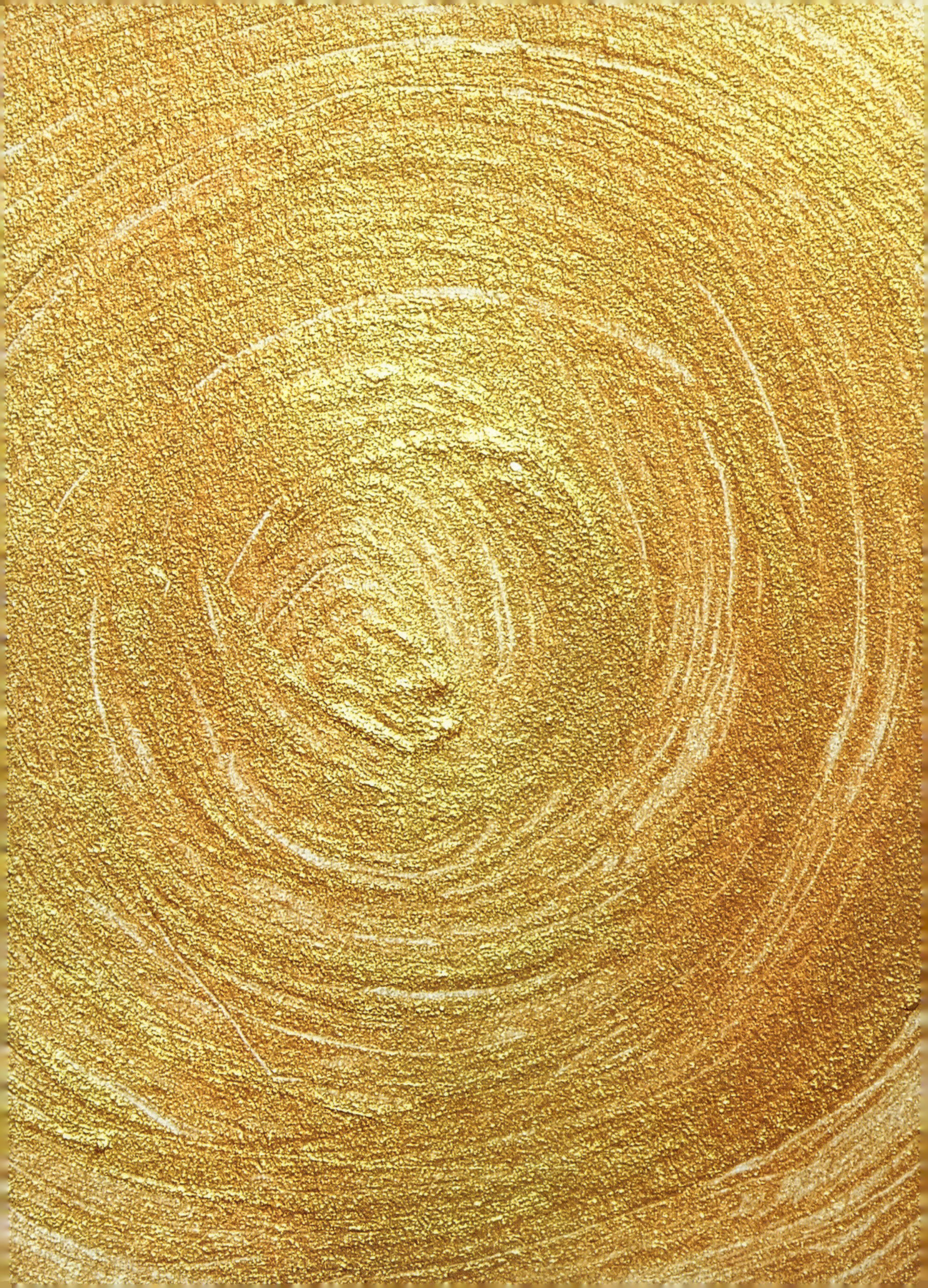

DOJOZEITEN HELFEN DIR, DEINE BALANCE ZU HALTEN ODER (WIEDER)HERZUSTELLEN

Zwischen den Wandlungsphasen gibt es Übergangszeiten, die du speziell für dich nutzen kannst, um deine Balance zu stärken. So kannst du dir helfen, mögliche Schwachpunkte auszugleichen und deine Gesundheit zu stärken. Die sogenannten Dojozeiten werden aus Sicht der TCM insbesondere der Wandlungsphase Erde zugeordnet, weil die Erde für Balance und Zentrierung steht. In der Grafik sind die Dojozeiten übersichtlich dargestellt.

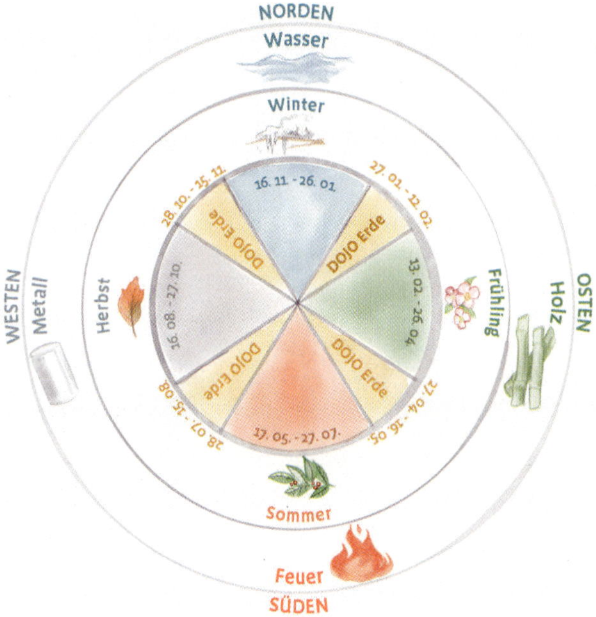

Dojokalender

Im abgebildeten Dojokalender findest du die Daten, denen die wiederkehrenden Dojozeiten zugeordnet werden. Wenn du in anderen Quellen abweichende Daten findest, kann es sein, dass diese sich an den detaillierteren Daten des Mondes im jeweiligen Kalenderjahr orientieren. Die Daten hier haben dauerhafte Gültigkeit und überschneiden sich partiell mit denen des aktuellen Mondkalenders. Außerdem kann es sein, dass du unterschiedliche Daten liest, weil sich der kalendarische Beginn der Jahreszeiten vom meteorologischen unterscheidet. Die dauerhaft gültigen Dojozeiten berechnen sich ganz einfach, indem du von den Höhepunkten der Jahreszeiten ausgehst. Das sind die Daten 21. März (Tagundnachtgleiche), 21. Juni (Sommersonnenwende), 21. September (Tagundnachtgleiche) und 21. Dezember (Wintersonnenwende). Von da an rechnest du jeweils sechsunddreißig Tage vor beziehungsweise zurück. So erhältst du dreiundsiebzig Tage für jede Jahreszeit. Dazwischen bleiben dann durchschnittlich achtzehn Tage übrig.

Die Dojozeiten sind die Übergänge zwischen den Jahreszeiten und damit ideal, um deine Mitte zu stärken.

• **Winter**	**(Wasser)**	**16.11.-26.01.**
• **Dojozeit**	**(Erde)**	**27.01.-12.02.**
• **Frühling**	**(Holz)**	**13.02.-26.04.**
• **Dojozeit**	**(Erde)**	**27.04.-16.05.**
• **Sommer**	**(Feuer)**	**17.05.-27.07.**
• **Dojozeit**	**(Erde)**	**28.07.-15.08.**
• **Herbst**	**(Metall)**	**16.08.-27.10.**
• **Dojozeit**	**(Erde)**	**28.10.-15.11.**

Wie du die Dojozeiten für dich nutzen kannst

In den Dojozeiten kannst du mehrmals im Jahresverlauf mithilfe der hier beschriebenen Infos und Tipps üben, dich selbst wie eine liebevolle Mutter zu versorgen. Das gilt selbstverständlich auch für Männer. Sogar dann, wenn du dieses Verhalten als Kind nicht gelernt hast. Du kannst es dir jetzt angewöhnen, auf dich zu achten und dadurch immer leichter und häufiger in deine Mitte und Balance zu kommen. Dies umfasst idealerweise alle Formen der Nahrung, die du brauchst, um dich rundherum wohlzufühlen – gutes Essen, aber auch Futter oder Entlastung für Geist und Seele.

Bist du in deiner Mitte, wirft dich nichts so leicht aus der Bahn. Denn dann gleichen sich deine nach oben und nach unten fließenden Energien aus. Der Magen transportiert den Nahrungsbrei (Yin) nach unten, und die Milz bewegt die Verdauungsenergie (Yang) nach oben. So wirst du in alle Richtungen gut versorgt.

Außerdem kannst du in den Dojozeiten dein Yin-und-Yang-Niveau gezielt stabilisieren. So schafft es dein Körper, sich vor

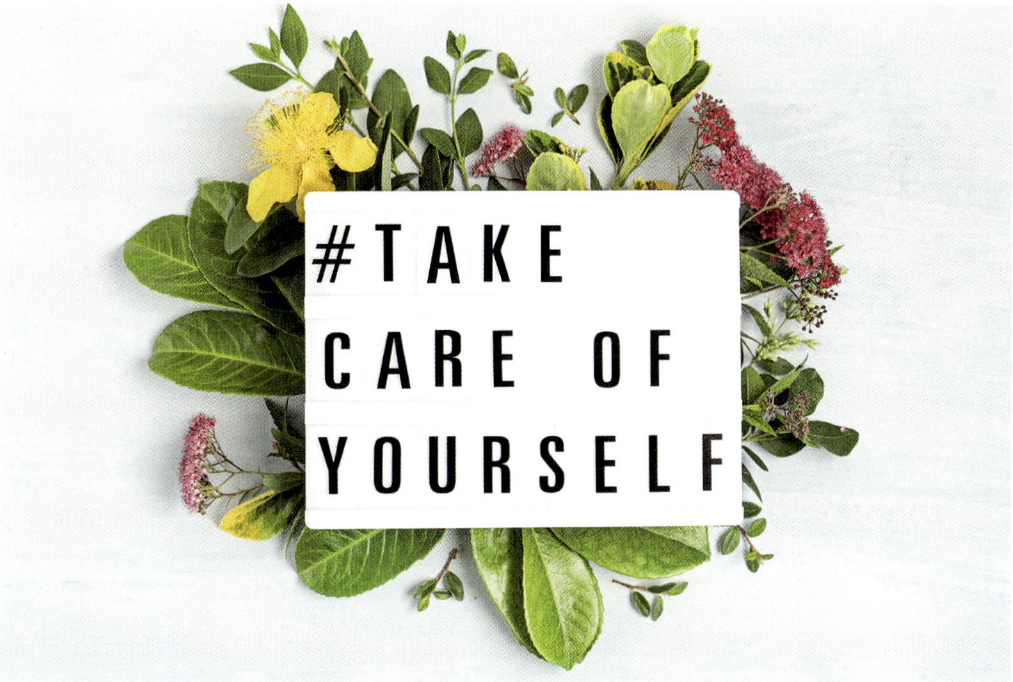

den klimatischen Faktoren besser zu schützen. Dazu gehören Wind, Hitze, Feuchtigkeit, Trockenheit und Kälte. Weiterhin ist es natürlich möglich, eine kleine Auffrischungskur für Geist und Seele einzulegen. Dadurch wirst du emotional stabiler und verhinderst die Erkrankung durch gestaute, nicht gelebte Emotionen.

Ideen für deine möglichen Ziele in der Dojozeit

Aus globaler Sicht ist eine regelmäßig sättigende Ernährung für einen Großteil der Menschen leider nichts Selbstverständliches. Doch selbst die, die wie du und ich in einer Region leben dürfen, in der Hunger nicht zum Alltag gehören muss, leiden häufig auf andere Weise daran: seelisch, geistig, emotional und in der Konsequenz zumindest teilweise körperlich. Das zeigt sich unter anderem in den Dysbalancen auf körperlicher Ebene: Wohlstandskrankheiten wie Übergewicht, Bluthochdruck, Gicht, Zuckerkrankheit, erhöhte Fettwerte, Essstörungen u.v.a.m. Aber auch die wachsende Zahl seelischer Erkrankungen wie Depressionen und Burnout, selbst einfachere Dinge wie die Suche nach dem Lebenssinn und emotionale Hilflosigkeit und Opfertum sind wichtige Hinweise für eine Art der Unterernährung, wie ich sie täglich beobachte.

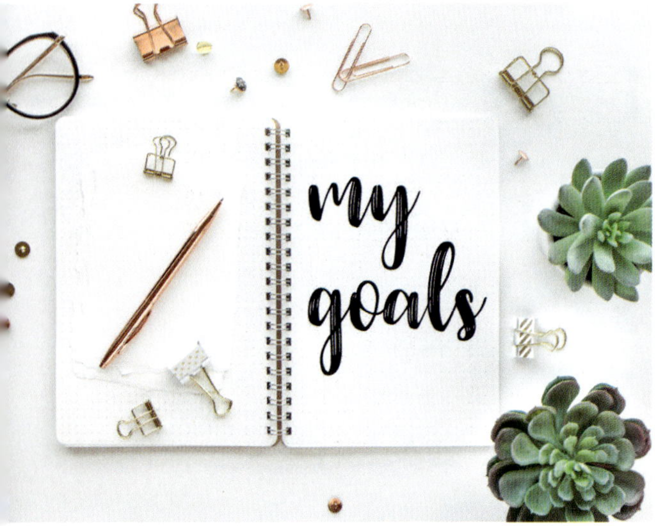

Es gibt jedoch viele Menschen, die Verantwortung für sich und ihre Gesundheit übernehmen. Um dies effektiv zu tun, empfehle ich dir, mit einem regelmäßigen Update deiner Energiebalance zu starten. Um leichter zu einer inneren Ordnung zu finden, kannst du folgende Aspekte berücksichtigen und deine Antworten dazu aufschreiben.

Momentaufnahmen von Yin, Yang, Körper, Geist und Seele

- Wie willst du leben?
- Bist du gerade mehr im Yin oder im Yang?
- Was entspricht überhaupt deinem Naturell?
- Bist du mehr im Dauer-Yang?
- Rasend und schnell und produktiv und leistend?
- Oder entspricht dir eher das Yin?
- Langsam und abwartend und bewahrendes Sein?
- Oder gehören einfach alle Anteile zu dir, aber du lebst sie noch nicht so richtig?
- Und willst du alle möglichen Zwischentöne des Lebens vor allem *bewusst* erleben?

Dann arbeite an dir, körperlich und mental, emotional und sensitiv. Erkenne dich immer wieder neu.

Wie stärkst du dein körperliches, geistiges und seelisches Wohlgefühl?

Körperliches Wohlgefühl

Um dich körperlich gut zu fühlen, darfst du akzeptieren, welche Stärken und Schwächen dir geschenkt wurden. Jedes Unwohlsein gibt dir Hinweise, jedes Wohlgefühl ebenfalls. Wenn du mit ganzheitlichem Bewusstsein deine Zustände betrachtest, lernst du dich immer besser kennen. Nutze die Fragen der Tests, um herauszufinden, welche Wandlungsphase du gerade besonders lebst und welche nicht. Und welche du gerade besonders brauchst, aber vielleicht vernachlässigst.

Ernährungstipps – nicht nur für die Dojozeit

Bevor ich dir konkrete Hinweise zur Ernährung bei Dysbalancen gebe, möchte ich die grundlegenden Ernährungstipps aus Sicht der TCM zusammenfassen.

Was du isst und trinkst, soll deinem Körper Energie geben. Somit bildet deine Nahrung einen Teil deines Qi. Und damit du die bestmögliche Version für dein Qi bereithältst, darfst du auf Folgendes achten:

- Iss und trink in angenehmer Atmosphäre.
- Konzentriere dich aufs Essen und lenke dich nicht ab mit Lesestoff, Handy, Tablet und Co.
- Iss regelmäßig, alles andere schadet deiner Mitte. Du kannst jedoch ab und zu weniger essen, wenn du das Gefühl hast, du müsstest deine Verdauung entlasten. Einer meiner Professoren in Shanghai sagte immer zu mir: »Iss dich nur zu 80 Prozent satt, dann bleibst du gesund.«
- Iss frische, gekochte, leicht bekömmliche Nahrung.
- Iss regional und saisonal.
- Vermeide Fertiggerichte und Junkfood.

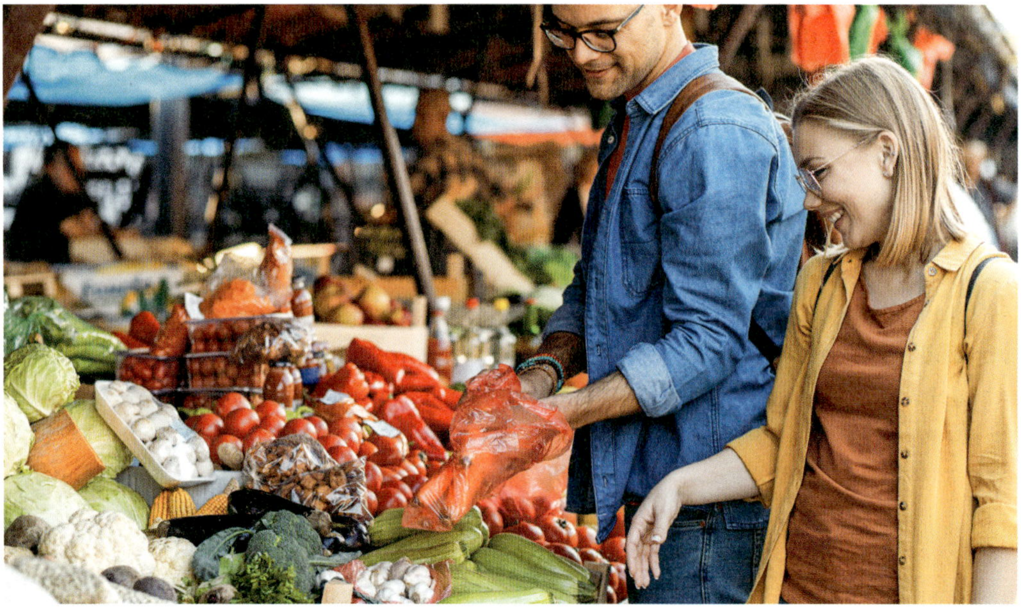

Körperliche Nahrung in der Dojozeit

In der Dojozeit kommen zu den allgemeinen Tipps noch konkretere Ernährungshinweise. Du solltest in dieser Zeit keine tierischen Nahrungsmittel (Fleisch, Wurst, Käse, Milchprodukte, Honig ...), keinen Kaffee, Alkohol, Nikotin oder Zucker zu konsumieren. Warum? Weil es in dieser Zeit darum geht, alles zu vermeiden, was dein System belastet. Nur so kannst du dich entlasten, und danach fällt es dir wahrscheinlich leichter, dich Schritt für Schritt von der einen oder anderen schlechten Angewohnheit zu befreien.

In den Dojozeiten kannst du korrigieren, was in den letzten zwei bis drei Monaten suboptimal gelaufen ist. Wann immer du den Entschluss fasst, dich zu entlasten, tu es ehrlich, konsequent und mit Hingabe. Der Glaubenssatz, dass du damit langsam und nur Schritt für Schritt anfangen solltest, ist eben nur ein Glaubenssatz, ein Denkmuster. Entweder du tust es, oder du redest dich raus und tust es eben nicht. Wenn du eine Reinigungs- oder Entschlackungskur machen möchtest, rate ich dir zu einer Dojozeit mit viel Reiscongee.

Reisconge

Reiscongee ist *das* Entschlackungselixier der chinesischen Medizin. Es gilt als wahres Wundermittel mit sehr vielen positiven Eigenschaften.

- Es macht satt, ohne zu belasten.
- Es ist leicht bekömmlich.
- Es stärkt das Qi deiner Mitte.
- Es leitet Feuchtigkeit aus, wenn du davon zu viel im Körper gestaut hast.
- Es befeuchtet an den Stellen, wo Feuchtigkeit und Körpersäfte fehlen.
- Es ist neutral im Geschmack (leicht süß) und kann mit allen Geschmacksrichtungen - süß, sauer, salzig, scharf, bitter - kombiniert werden.

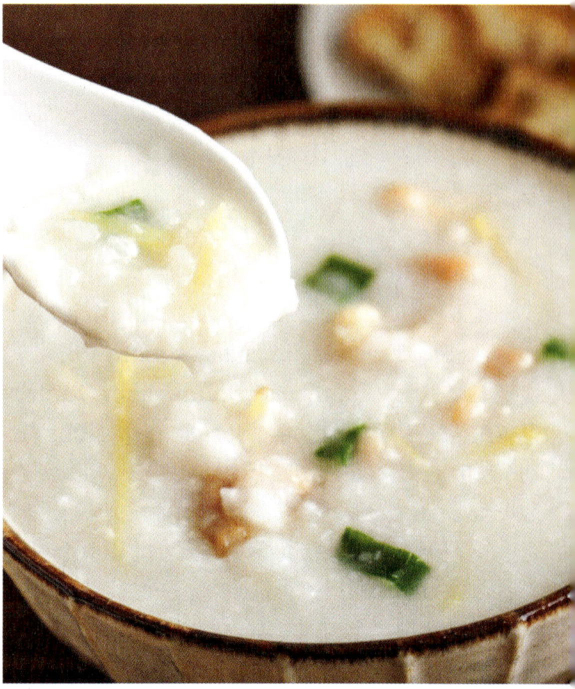

Zubereitung

Die Zubereitung eines Reiscongees ist sehr einfach. Du nimmst Jasmin- oder Basmatireis und kochst ihn im Verhältnis 1:10 mit Wasser auf. Dann lässt du ihn unter gelegentlichem Rühren ungefähr 2 bis 4 Stunden köcheln.

Du kannst das Congee für zwei bis drei Tage vorkochen und im Kühlschrank aufbewahren. Mit Gemüse, Obst, Kompott, Kräutern und Gewürzen kannst du das Congee verfeinern. Dadurch bekommt es verschiedene Geschmacksnoten und wird nicht langweilig.

Um eine echte Entlastung deines Verdauungssystems und eine Stärkung deines Körpers zu erreichen, empfehle ich dir, mindestens zwei Mal täglich Congee zu essen, zum Beispiel morgens und abends. Congee wird in der TCM sehr oft zur Entlastung empfohlen. Es ist allerdings auch ausdrücklich stärkend bei schwacher Konstitution, da es leicht zu verdauen ist. So kommt dein Körper zu Energie, ohne dass du dich beschwert fühlst. Außerdem solltest du unbedingt die oben genannten Regeln befolgen, die für die Dojozeit gelten. Das Ganze kannst du innerhalb der Dojozeit drei bis fünf aufeinander folgende Tage lang machen. Und du darfst vom Congee so viel essen, wie du magst.

Rohkost und Säfte

Solltest du zu denen gehören, die abnehmen wollen und eine echte Hitzeproblematik nach TCM-Diagnose (!) haben, kannst du für drei bis maximal fünf Tage in der Dojozeit mit einem kleinen (30 ml) und frisch gepressten (nicht fertig gekauften) Selleriesaft nach dem Frühstückscongee arbeiten. Grundsätzlich sind Rohkost und Säfte nicht verboten, aber für die meisten Menschen auf Dauer nicht gesund. In unseren Breitengraden und bei dem überwiegend bewegungsarmen Lebensstil ist zunehmende Kälte im Körper im Laufe des Lebens ein echtes Problem, das viel zu selten erkannt wird. Darum ist es für die meisten Menschen förderlicher, warm und nicht kühlend zu essen und zu trinken. Kaltes Wasser, Rohkost in Form von großen Salaten als Hauptspeise, Smoothies und Säfte, Brote mit Käse sind nur einige Beispiele für eine kalte Ernährung.

Die meisten Menschen essen in der Summe zu kalt und leiden dann zunehmend an Schwäche, Blähungen, Verdauungsproblemen mit der Neigung zu einem dickeren Bauch, Feuchtigkeitsansammlungen (Ödeme, Schwellungen) und Bindegewebsschwäche (Krampfadern, Besenreißer, Organprolaps). Darum solltest du den Verzehr dieser Lebensmittel wie Selleriesaft oder Smoothies unbedingt mit Reiscongee, vielen Kräutern und einer in diesen Tagen ausnahmslos warmen und gekochten Ernährung begleiten. So kannst du vermeiden, dir mit dem »gut Gemeinten« in Wahrheit zu schaden.

Damit du die Inhalte deines Speiseplans für dich passend aussuchen kannst, empfehle ich dir, den Yin-Yang-Test zu machen und dann die für dich passenden Lebensmittel auszusuchen. Selbst wenn es die eine oder andere Unklarheit geben wird, weil du eine Selbstdiagnose dieser Art natürlich nicht mit einer vollständigen und sehr vielschichtigen Anamnese gleichsetzen kannst, kannst du dich in der Dojozeit für bis zu fünf Tage an diesen Vorschlägen orientieren. Und wenn du spürst, dass dir irgendetwas absolut nicht guttut, dann lässt du es sein.

Verwechsle bitte nur nicht den inneren Schweinehund mit deinem echten Wohlgefühl. Wie das geht? Ganz leicht! Wenn dir etwas wirklich schadet, weißt du es. Dann zweifelst du nicht. Alles andere sind unklare Gedanken, die sich manchmal besonders dann zeigen, wenn du dich auf einen ungewohnten Weg machst. Und wenn du merkst, dass dir irgendetwas ganz besonders guttut, dann behalte es bei.

Hier bekommst du nun ein paar konkrete Tipps fürs Yin und Yang.

Ernährung zur Stärkung deines Yin und Blutes

Wann ist eine Stärkung deines Yin sinnvoll? Folgende Symptome deuten insbesondere auf eine Schwäche deines Yin hin: ein allgemeines Schwächegefühl, andauernde Müdigkeit, Schlafstörungen, Nachtschweiß, Gewichtsabnahme oder totale Erschöpfung bzw. Auszehrung.

Wenn du seit mindestens sechs Wochen unter einer Erkrankung oder einem der oben genannten Symptome leidest, ist es sehr wahrscheinlich, dass dein Yin angegriffen wurde. Zur Stärkung deines Yin empfehle ich dir in diesem Fall eine getreidebasierte Kost. Aber ich empfehle dir vor allem, dich abwechslungsreich, vollwertig, nahrhaft, überwiegend regional und saisonal sowie mit leicht verdaulichen Nahrungsmitteln, sprich frisch gekocht zu ernähren.

Insbesondere **Yin-stärkend** wirken:

Äpfel, Birnen, Erbsen, Granatäpfel, grüne Bohnen, Kidneybohnen, Zitronen, Spargel, Tomaten, Honig, Hühnereier, Käse

Blut nährend wirken:

Adzukibohnen, Aprikosen, Brennnesseln, Brunnenkresse, Datteln, Feigen, grünes Blattgemüse, Hühnerei, Innereien, Kidneybohnen, Löwenzahn, Maulbeeren, Milchreis, Petersilie, Rote Bete, Spinat, Trauben

Hitze (Yang) vertreibend und damit Yin bewahrend wirken:

Auberginen, Hirse, Holunderblüten, Kartoffeln, Kopfsalat, Mungbohnen, Pfefferminze, Salz, Spargel, Weizen, Zitrone

Ernährung zur Stärkung deines Yang und Qi

Wann ist eine Stärkung deines Yang sinnvoll? Folgende Symptome deuten insbesondere auf eine Schwäche deines Yang hin:

Frieren und Kältegefühle, Antriebslosigkeit, Lustlosigkeit.

Auch diese Symptome sind in der Regel das Resultat vieler Monate der Dysbalance. Nach einem Infekt oder einer fiebrigen Erkrankung kann es auch vorübergehend zu einer Schwächung des Yang kommen. Zur Stärkung deines Yang empfehle ich dir eine leicht verdauliche und abwechslungsreiche Ernährung mit viel Gemüse und Proteinen. Du darfst Getreide essen, aber es ist nicht so essenziell. Meistens fehlen eher energiespendende Hülsenfrüchte, ab und zu ein Ei und wenige kleine Fleischbeigaben zum Essen.

Aus Sicht der TCM reicht es übrigens völlig, wenn du ein bis zwei Mal wöchentlich 50 Gramm Fleisch oder Fisch zu dir nimmst.

Insbesondere **Yang-stärkend** wirken:

Himbeeren, Basilikum, Bockshornkleesamen, Bohnenkraut, Dill, Fenchelsamen, Gewürznelken, Ingwer, Knoblauch, Lamm, Muskatnuss, Pistazien, Rosmarin, Salbei, Schnittlauch, Sternanis, Thymian, Walnüsse, Zimtrinde

Qi-stärkend wirken:

Datteln, Feigen, Gelee Royale, Ginseng, Hafer, Huhn, Kartoffeln, Kirschen, Linsen, Melasse, Mikroalgen, Reis, Rindfleisch, Salbei, Shiitake, Süßholz, Süßkartoffeln, Thymian, Weintrauben

Kälte vertreibend durch Yang-Charakter wirken besonders:

Basilikum, Cayennepfeffer, Dill, Essig, Esskastanien, Fenchelsamen, Forelle, Garnelen, Grüne Minze, Huhn, Ingwer, Kapern, Kirschen, Knoblauch, Kohlrabi, Korianderkörner, Lauch, Lorbeerblätter, Milchreis, Muskatnuss, Pak Choi, Pfeffer, Pfirsiche, Pinienkerne, Rosmarin, Rüben, Schalotten, Schnittlauch, Sommerkürbis, Süßkartoffeln, Walnüsse, Zwiebeln

Bewegung und Entspannung in der Dojozeit

Was dir zur Balancierung deiner Energie hilft, hängt von deiner Konstitution und Gesundheit, der Jahreszeit und deiner Lebenssituation ab.

Was ich dir allgemein mitgeben möchte, ist Folgendes:

Bewegung ist ein essenzieller Bestandteil deines Lebens. Das Qi fließt. Nichts bleibt dauerhaft gleich. Deshalb geht es hier nicht darum, ein für alle Mal die ideale Bewegungsart zu finden. Sondern es geht auch darum, dass du das für dich passende Maß findest. Bewegst du dich häufig oder eher nicht?

Bist du eher träge, also im Yin unterwegs, dann solltest du dich mehr bewegen und dir zum Ziel setzen, mindestens drei Mal in der Woche wirklich sportlich aktiv zu sein. Bist du aber den ganzen Tag auf den Beinen und machst auch noch Yang-lastigen Ausdauersport, dann solltest du eventuell eher einen Gang runterschalten und eine Sporteinheit mit Qigong oder regenerierendem Dehnen wie im Yin-Yoga ersetzen.

Ich bin davon überzeugt, dass du eigentlich sehr genau weißt, ob du dich zu viel oder zu wenig bewegst. Und wenn du etwas ändern möchtest, dann mach dir einen Plan und setze ihn um.

Zur Entspannung darfst du dich regelmäßig ausruhen. Schreib dir für die Dojozeit doch einfach mal Entspannungstermine in deinen Kalender. Zu diesen Zeiten solltest du dann gezielt etwas für deine Erholung tun, ganz ohne PC, Handy oder Telefonate. Beispielsweise könnten das zehn- bis dreißigminütige Meditationen am

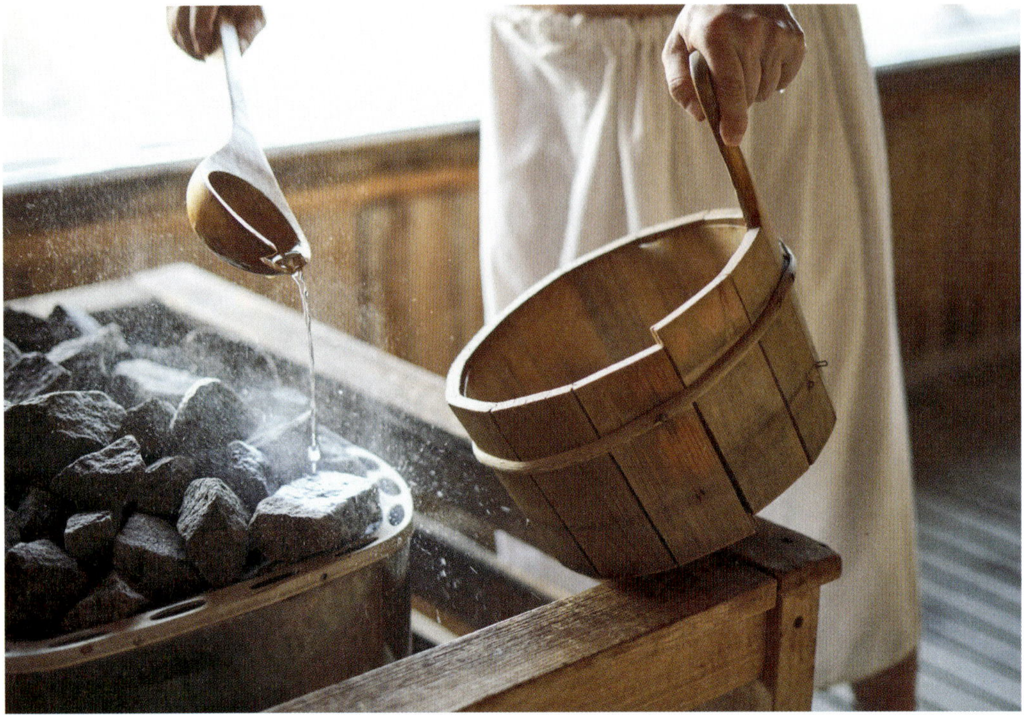

Morgen oder ein Saunaabend sein. Oder du gehst nach dem Mittagessen für mindestens fünfzehn Minuten spazieren. Wenn du kleine Kinder hast, dann binde sie in diese Zeiten so ein, dass du entspannen kannst.

Die Bedürfnisse deines Körpers wahrnehmen

Manche kleinen Veränderungen im Arbeitsalltag sind wert- und sinnvoll, wie zum Beispiel die Einrichtung eines Arbeitsplatzes, an dem du nicht nur sitzen, sondern auch stehen kannst. Dehnübungen im Allgemeinen und Yoga oder Qigong im Besonderen sind platzmäßig in fast jeder Situation umsetzbar, und sei es auf dem Stuhl oder mit einem Yogatuch im Hotelzimmer.

Erdung stärkt dein Yin

Wenn es dir möglich ist, finde einen Platz im Grünen, und sei es auch nur die kleine Wiese hinterm Haus oder ein einzelner Baum. Geh barfuß oder lehne dich für zehn bis fünfzehn Minuten an den Baum. All das hilft dir im stressigen Alltag, dich zu erden und durchzuatmen. Die Erdung sorgt konkret dafür, aufgebaute Spannungen abzubauen und dich vom Elektrosmog zu reinigen.

In China haben wir in den oftmals hohen Gebäuden der Großstadt Shanghai folgende Erdungsmethode angewendet: Wir haben an den Heizungsrohren einen Kupferdraht befestigt und diesen den Patienten während ihrer Behandlung in die Hand gegeben. So wurden sie geerdet, obwohl sie sich nicht im Parterre oder im Grünen befanden. Denn durch die Drahtverbindung zu den Rohren, die bis in die Erde verlaufen, wurde wiederum eine Verbindung zur Erde hergestellt. Das ist vielleicht nicht die schönste, sehr wohl aber eine effektive Lösung.

Außerdem ist es wichtig, dass du dich regelmäßig einfach nur spürst, dich wahrnimmst. Ablenkung durch Medien oder Daueraktionismus lassen dich nicht zu dir kommen. Aber das ist es, was du zur Stärkung deines Yins brauchst.

Aktion stärkt dein Yang

Wenn möglich, dann lege alle Wege zu Fuß oder mit dem Rad zurück. Nimm Treppen statt Aufzüge. Fahre Rad anstatt Bus, Auto oder Roller. Und nimm dir drei Mal wöchentlich Zeit, aktiv Sport zu betreiben. Das entlastet deinen Mentalkörper und Verstand und bringt dein Qi wieder zum Fließen, wo es gestaut ist oder verlangsamt fließt.

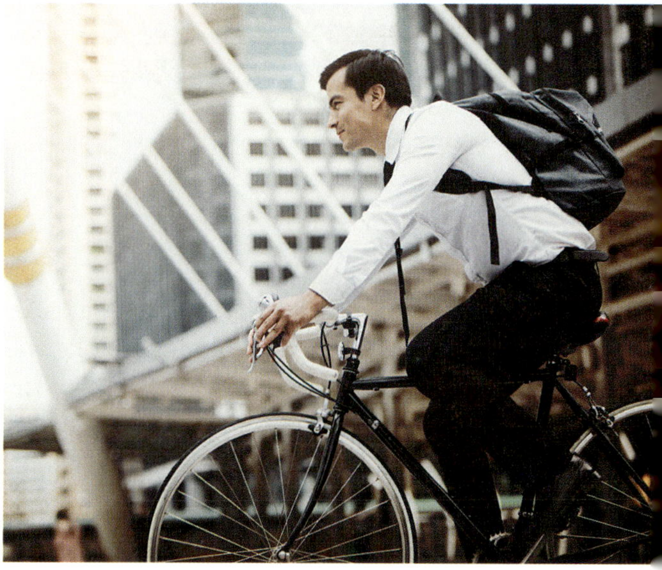

Geistiges und seelisches Wohlgefühl

Was macht dich glücklich? Folgst du der Freude? So viele Menschen leben unglücklich und unzufrieden! Genau deshalb werden die negativen und stagnierten Emotionen aus Sicht der TCM als körperliche Hauptverursacher von Krankheiten betrachtet. Jeder Mensch, auch du, kennt dieses Gefühl, mehr erreichen zu wollen, sich weiter auszudehnen, mehr erleben zu wollen und zu expandieren. Wie du nun weißt, gehört dieser Aspekt insbesondere zum Yang. Und gehört zur Natur deiner Seele. Doch im körperlichen Sein gibt es eben Grenzen. Dieser Widerspruch ist den wenigsten Menschen bewusst, und dadurch entsteht jede Menge Leid. Es ist unsinnig, sich selbst zu sagen: »Sei halt mit wenig zufrieden«, denn da ist etwas in dir, dessen Natur es ist, sich auszudehnen. Um damit umgehen zu können, bedarf es eines wachsenden Bewusstseins. Auch das ist dir von Natur aus gegeben.

Nutze es!

Was möchtest du wirklich in deinem Leben?
Was sind deine Ziele und was tust du dafür?

Wenn du nun einmal annimmst, dass da dieser Drang in dir ist, der mehr will: Wie könntest du ihn befriedigen? Sei ehrlich mit dir und betrachte, was du aktuell dafür tust. Vielleicht hast du Teures angesammelt oder zahlst sogar einen Kredit für das eine oder andere Objekt deiner Begierde ab. Aber irgendwie scheint dich das nicht wirklich zu befriedigen. Oder nur kurzfristig. Hast du Haus, Auto und Sozialstatus erreicht, willst du schon das nächste.

Ich verrate dir etwas: Dein Gefühl ist nicht falsch. Geh ihm nach. Das, was du ändern solltest, ist allerdings deine Herangehensweise. Das dich effektiv glücklich machende Gefühl, der dich glücklich machende Zustand ist nicht abhängig vom materiellen Konsum. Allerdings ist er schon ein materiell, weil körperlich erlebter Zustand deines Seins. Denn nur in deinem Körper kannst du er-leben, wie es sich anfühlt, Mensch zu sein. Was dir helfen kann, dies zu erreichen, ist mentales Training. Und damit meine ich nicht, deine Gedankenwelten zu kontrollieren. Ganz im Gegenteil: Befreie sie! Befreie dich von allen Mustern, Glaubenssätzen sowie künstlichen Autoritäten und Strukturen.

Ja, das erfordert Training, Disziplin und Geduld. Und irgendwann wirst du es immer besser schaffen, dich zu beobachten, dich in deinem Leben und in sämtlichen Situationen von dem, was dir passiert, zu trennen, und dennoch voll da und zufrieden zu sein.

Wenn du das schaffst, wirst du aufhören, dich als Opfer deines Lebens zu sehen, und wirst zum echten Schöpfer deines Glücks. Im folgenden Abschnitt gebe ich dir einige Tipps fürs Yin und Blut sowie Yang und Qi und wie du deine Gefühle und Emotionen mit deinem Geist in Einklang bringen kannst.

Dein Yin und Blut stärken

Um dein Yin zu unterstützen, ist es sinnvoll, wenn du dir regelmäßige Ruhepausen gönnst. Mehrmals am Tag gilt es dann zum Beispiel innezuhalten, tief durchzuatmen und dich bewusst zu entspannen. Gleiches gilt für deinen Wochenplan und deine Jahresplanung. Yin braucht Zeit, Ruhe, Entspannung. Nur dann kann das Yin dem Yang die Substanz sein, die sich im irdischen Leben gesund zeigt.

Wie im Kleinen, so im Großen!

Plane regelmäßig Ruhepausen ein. Übrigens bedeutet das nicht, dass du nach einem langen Arbeitstag mit wenig Bewegung direkt aufs Sofa hinüberwechseln solltest. In diesem Fall gilt es, dir geistig Entspannung zu verschaffen und dich zum Beispiel körperlich richtig anzustrengen. Wenn du erst gestern eine fordernde Radtour gemacht hast, ist es die Mischung aus beidem. Dann könnte zum Beispiel ein leichtes Stretching, Qigong oder Yoga angesagt sein. Die Intensität kannst du jeweils anpassen, so wie du es brauchst. Wenn ich beispielsweise lange Arbeitstage und viele intensive Patientenkontakte habe, plane ich kurze Einheiten für eine Meditation von vornherein ein. Das müssen nicht immer genau die gleichen Zeitfenster sein. Die passe ich an. Aber ich weiß, dass ich den Menschen, die nachmittags zu mir kommen, und mir selbst viel besser gerecht werden kann, wenn ich eine richtige Mittagspause hatte und sogar eine kurze Fünf-Minuten-Meditation nach dem einen oder anderen Gespräch einlege.

Außerdem solltest du auf Auszeiten in deiner Arbeitswoche achten. Dafür reichen schon zwei bis drei Stunden aus, die du nicht verplanst. In den seltensten Fällen wird es so sein, dass du diese Zeit im Hinblick auf eine produktive Leistung wirklich bemerkst. Denn durch diese Pausen nutzt du die anderen Zeiten meistens effektiver.

Und wenn du deine nächsten Wochen planst, dann verrate ich dir meinen persönlichen Rhythmus: Ich plane alle sechs bis acht Wochen einen Tag ein, an dem ich NICHTS machen muss. Manchmal wird daraus ein langer Waldtag, ein Wellnesstag mit Sauna und Massagen, oder ich gehe in den Garten und lasse die Seele baumeln. Solche Zeiten sind meine Tankstellen, und sie stärken mich sehr. Vielleicht wäre das auch etwas für dich? Finde heraus, in welchem Rhythmus du solche Auftank-Zeiten brauchst.

Was dir helfen kann, dein Yin zu stärken:

- Regelmäßige Pausen
- Meditation
- Massagen
- Yin-Yoga, Qigong, Tai-Chi
- Draußen in der Natur sein

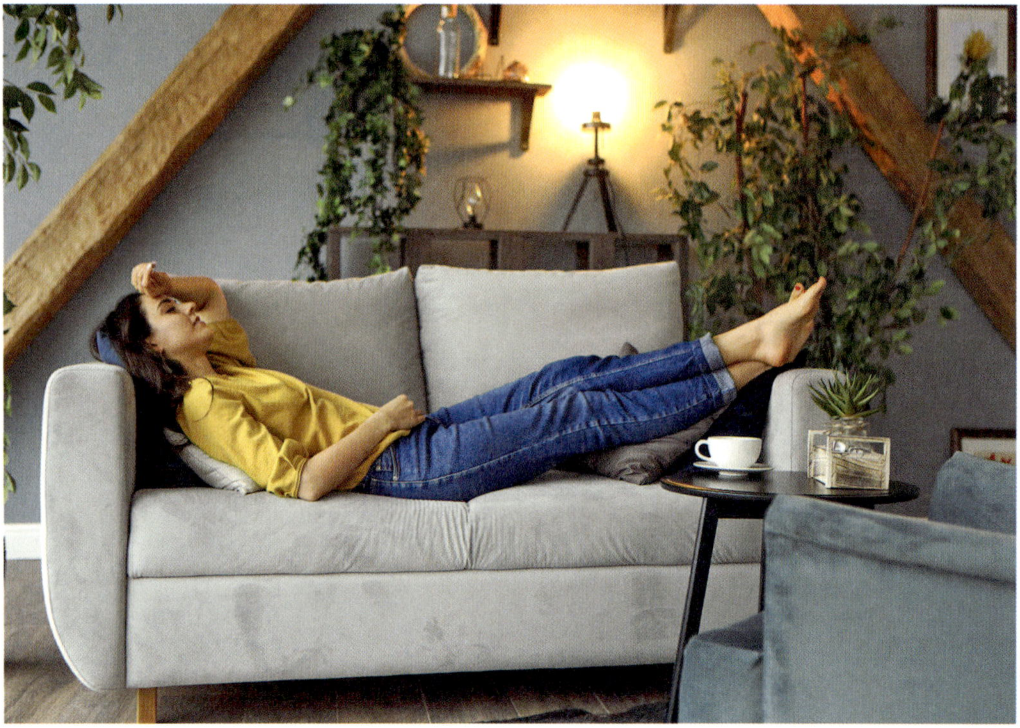

Fragen, die dir in Yin-Phasen weiterhelfen können

- Wovon muss oder möchte ich mich gerade verabschieden?
- Wozu möchte ich Abstand gewinnen?

Nimm die Vogelperspektive ein, um Abstand zu entwickeln. Und lass deine Gefühle zu.

- Was habe ich gelernt und ist eine tiefe Einsicht geworden?
- Was hat mich nachhaltig geprägt?
- Wem oder auf was vertraue ich?
- Und was genau will ich vom Leben?

Nimm dir immer wieder Zeit zum Beantworten dieser Fragen und schreibe deine Gedanken und Entscheidungen auf.

Dein Yang und Qi stärken

Wenn du dein Yang stärken möchtest, solltest du dir mit Energie einheizen. Neben wärmender Nahrung und warmer Kleidung helfen ein warmes Klima und das Ankurbeln deiner Wärmeproduktion durch Bewegung. Sport! Wenn es nicht deins ist, allein Sport zu treiben, dann suche dir einen Mannschaftssport oder besuche Sportkurse. Yang-Stärkung erfordert generell Aktivität. Und dazu darfst du kreativ werden. Geh zum Malkurs, mach Stimmtraining, buche einen Töpferkurs oder schreibe Kurzgeschichten.

Das Yang lebt unter anderem von Kontakten mit anderen Menschen. So wird dein Geist angeregt. Um etwas zu verändern, was du verändern willst, kann es hilfreich sein, dir viel Inspiration zu holen. Und zwar live, nicht nur online und passiv! Geh es aktiv an. Ich lerne zum Beispiel Italienisch. Das kann ich mit Podcasts, Online-Kursen und Co. oder aber in einer Italienischschule mit anderen Menschen zusammen. Letzteres ist für mich viel effektiver, fröhlicher und kurzweiliger.

Pflege außerdem Kontakte zu Menschen, die dich inspirieren. Kontaktiere Personen, die sich mit Themen und Dingen beschäftigen, die du spannend findest.

Lerne und begeistere dich für Neues, das gibt deinem Leben Pep. Und lass zwischenmenschliche Wärme zu! Das ist ein oft unterschätzter Faktor für ein gesundes Yang und gesundes Qi.

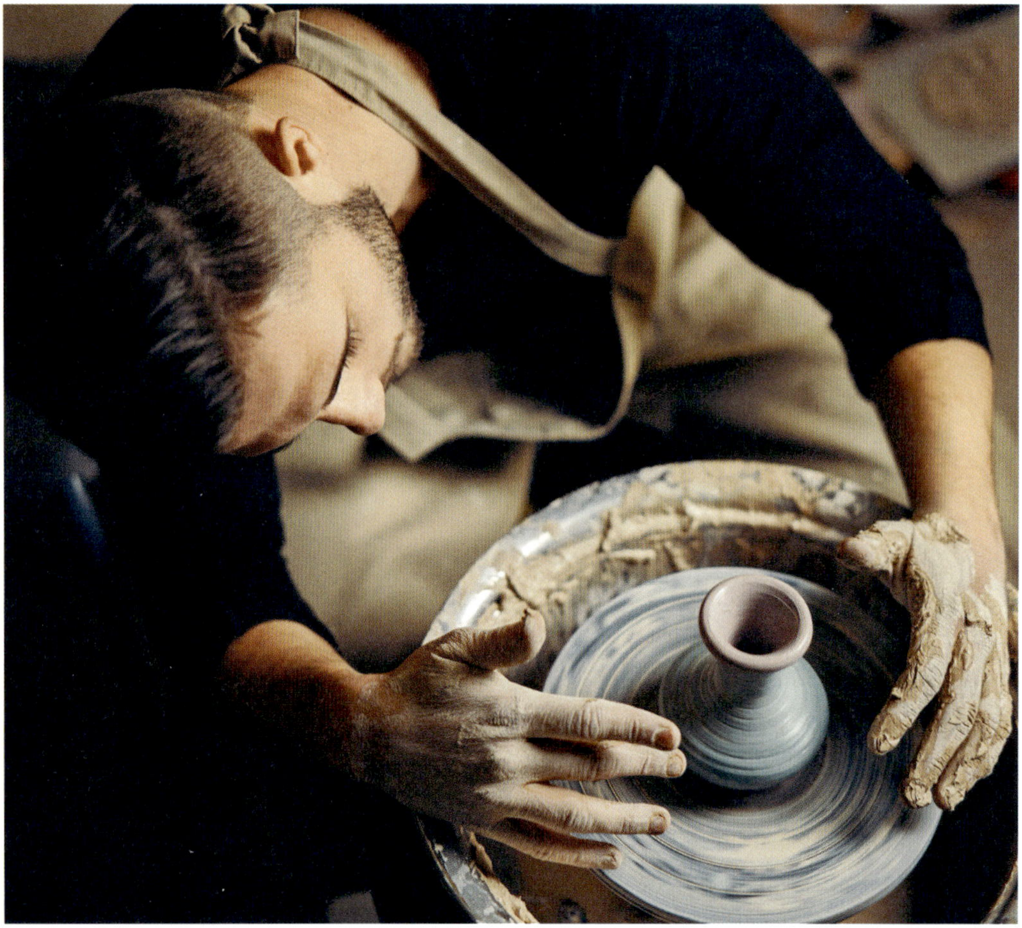

Fragen, die dir in Yang-Phasen helfen können

- Was will gerade neu in meinem Leben Platz bekommen?
- Was darf sich entwickeln?
- Was möchte ich gerade feiern?

Nimm dir zur Beantwortung der Fragen Zeit und schreibe deine Ideen dazu auf.

Klimatische Faktoren beseitigen

Das gezielte Vertreiben in den Körper eingedrungener Klimafaktoren habe ich dir in den Kapiteln der fünf Wandlungsphasen schon beschrieben und jeweils in der Übersicht am Ende des Kapitels nochmals aufgeführt.

Auch damit kannst du gezielt in den Dojozeiten arbeiten.

Mein Rezept für emotional rundum gelingende Dojozeiten

Pflege deine Substanz als dein Fundament, damit durch eine gute Erdung dein Geist gerne in deinem Körper wohnen mag. Die Verbindung zum Geistig-Spirituellen geschieht von ganz allein, wenn du dich konsequent und diszipliniert gut versorgst.

Eine gute Versorgung stärkt deine Erde. Und das ist einer der wichtigsten Schritte zu deiner Gesundheit. Es ist absurd, zu glauben, dass du das Schwinden deiner Lebensenergie aufhalten kannst. Aber es ist eine Lebenseinstellung, sie nicht vorschnell aufbrauchen zu wollen und die Aspekte deiner Konstitution dankbar zu berücksichtigen.

Die drei Erwärmer gehören zur Wandlungsphase des Feuers und werden dort erklärt. Ich greife sie hier jedoch noch einmal auf, weil sie so ein schönes Bild sind, um zu verstehen, wie du deine Balance stärken kannst (siehe auch im Kapitel: Die Wandlungsphase Feuer › Drei Erwärmer). Was zentral ist, ist der Topf. Der Topf, in dem alles analysiert und verdaut werden kann, was du zu dir nimmst. Das ist zunächst einmal körperlich zu verstehen. Aber es umfasst auch das Verdauen sämtlicher Sinneseindrücke. Visuelle Reize, Schilder, Blinkreklamen, Handyscreen, Tablet, PC und TV, Gerüche, Geräusche, Begegnungen, Gespräche, E-Mails. Einfach alle »Geschmäcker und Eindrücke des Lebens«.

In diesem Topf sammelt sich fast alles, und es ist deine Aufgabe, zu entscheiden, was du gut verdauen kannst und was nicht. Du analysierst hier ganz genau, was zu dir und deinem System passt und was nicht. Und was ganz besonders wichtig ist: Du kannst lernen, wie du diesen Topf in seiner Verdauungsfunktion stärkst oder schwächst. Körperlich, geistig und seelisch.

*Dein Vertrauen und deine Willenskraft (Wasser) sind deine Lebensbasis.
Gesellt sich flexible (Holz) Selbst-Fürsorge (Erde) hinzu,
kannst du mit Klarheit (Metall), Freude (Feuer) und
einer guten Verbindung ins Universum durch dein Leben gehen!*

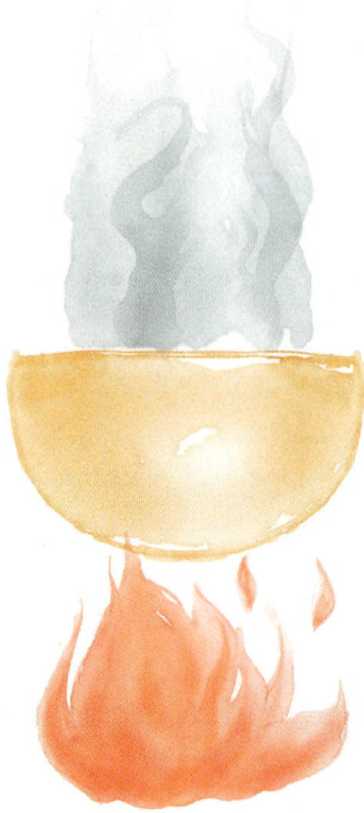

In der Medizin werden heute viele Zusammenhänge und Mechanismen detailliert untersucht und dargestellt. Aber es wird größtenteils »nur« an der *Korrektur dieser Werte* gearbeitet. Die geistige und seelische Komponente findet allenfalls so viel Bedeutung wie »Stress dich nicht« oder »Mach etwas ruhiger« oder »Lerne, zu entspannen«.

Wie stressig es sein kann, dich mal eben auf Knopfdruck zu entspannen, kannst du als westlich sozialisierter Mensch vielleicht sehr gut nachempfinden. Und dennoch ist es wichtig, dich darin zu üben. Es ist so wichtig, zu verstehen, dass es hier nicht darum geht, die Empfehlungen in diesem Buch stupide zu befolgen. Denn ein bloßes Ausführen ist kein Garantieschein für ein langes, gesundes und glückliches Leben. Vielmehr geht es darum, zu erkennen und zu verstehen, dass Leben Lernen bedeutet. Wie viel du lernst, wie oft und intensiv, das bestimmst du allein. Du bist Meister und Schüler zugleich!

Wenn du von etwas überzeugt bist, dann lass zumindest einmal gedanklich das Gegenteil zu. Nicht weil du falschliegst, sondern um deine Perspektive zu erweitern.

Sieh die Sonne und den Schatten! Wenn du im Regen stehst, wünschst du dir die Sonne. Und stehst du unter der Sonne in der Wüste, wünschst du dir den Regen.

Beide Perspektiven sind richtig und okay. Aber dein Bewusstsein verändert sich, wenn du das, was du meidest, zumindest gedanklich einmal zulässt. Natürlich geht es hier nicht um das Gutheißen moralischer Vergehen, aber es geht sehr wohl um eine Arbeit mit der Schattenseite. So kannst du nach und nach freier, weiter und größer werden. Denn du engst dich nicht mehr ein, lässt deine Gefühle und Gedanken expandieren. Das ist Wachstum, eine Bewusstseinserweiterung und eine Expansion, die dir niemand nehmen kann.

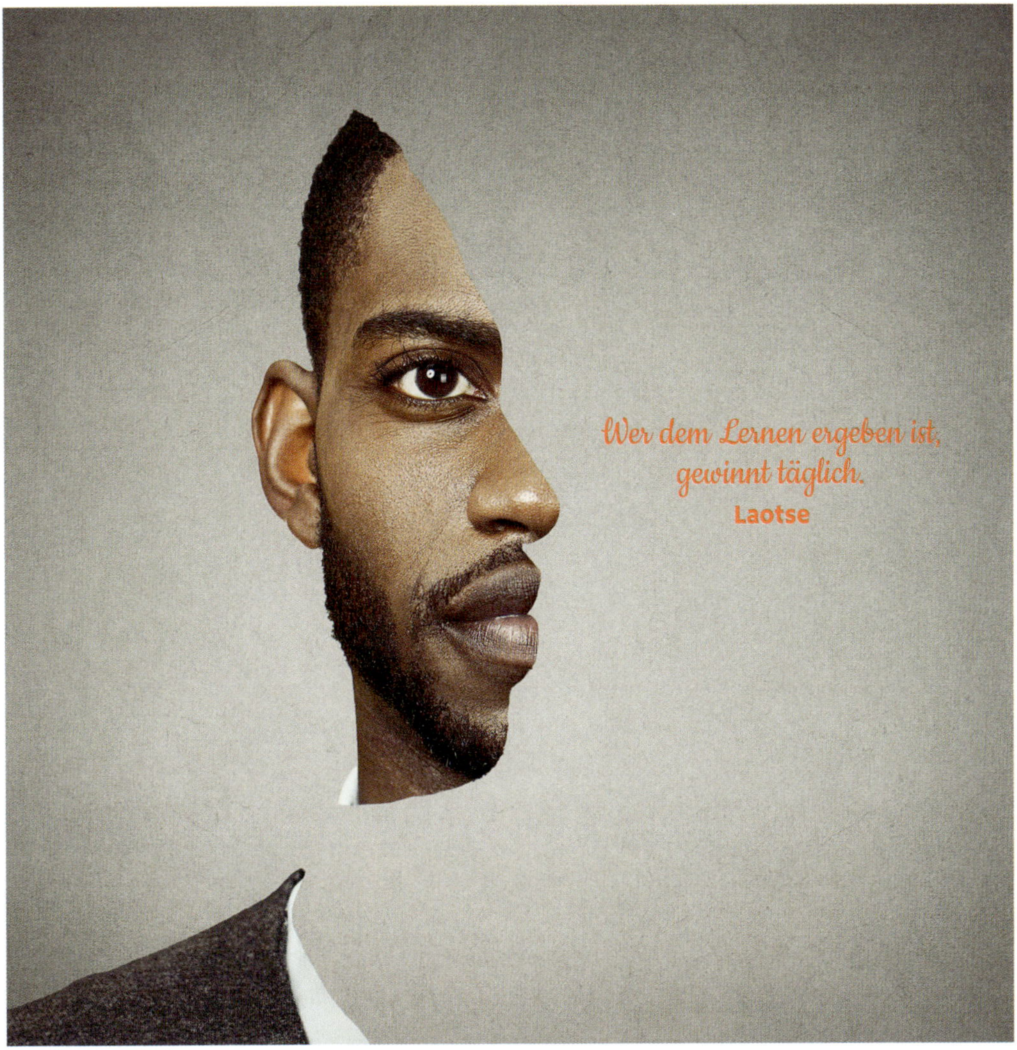

BEHANDLUNGSMETHODEN DER TCM

Auch wenn ich dir bis hierhin schon sehr viele Tipps und Hinweise gegeben habe, die sich auf deine Selbstheilungskräfte beziehen, gibt es natürlich Situationen, in denen du dir unbedingt Unterstützung holen sollst. Insbesondere dann, wenn es sich nicht um harmlose Diagnosen oder kleine Dysbalancen handelt, aber auch wenn du schulmedizinisch unter vielen Ungereimtheiten leidest, hat die TCM erfahrungsgemäß eine Antwort. Denn sie ist eine Medizin oder Naturphilosophie, die präventiv wirkt und arbeitet und eine manifeste Erkrankung verhindern kann. Und wenn du schon erkrankt bist, kann sie dich wunderbar unterstützen, wieder gesünder zu werden. In diesen Fällen ist es sicherlich sinnvoll, dir die Unterstützung eines Profis zu holen. Das beginnt dann mit einer ausführlichen Anamnese und Syndrom-Diagnose und kann mit Behandlungen weitergeführt werden.

Der Besuch bei einem TCM-Arzt beginnt mit einem Aufnahmegespräch, in dem du von deinen Befindlichkeiten berichtest. Du wirst sehr genau befragt zu deinem Appetit, deiner Ernährung, deiner Verdauung, Arbeits- und Lebensrhythmus, Schlafgewohnheiten und Vorlieben sowie Abneigungen. Du berichtest über Schicksalsschläge, Unfälle, OPs und versuchte Therapien. Dabei erfährt ein erfahrener Behandler nur durch das Zuhören und Beobachten fast alles, was er für eine Diagnosestellung benötigt.

Sollte es dir schwerfallen, einen geeigneten TCM-Therapeuten in deiner Umgebung zu finden, kannst du auch ortsunabhängige Online-Angebote zu Hilfe nehmen. Ich biete zum Beispiel ausführliche Beratungen und Begleitungen online an. Und da ich natürlich über eine weite Entfernung nicht körperlich behandeln kann, unterstütze ich diese Menschen dabei, sich vor Ort passende Angebote und Therapeuten zu suchen.

Ob online oder offline – du wirst nach vielen speziellen Symptomen befragt, nach Schmerzen, Temperaturempfinden, und darfst die Zunge rausstrecken. Anhand dieser Angaben können ein oder mehrere Dysbalancen und Syndrome festgestellt werden. Diese bilden die Grundlage für deine persönliche Behandlung und werden bei jedem weiteren Termin aktualisiert.

Zu den typischen Methoden der TCM gehören beispielsweise die Akupunktur und Moxibustion, das Schröpfen, Gua Sha, Kräutertherapien, Ernährungsberatung und Massagen sowie Qigong und Tai-Chi.

Wie effektiv die Behandlungen und Therapien verlaufen, hängt von verschiedenen Faktoren ab. Zum Beispiel von der Diagnose, der Beratung durch den Arzt oder die Ärztin, deiner Bereitschaft, mitzuarbeiten und wirklich etwas zu verändern, und von der Einsicht, dass die Rückkehr zur Natur und ihren Zyklen Gesundheit bedeutet.

Akupunktur

Akupunktur ist wohl eines der ältesten Verfahren der TCM. Dabei werden sterile Einmalnadeln an bestimmten Akupunkturpunkten angewendet. Durch Akupunktur wird der Energiefluss im menschlichen Körper optimiert. Die Energie, das Qi, fließt entlang der Meridiane durch die verschiedenen Gewebe und Organe.

Qi, du erinnerst dich vielleicht, kann zu langsam, gar nicht, zu schnell oder in die falsche Richtung fließen. Durch solche Störungen des Energieflusses werden Krankheitssymptome verursacht. Zum Beispiel fließt bei Kopfschmerzen oft zu viel Energie in den Kopf und zu wenig in die Richtung der Füße. Erbrechen und auch Schwangerschaftsübelkeit sind andere Beispiele dafür, dass das Qi in die »falsche Richtung« fließt. Eine Akupunktur kann dafür sorgen, dass das Qi und damit deine Lebensenergie wieder in die richtige Richtung fließt.

Manche Patienten erleben eine spontane Verbesserung, andere brauchen mehrere Behandlungen, bis sich die Wirkung entfaltet. Akupunktur wirkt nachhaltig und unterstützt die Verbesserung deines Qi-Flusses.

Wie intensiv und dauerhaft die Wirkung anhält, hängt auch von dir selbst ab. Nämlich davon, wie sehr du selbst etwas aktiv veränderst.

Sowohl Aktivität als auch Passivität sind okay, und meistens ergibt sich das eine aus dem anderen, wenn du dich im Verlauf der Behandlung gesünder und stärker fühlst.

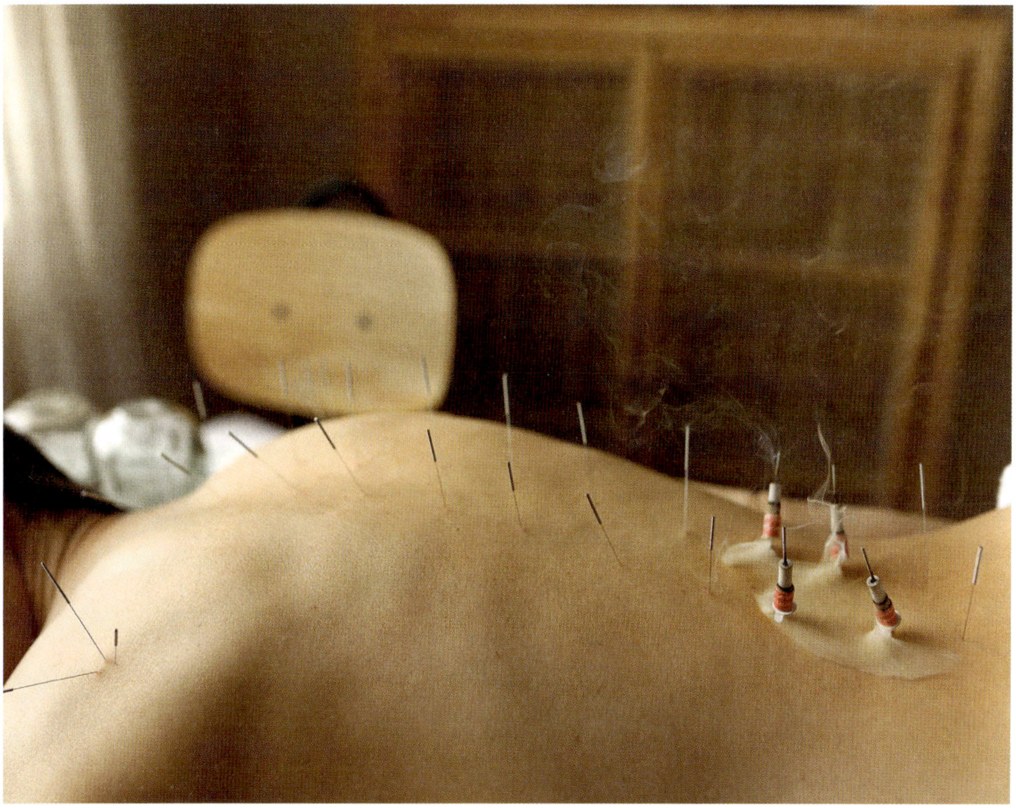

Moxibustion

Moxibustion ist das Abbrennen von getrocknetem Beifußkraut. Beifuß ist ein Kraut, dessen wärmende Wirkung durch den Trocknungsprozess und das Abbrennen intensiviert werden. Ich verwende es gerne in einem Moxakästchen auf dem Bauch oder in Form einer Zigarre zur punktgenauen Behandlung. Deine Haut wird dabei nicht verletzt.

Moxa hilft bei Kältesymptomen, mangelhaftem Energiefluss, Verschleimung und Ansammlungen von Flüssigkeiten. Gerne gebe ich meinen Patienten eine Moxa-Zigarre mit nach Hause, damit sie die Behandlung aktiv unterstützen können. Das hat sich bei kalten Füßen, schmerzhaften Gelenken, Rheumaknötchen, Warzen, empfindlichen Narben, Menstruationsbeschwerden u. v. a. m. bewährt.

Schröpfen und Gua Sha

Mittels Schröpfgläsern wird durch Unterdruck ein Sog auf deine Haut, Bindegewebe und die darunter liegenden Muskeln ausgeübt. Deine verspannten Muskeln und Verklebungen werden durch das Schröpfen gelockert. Wie nebenbei unterstützt du durch diese Behandlung deine inneren Organe in ihrer Tätigkeit. Wenn du eine Fasten- oder Entschlackungskur effektiv unterstützen möchtest, empfehle ich dir das Schröpfen. Akut hilft es dir besonders bei Bluthochdruck und manchen Migräneformen. Schröpfen kann mit einer Akupunkturbehandlung kombiniert werden.

Gua Sha ist eine Schabe- und Hautreiztechnik, mit der sich starke Verspannungen deines Bewegungsapparats und Energieblockaden bei akuten oder chronischen Erkrankungen lösen lassen. Verklebungen von Muskeln, Faszien, Bändern und Sehnen werden minimiert. Als Schreibtischtäter genießt du die entspannende Wirkung im Schulter-Nacken-Bereich. Bist du Sportlerin, ist dieses Verfahren sehr effektiv gegen Muskelkater. Gua Sha hilft dir bei Zerrungen, Prellungen und anderen Verletzungen deines Bewegungsapparates. Die meisten Patienten empfinden ein angenehm wärmendes, Energie-befreiendes Gefühl und nehmen die Rot-Blau-Färbung der Haut für wenige Tage gerne in Kauf.

Kräutertherapie

Kräuterbehandlungen nach TCM sind sehr individuell und werden im Vergleich zu allopathischen Medikamenten meistens kurzzeitig eingesetzt. Denn das Ziel der Kräutertherapie ist eine dauerhafte Behebung der vorhandenen Dysbalance. Kräuter kannst du als Tee aus einem Kräutergranulat, als Abkochung loser Kräuter, in Tropfenform oder in Form von gepressten Tabletten zu dir nehmen.

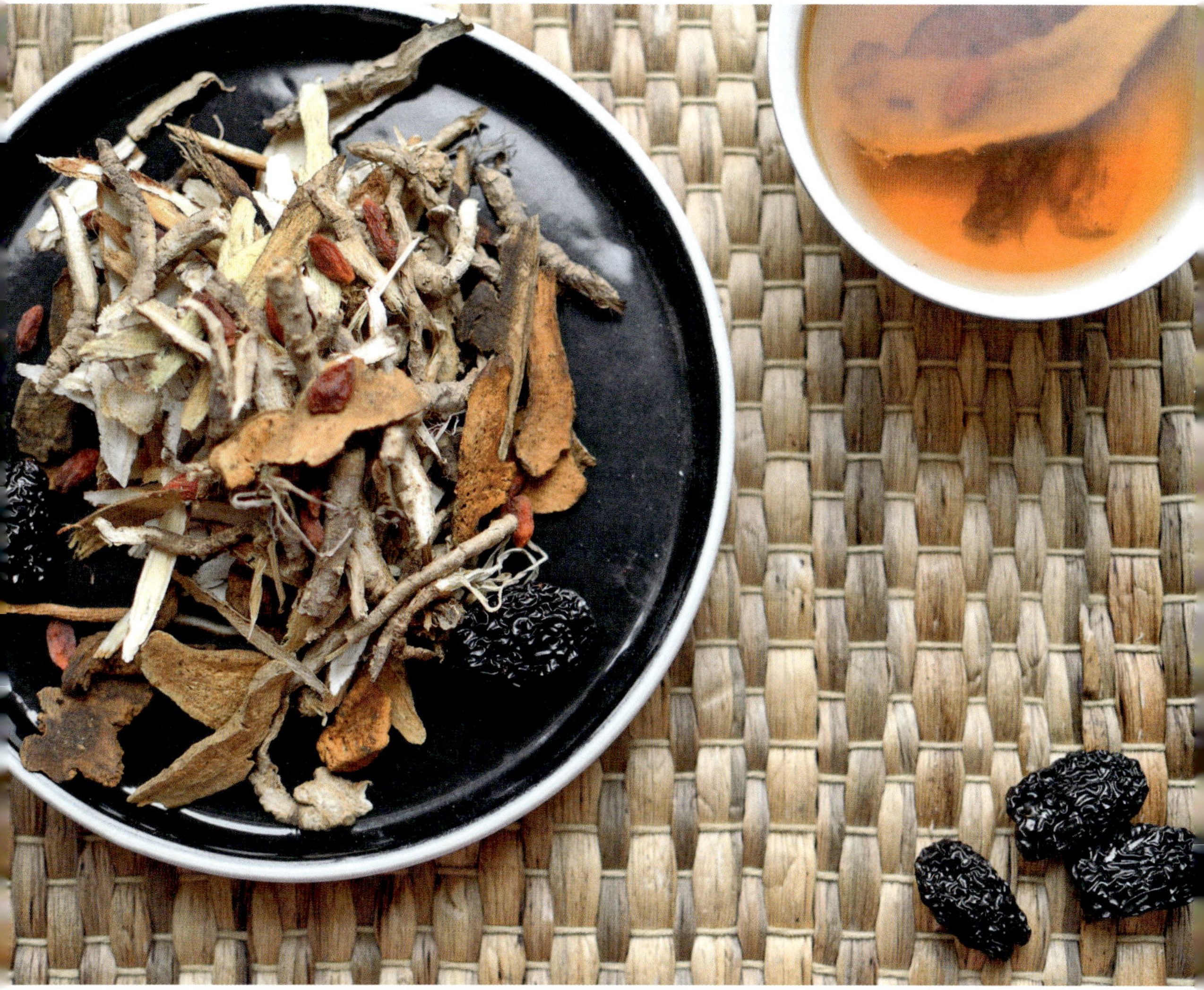

Ernährungsberatung / Diätetik

Eine Veränderung der Ernährung ist für viele Menschen durch lange Gewohnheit besonders schwierig.

Aber das Gute ist: Wenn du damit beginnst, verändert sich nach kurzer Zeit auch dein Empfinden für das, was dir guttut beziehungsweise nicht guttut. Und dadurch fällt es dir leichter, dich konsequent und wirklich freiwillig daran zu orientieren. Erfahrungsgemäß brauchst du durchschnittlich sechs bis acht Wochen mit einer konsequenten Ernährungsumstellung, um eine Veränderung zu spüren.

Danach geht es dann nicht weiter wie vorher, sondern du nimmst immer genauer wahr, was dir guttut.

Massagen / Tuina

Wenn du zum Beispiel Verspannungen oder Schmerzen hast, tut eine Massage gut. Manche Griffe können wehtun, aber das Ergebnis hilft so nachhaltig, dass es sich lohnt, einige Male hinzugehen und die Veränderung zu spüren. Natürlich sollten Massagen zusätzlich zu Lebensstilveränderungen genutzt werden und nicht als einzige Behandlung.

Qigong, Tai-Chi oder Yoga

Wenn du einmal die energetisierende Wirkung von Yoga, Qigong oder Tai-Chi gespürt hast, machst du in der Regel freiwillig weiter. Wenn du jedoch zu den absoluten Bewegungsmuffeln gehörst, kannst du dir vielleicht ein Dauer-Abo bei einem guten Lehrer gönnen. Ohne Zweifel stärken alle drei Lehren den harmonischen Qi-Fluss und damit deine Balance. Solltest du dich gerne bewegen, jedoch keinen Gefallen an diesen sanften Formen finden, mach bitte anderen Sport (weiter) und achte auf ausreichendes Aufwärmen und abschließendes Dehnen.

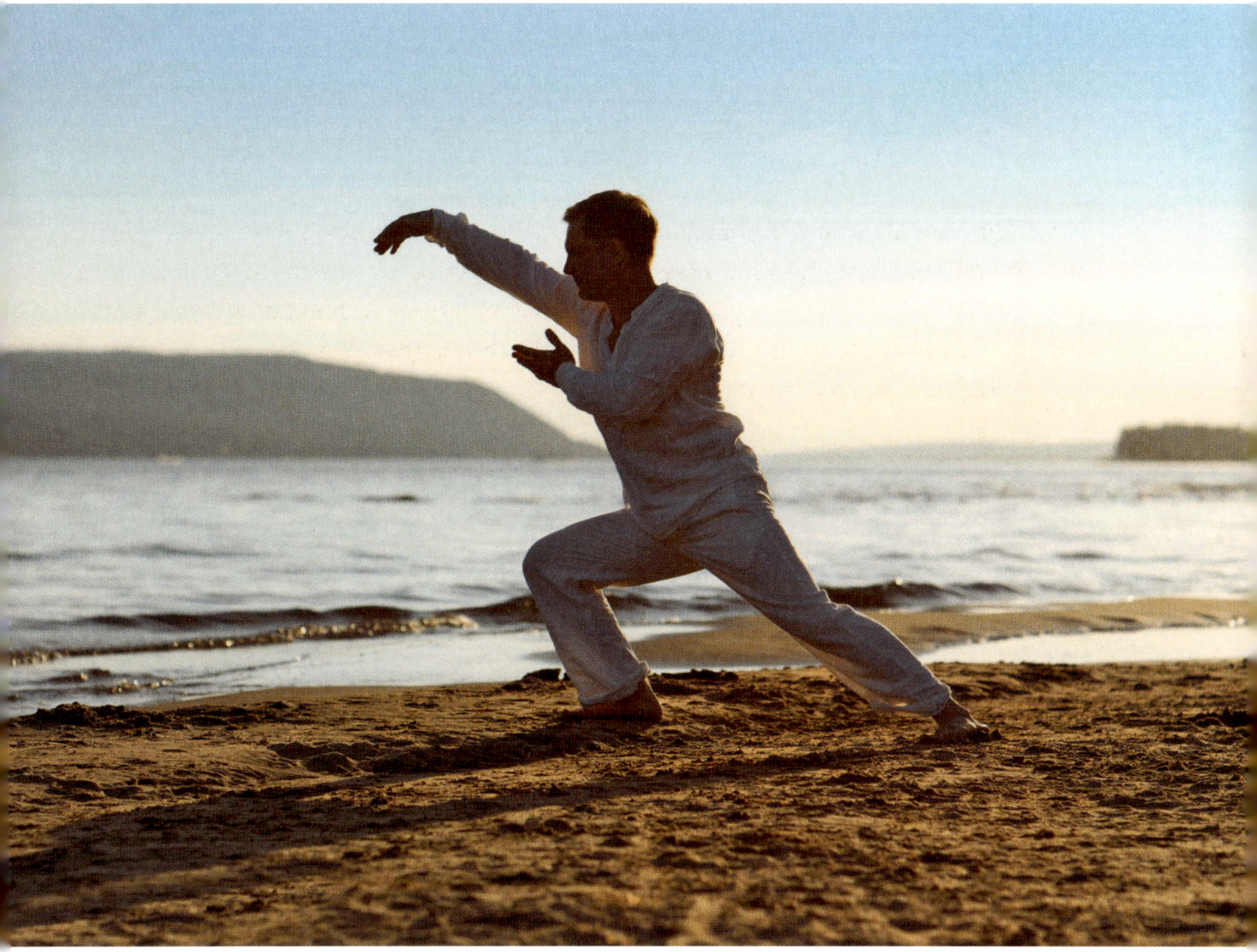

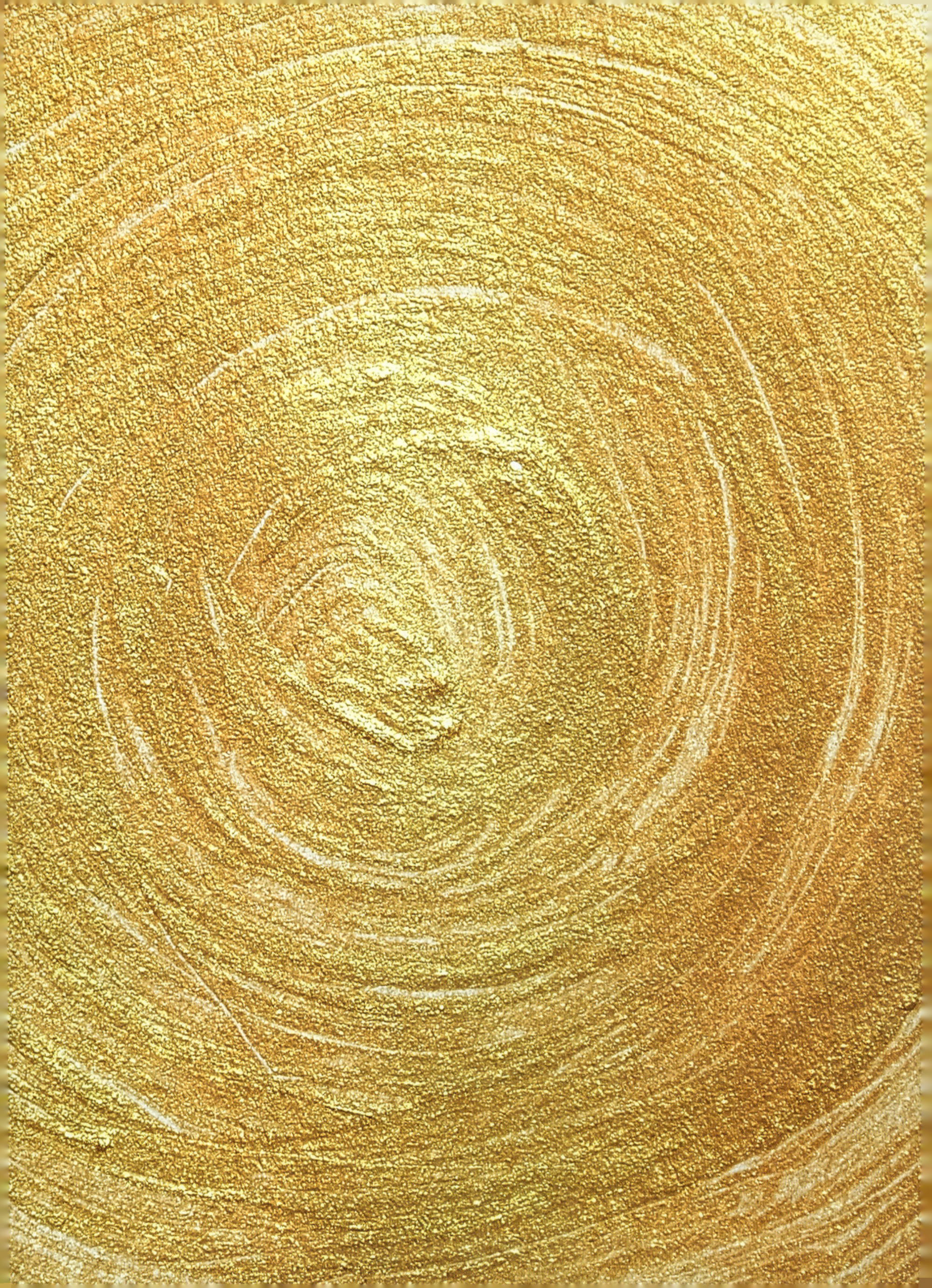

WIE GEHT ES WEITER? EIN AUSBLICK

Du hast nun einen ersten Einblick in die ganzheitliche Welt der TCM bekommen und darfst diese Informationen verdauen. Ob der Samen gedeihen und wachsen darf oder nicht, ist deine Entscheidung. Was ich dir in jedem Fall von Herzen mitgeben möchte, ist Folgendes: Sei neugierig und finde heraus, was dich glücklich macht und deinem Leben Sinn gibt. Fühle, fühle, fühle - dafür hast du deinen Körper. Verdränge die Gefühle nicht und nimm jedes Symptom als das, was es ist: ein Hinweis darauf, dass deinem Körper, deiner Seele, deinem Geist etwas fehlt oder zu viel ist.

Wenn du das Gefühl hast, dass du gesünder und glücklicher leben könntest, dann geh diesem Gefühl nach. Ständige Selbstbeherrschung und das Üben eines dauernden Spagats zwischen Gefühl und Verstand werden dich irgendwann einholen. Indem du deinem inneren Kompass folgst, erfährst du dich und das Leben. Und das Leben meint es grundsätzlich gut mit dir. Lass dich darauf ein!

In besonders stressigen Situationen des Lebens und Momenten, die dir viel abverlangen, weißt du oft genau, was du tun musst. Und zwar, ohne viel nachzudenken. Du machst es einfach. Dieses Wissen ist eben die Verbindung mit dem Ursprung, aus TCM-Sicht mit dem Tao.

Aus meiner Sicht ist es die Aufgabe des ganzheitlichen Mediziners in jedem Menschen, der ihn um Hilfe bittet, diese sehr individuelle Verbindung in Erinnerung zu rufen und zu stärken. Die Symbolik der Symptome und ihre Zuordnung laut TCM kann ein Hilfsmittel sein. Sie ersetzt jedoch niemals deinen einzigartigen Weg zu mehr Bewusstheit. Es kann nicht darum gehen, es so zu machen, wie es andere tun, sondern einfach Du zu sein.

So, wie ich von deinen Selbstheilungskräften überzeugt bin, glaube ich fest an die Notwendigkeit, dass jeder Mensch sein Bewusstsein erweitern darf. Weg von einer rein materialistisch vergleichenden und in Schubladen sortierenden Perspektive und hin zu einer, die unterbewusste Prozesse, Mystik und Symbolik genauso wie energetische Prozesse und intuitives Wissen umfasst. Nur damit betrachtest du dich als Mensch wirklich *ganz* und im Kontext des Universums.

Diese Idee ist nicht neu. Beispielsweise Hippokrates, Hildegard von Bingen, Paracelsus, Pfarrer Sebastian Kneipp und Rudolf Steiner haben sich genauso wie Schamanen weltweit mit der ganzheitlichen Betrachtung des Menschen beschäftigt. Auch weltberühmte Werke wie der *Faust* von Goethe oder *Siddhartha* von Hermann Hesse - um zwei meiner persönlichen Lieblinge zu nennen - beschäftigen sich mit genau diesen komplexen Themen. Immer geht es darum, die Ursache des menschlichen Leidens zu verstehen und zu beenden. Und ihre Erklärungen verstecken sich in Symbolen und Zeichen, die viel mehr die Seele und das innere Wissen ansprechen als den rational-analytischen Verstand.

Krankheit und Gesundheit, Leiden und Heilung, Unbewusstes und Bewusstes - das sind jeweils zwei Seiten derselben Medaille. Und diese Polaritäten werden je nach Mensch anders sortiert und interpretiert. Dennoch ist es immer ein Stück der Wahrheit, das sich offenbart. Der Weg vom detaillierten materialistischen Betrachten einzelner Messwerte hin zu einem übergeordneten Blick von weit außen ist für das Wachstum deines Bewusstseins unerlässlich.

Sei sanft mit dir und liebevoll. Vielleicht helfen dir die Beschreibungen hier im Buch weiter, zu sortieren oder zu spüren, in welcher Wandlungsphase deine Stärken liegen und wo du nicht balanciert unterwegs bist. Um deine blinden Flecken - die wir alle haben - zu erkennen, solltest du dir ganzheitlich arbeitende Behandler suchen, die dich begleiten. Denn mit ein bisschen Hilfe kannst du leichter den nächsten Schritt tun. Verurteile dich bitte nicht für deine Erfahrungen oder vermeintlichen Fehltritte.

Balance, um die es ja gerade in den Dojozeiten, aber auch generell immer wieder geht, ist also eine nicht abschließbare Entwicklung und abhängig vom Blickwinkel. Sie bedarf vieler Eindrücke und Erfahrungen. Deshalb musst du dich ausprobieren und verschiedene Situationen erleben. Befreie dich von jeder Bewertung deiner eigenen und der Erfahrungen anderer. Erkenne deine körperlichen, geistigen und seelischen Erfahrungen und Prozesse und auch die deiner Mitmenschen liebevoll an. Was du heute als balanciert empfindest, ist nach einigen Tagen oder in ein paar Jahren vielleicht alles andere als das - weil du dich entwickelst, und damit verändert sich auch dein Weg in die Balance.

Schau immer wieder mal von oben auf dich und dein Leben. Hab keine Angst, etwas falsch zu machen, du sammelst Er-

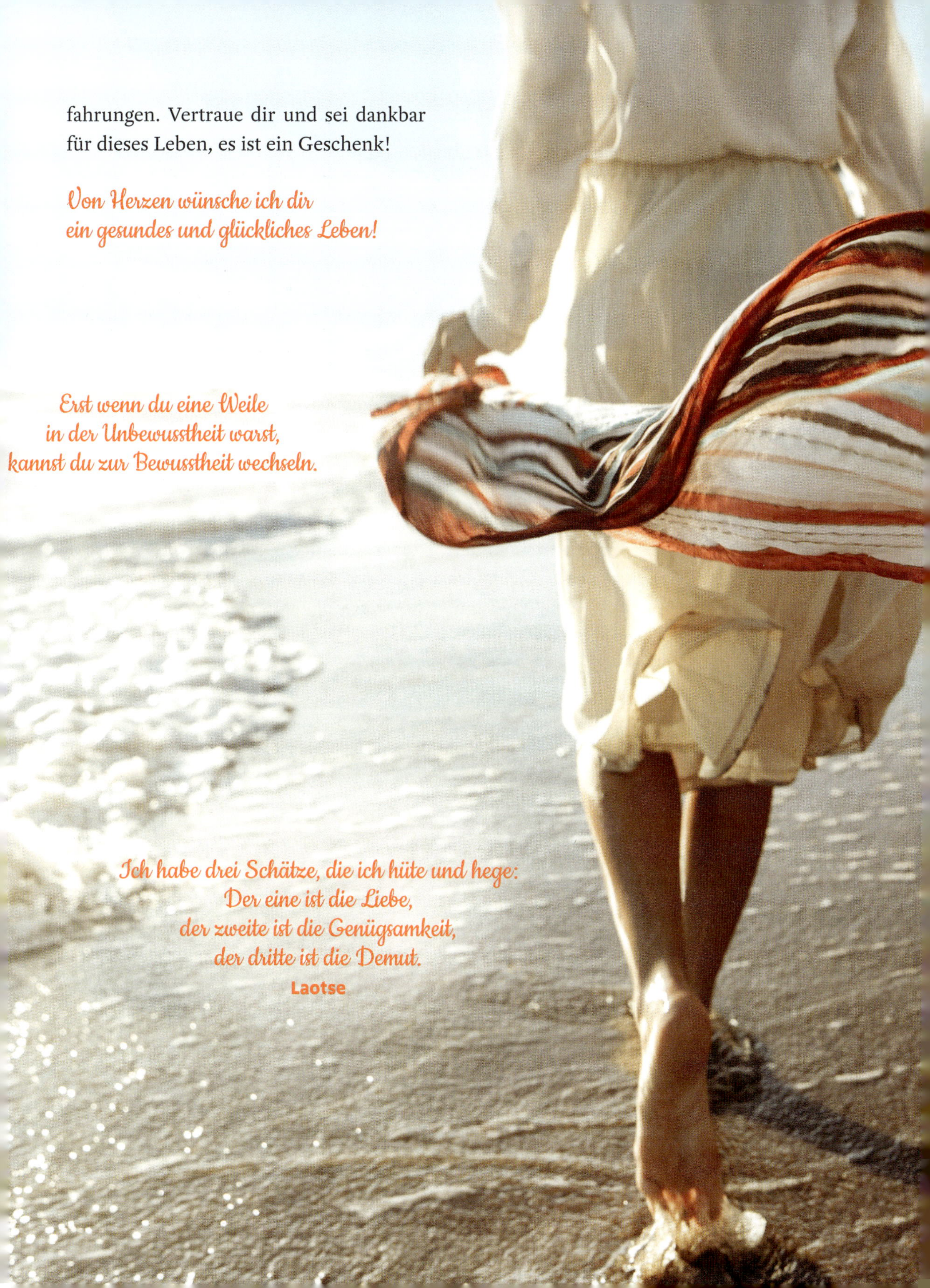

fahrungen. Vertraue dir und sei dankbar für dieses Leben, es ist ein Geschenk!

*Von Herzen wünsche ich dir
ein gesundes und glückliches Leben!*

*Erst wenn du eine Weile
in der Unbewusstheit warst,
kannst du zur Bewusstheit wechseln.*

*Ich habe drei Schätze, die ich hüte und hege:
Der eine ist die Liebe,
der zweite ist die Genügsamkeit,
der dritte ist die Demut.*

Laotse

STICHWORTVERZEICHNIS

Akupunktur 9 f., 42, 44 f., 82, 222, 224
Alter 22, 39, 71-73, 139, 154, 164, 175 f., 191, 195, 197
Angst 35, 45, 47, 64 f., 85, 91, 93, 114, 120, 145, 168, 183-186, 188-190, 194, 196 f.
Atmungs-Qi 44, 49, 165
Augen 22, 31, 46, 56, 76, 80, 83, 85 f., 89, 92 f., 95, 105 f., 114, 158, 172, 179, 197

Bauchspeicheldrüse 110, 137, 138
Bewegung 13, 20, 25 f., 28, 30 f., 33-36, 39 f., 46 f., 56, 81 f., 84-86, 91, 96 f., 106, 123, 137, 139, 145, 148-151, 154, 158 f., 165, 170, 173, 187, 191 f., 195 f., 207, 209, 213, 215, 224, 227
Bewusstsein 12-14, 22, 28, 35, 38-41, 59, 88, 94-95, 102, 104, 106, 108, 111, 113-117, 119, 122, 127, 147, 150, 154, 164, 170 f., 173, 191, 197, 203, 212, 219, 229 f.
Bindegewebe 60, 82, 96, 137-139, 143, 145-148, 197, 224
Bitter 59, 117, 122, 126 f., 147, 150 f., 170, 197, 206
Blase 65, 110, 180 f., 186-188, 192, 197
Blut 21, 25, 39, 43 f., 48 f., 52, 81 f., 86 f. 89, 93, 95-99, 107 f., 117-119, 127, 138, 159, 180, 187, 208, 213

Dickdarm 108, 110, 158-160, 164 f., 170 f., 197
Dojo
-kalender 200, 209
-zeit 20, 34, 36, 47, 66, 71, 98 f. (Holz), 126 f. (Feuer), 129, 131, 143, 149-151 (Erde), 172 f. (Metall), 191, 196 (Wasser), 199-219, 230
Dünndarm 107 f., 110, 117, 125, 197
Dysbalance 16, 21, 32-37, 38, 73, 85, 90-99 (Holz), 118-120 (Feuer),142, 144 f. (Erde),166-168 (Metall), 187-189 (Wasser), 202, 204, 208, 221 f., 225

Entspannung 13, 20, 34, 40, 46, 49, 68, 82, 86, 91, 93, 97, 99, 110, 114, 125-127, 148 f., 171 f., 179, 181, 183, 189, 191, 193 f., 196, 209 f., 213, 218, 224,
Erde 13, 25-27, 37, 55, 60 f., 71, 73, 95, 104, 129-151, 155 f., 196 f., 199 f., 217
Ernährungsberatung 222, 226
Ernährungstipps (Dojo) 20, 95 f. (Holz), 122 f. (Feuer), 147 (Erde), 170, 172 (Metall), 191 f. (Wasser), 204-219
Erwachsen 71-73, 134, 154, 197

Fettgewebe 138 f., 143
Feuchtigkeit 49, 86, 98, 138, 142-144, 147, 149-151, 168, 170, 196 f., 202, 206

Feuer 25, 35, 36, 46, 55, 58 f., 68, 71, 73, 101-127, 155, 167, 172, 181, 197, 200, 217
Freude 36, 45, 47, 59, 85, 104, 106, 112, 117, 120, 122, 127, 156, 197, 212, 217,

Gallenblase 57, 81 f., 89, 91 f., 97, 109 f., 197
Geburt 22, 34, 47, 49 f., 71, 73, 75, 77-79, 87-89, 156, 197
Gefäße 44, 45, 49, 87, 107 f., 117, 197
Geist 13 f., 19-21, 36, 38, 46, 48 f., 63, 95, 105 f., 111, 114-118, 121 f., 125 f., 130, 133, 141, 143, 146, 165, 176, 184, 190, 197, 201-203, 212 f., 215, 217 f., 229 f.
Greisentum 71, 73, 175, 186

Haut 30 f., 33-35, 62, 68, 81, 87, 107, 113, 137, 139, 160 f., 164 f., 167, 170, 172, 197, 223 f.
Herz 22, 40, 48, 58, 68, 80, 107-114, 117-119, 122 f., 125, 127, 137 f., 159, 167, 180
-Blut/Yin-Mangel 32-34, 119 f., 127
-Yang/Qi-Mangel 35 f., 120, 127
Hitze 33 f., 46, 58, 86, 98 f., 113 f., 117, 120, 126 f., 138, 154, 188, 192, 197, 202, 207 f.
Holz 27, 46, 55-57, 68, 71, 73, 75-99, 104, 139, 156, 197, 200, 217
Hun *siehe* Wanderseele

Intellekt 133, 141, 143, 146, 149, 151, 197
Intuition 21, 23, 88 f., 94 f., 99, 197

Kälte 25, 30 f., 33-35, 41, 49, 57, 59, 68, 85 f., 98 f., 103, 119, 151, 162, 167 f., 170, 183-186, 195-197, 202, 207-209, 223
Kindheit 8, 21 f., 58, 64, 71, 73, 75, 77, 89, 95, 139, 185, 197
Knochen 39, 65, 78, 82, 139, 178 f., 181, 186 f., 197
Körperseele 164 f., 197
Konstitutionstest 31, 52, 55-66
Kräutertherapie 222, 225

Lachen 58, 103, 104, 105, 112
Leber 34, 48, 49, 56, 57, 81-83, 86, 89-99, 110, 137, 139, 156, 170, 197
- Qi-Stagnation 90 f., 93, 95, 96, 99
-Qi-Leere 90-93, 97
-Yin-/Blut-Mangel 93-99
Lungen 34, 49, 110, 137 f., 158-173, 197
-Qi-Mangel 166-168, 173
-Yin-Schwäche 168, 173

Magen 34, 61, 91, 93, 110, 137 f., 143, 145, 147, 197, 201
Massagen, Tuina 42, 44 f., 97, 99, 127, 150 f., 172, 214, 222, 226
Metall 55, 62 f., 68, 71, 73, 104, 107, 153-173, 197, 200, 217
- Dysbalance 166-168
Meditation 127, 146, 148, 171, 173, 180, 209, 213 f.
Milz 36, 48 f., 108, 110, 133, 137 f., 143-145, 147, 151, 156, 166, 170, 196 f., 201
-Yang-Mangel 144 f., 151
-Qi-Mangel 145, 151
Mitte 71, 73, 129, 131, 143 f., 148, 172, 197, 200 f., 204, 206
Moxibustion 222 f.
Mund 58, 141, 143, 197
Muskeln 35, 39, 45-47, 57, 82, 85 f., 91, 93, 96, 99, 107, 118, 138 f., 143, 148, 151, 171, 197, 224

Nase 62, 161, 163, 165, 169, 173, 197
Nieren 32, 34-36, 48 f., 65, 107, 110, 114, 137, 166, 178, 180 f., 183-188, 191 f., 196 f.
-Yin-Mangel 32, 34, 181, 187 f., 196
- Yang-Mangel 35, 188, 196

Ohr 56, 86, 183, 186 f., 197

Pankreas *siehe* Bauchspeicheldrüse
Po *siehe* Körperseele

Qi 19, 25 f., 37-39, 41-49, 52, 81 f., 85, 89-91, 93, 95, 97, 99, 107 f., 110, 115, 119 f., 122 f., 126 f., 133, 135, 138 f., 142, 145, 147, 151, 159, 161, 164-173, 195, 204, 206, 208-211, 213, 215, 222, 227
- Abwehr- 44, 99, 161, 164 f.
- Atmungs- 44, 49, 165
- Nahrungs- 44 f., 108, 138, 147, 195, 204
- Sammel- 44
- Ursprungs- 44
Qigong 42, 97, 99, 172, 209 f., 213 f., 222, 227

Reife, Reifung 26 f., 71-73, 78, 116, 122, 129-133, 143, 155, 197
Reiscongee 205-207
Rohkost 35, 60, 99, 151, 207

Saft 26 f., 89, 95, 99, 107, 137, 175, 206, 207
Salzig 64, 126 f., 147, 186, 191 f., 196 f., 206, 208,
Sauer 56, 89, 99, 191, 197, 206
Scharf 62, 113, 126 f., 138, 147, 150 f., 165, 170, 172 f., 192, 196 f., 206
Schreien 79
Sehnen, Bänder 57, 81 f., 89-91, 93, 197, 224
Shen *siehe* Geist
Singen 134
Sorge 21 f., 45, 47, 60, 79, 85, 144-146, 197
Stöhnen 178
Süß 60, 95, 99, 140, 143, 147, 149, 150 f., 170, 173, 192, 197, 206

Tai-Chi 42, 214, 222, 227
Trauer 38, 45, 47, 63, 85, 162 f., 165, 168, 185, 197
Trockenheit 62, 98, 164 f., 170, 172 f., 191, 197, 202

Ver-Sorgen 135 f., 140

Wachstum 27, 70, 71, 73, 102, 103, 117, 180, 219, 230
Wanderseele 88, 89, 94, 197
Wandlungsphasen 17, 31, 34, 36, 38, 55, 66-73, 75-99 (Holz), 101-127 (Feuer), 129-151 (Erde), 153-173 (Metall), 175-196 (Wasser), 197, 199, 216
Wasser 25, 32, 47, 55, 60, 64-68, 71, 73, 87, 95, 98, 104, 108, 110, 114, 119, 142, 159, 170, 172 f., 175-197, 200, 206 f., 217
-Dysbalance 187-189
Weinen 63, 156
Willenskraft 35, 65, 183, 185 f., 197
Wind 46, 49, 56 f., 68, 79, 81, 83, 85-87, 89, 92 f., 98 f., 161, 197, 202
Wut 38, 45, 47, 56, 84 f., 89 f., 93, 197

Yang 13, 17, 19, 24-31, 34-41, 43 f., 47 f., 52, 66, 68-72, 75-99, 101-127, 129, 137, 142-145, 147, 149, 151, 158, 164, 167 f., 180 f., 183-185, 188 f., 191 f., 195-197, 201, 203, 207-213, 215 f.
-Mangel 35 f., 120, 144 f., 151, 167 f., 188, 196
Yi *siehe* Intellekt
Yin 13, 17, 19, 24-41, 43, 47 f., 52, 66, 68-73, 81, 93-99, 107, 114 f., 118-122, 127, 129, 137, 142 f., 153-173, 175-197, 201, 203, 207-209, 213-215
-Mangel 32-34, 93, 119 f., 127, 181, 187 f., 196
Yin-Yang-Test 30
Yoga 96 f., 99, 126, 148, 172, 192, 195 f., 209 f., 213 f., 227

Zhi *siehe* Willenskraft
Zunge 113-115, 117, 126, 197, 222,

LITERATUR/QUELLEN

Julia Cameron: Der Weg des Künstlers, Droemer Knaur 2019

Der Gelbe Kaiser, Das Grundlagenwerk der Traditionellen Chinesischen Medizin, Knaur 2011

Leon Hammer: Psychologie + Chinesische Medizin, Joy 2000

I Ging, Das Buch der Wandlungen, Anaconda 2011

Daniel Keown: Der Funke im System, Elsevier 2021

Konfuzius: Gespräche, Nikol 2016

Laotse: Tao Te King, Das Buch vom Sinn und Leben, Nikol, 2015

Leitfaden Traditionelle Chinesische Medizin, Urban & Fischer 2000

Karola Schneider: Kraftsuppen nach der Chinesischen Heilkunde, Joy 2006

Selbstheilung durch Ernährung, Goldmann Arkana 2004

Barbara Temelie & Beatrice Trebuth: Das Fünf Elemente Kochbuch, Joy 2005

Tipps für dich

J. W. von Goethe: Faust I + II, Reclam 1995 (I) + 1994 (II)

Hermann Hesse: Siddhartha, Suhrkamp 1998

Jon Kabat-Zinn: Stressbewältigung durch die Praxis der Achtsamkeit, arbor 1999

Christine Li: Der Weg der Kaiserin, Scherz 2000

Jessica Wilker: Das Einmaleins der Achtsamkeit, Theseus 2002

Wu Wei: Die Lebenskunst des Tao, Rowohlt 2016

Little Buddha, Film v. Bertolucci 1994

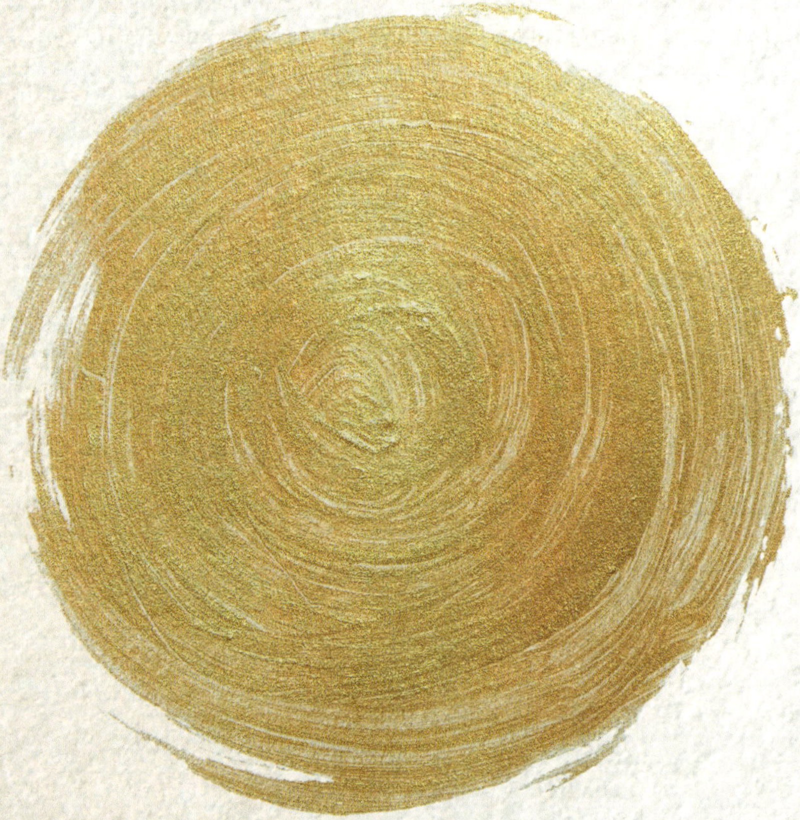

Glücklicher und gesünder leben mithilfe der TCM!
Lerne, wie du die Kräfte deiner Selbstheilung besser nutzen kannst.

Mit meinen Online-Angeboten kannst du die Voraussetzungen schaffen, um glücklicher und gesünder zu leben. Neben Online-Coachings findest du Kurse, die du ganz in deinem Tempo machen kannst. Die Schatzkiste der TCM und ganzheitlichen Medizin hält auch für dich das Passende bereit. Sie ermöglicht dir ein besseres Verständnis deiner Gefühle und Symptome und bietet dir konkrete Lösungen an.

Was Dich erwartet:

- Individuelle Diagnostik und Beratungen zu Bewegung, Entspannung, Ernährung, Kräuterrezepturen, Lebensstilmodifikation, mentales und emotionales Training
- Praktische Tipps und Anleitungen für zu Hause
- Hilfe bei der Suche nach der passenden Behandlung in deiner Umgebung

Hier findest du mehr Informationen zu meinen Online-Angeboten:

www.dr-nina-roy.de

Ich wünsche dir Gesundheit.
Nina

Die in diesem Buch vorgestellten Anwendungen und Übungen wurden von der Autorin und dem Verlag sorgfältig geprüft und haben sich in der Praxis bewährt. Da jeder Mensch für sich besonders ist, können wir allerdings Ergebnisse nicht garantieren. Der Verlag und die Autorin schließen jegliche Haftung für Gesundheits- und Personenschäden aus.

Besuchen Sie uns im Internet:
www.knaur-balance.de

Aus Verantwortung für die Umwelt hat sich die Verlagsgruppe Droemer Knaur zu einer nachhaltigen Buchproduktion verpflichtet. Der bewusste Umgang mit unseren Ressourcen, der Schutz unseres Klimas und der Natur gehören zu unseren obersten Unternehmenszielen. Gemeinsam mit unseren Partnern und Lieferanten setzen wir uns für eine klimaneutrale Buchproduktion ein, die den Erwerb von Klimazertifikaten zur Kompensation des CO_2-Ausstoßes einschließt.
Weitere Informationen finden Sie unter: www.klimaneutralerverlag.de

FSC www.fsc.org MIX Papier aus verantwortungsvollen Quellen FSC® C004592

Originalausgabe 2022

Ein Imprint der Verlagsgruppe
Droemer Knaur GmbH & Co. KG, München

Covergestaltung: buxdesign | Lisa Höfner
Coverabbildung: Westend61/Getty Images, Shutterstock und AdobeStock
Redaktion: Dr. Ulrike Strerath-Bolz
Abbildungen im Innenteil:
Stock.Adobe.com: S. 9 Look!, S. 12 JenkoAtaman, S. 14 Jon Anders Wiken, S. 15 fesenko, S. 16 Monster Ztudio, S. 20 Kenishirotie, S. 22 annaperevozkina, S. 23 Halfpoint, S. 24 atichat, S. 27 deberarr, S. 29 dbunn, S. 32 Mariia Korneeva, S. 34 Dudarev Mikhail, S. 36 areebarbar, S. 38 Maksym Povozniuk, S. 40 dusanpetkovic1, S. 42 Howard, S. 46 Drobot Dean, S. 48 DIgilife, S. 51 finwal89, S. 76 MStock, S. 77 JenkoAtaman, S. 78 Rawpixel.com, S. 79 Janelle, S. 80 NDABCREATIVITY, S. 83 fizkes, S. 84 Jacob Lund, S. 86 Rainer Fuhrmann, S. 87 tuaindeed, S. 88 primipil, S. 91 Diego Cervo, S. 92 JenkoAtaman, S. 94 WoGi, S. 96 sofiko14, S. 98 contrastwerkstatt, S. 101 Mediteraneo, S. 102 bernardbodo, S. 103 Yakobchuk Olena, S. 105 Yakobchuk Olena, S. 111 simona, S. 112 djile, S. 115 quickshooting, S. 116 jozefklopacka, S. 121 fran_kie, S. 123 stockbusters, S. 125 nastyaofly, S. 131 Alex from the Rock, S. 132 fotofabrika, S. 134 kegfire, S. 135 HBS, S. 136 rh2010, S. 140 Rido, S. 141 jchizhe, S. 142 Anton, S. 150 fizkes, S. 153 udmurd, S. 154 millaf, S. 156 sonyachny, S. 158 Rawpixel.com, S. 159 olezzo, S. 160 zolotareva_elina, S. 162 Viacheslav Lakobchuk, S. 163 lettas, S. 164 natali_mis, S. 166 sebra, S. 169 deagreez, S. 172 Rawpixel.com, S. 175 Biletskiy Evgeniy, S. 176 ivan kmit, S. 177 tish11, S. 178 Curioso.Photography, S. 179 Zacarias da Mata, S. 182 Valerii, S. 184 terovesalainen, S. 185 pressmaster, S. 186 Olesia Bilkei, S. 189 Zarya Maxim, S. 190 Tobias, S. 193 Olesya, S. 194 Gajus, S. 201 netrun78, S. 202 hakinmhan, S. 204 Zoran Zeremski, S. 206 ahirao, S. 210 a.dl, S. 211 kasipat, S. 214 Dasha Petrenko, S. 216 GVS, S. 219 pathdoc, S. 223 shurkin_son, S. 225 ntramy, S. 227 ulza, S. 231 Drobot Dean
Lars Hammesfahr: S. 97, 124, 148, 171, 192, 193
Natascha Römer: S. 24, 26, 37, 43, 44, 66, 67, 69, 70, 72, 109, 130, 199, 218
Dr. Nina Roy: S. 7, 239
Restliche Abbildungen von Shutterstock.com
Satz: Adobe InDesign im Verlag
Druck und Bindung: Firmengruppe APPL, aprinta druck GmbH, Wemding
ISBN 978-3-426-67616-5

5 4 3 2 1